"博学而笃志，切问而近思"
《论语》

"正其谊不谋其利，明其道不计其功"
《春秋繁露》

复旦大学上海医学院人文医学核心课程系列教材

总主编 桂永浩

医学导论

Introduction of Medicine

董 健 钱睿哲 主 编

复旦大学出版社

复旦大学上海医学院人文医学核心课程系列教材

本书编委名单

主 编 董 健 钱睿哲

编 者（按姓氏笔画排序）

田占庄（复旦大学基础医学院）

吕 军（复旦大学公共卫生学院）

朱畴文（复旦大学附属中山医院）

向 阳（复旦大学附属华山医院）

孙 湛（复旦大学附属中山医院）

余 情（复旦大学附属中山医院）

陈 刚（复旦大学公共卫生学院）

周 健（复旦大学附属中山医院）

郑玉英（复旦大学附属中山医院）

钱睿哲（复旦大学基础医学院）

黄一沁（复旦大学附属华东医院）

梁 进（复旦大学上海医学院）

董 健（复旦大学附属中山医院）

复旦大学上海医学院人文医学核心课程系列教材
编写委员会名单

总主编　桂永浩
编　委　（按姓氏笔画排序）
　　　　王国豫　尹　洁　左　伋　伍　蓉　孙向晨
　　　　严　非　汪　玲　陈世耀　季建林　查锡良
　　　　姚　军　钱睿哲　徐丛剑　高　晞　董　健
总秘书　刘　雯　梁　进

F 总序
Foreword

　　2019 年是新中国成立 70 周年，新中国的卫生健康事业和医学教育事业也走过了 70 年的光辉历程，即将开启新的历史起点。 在这新的发展时期，医学教育也应有新的内容和要求：站在适应中国特色卫生健康事业发展的高度，以更开阔的视野，紧紧围绕世界一流大学建设目标，培养满足"新时代"需要的卓越医学人才。

　　习近平总书记在全国高校思想政治工作会议上强调，要把思想政治工作贯穿教育教学的全过程。 理想信念教育和价值观引领是培养有社会责任感的优秀医学人才的核心任务，而医学本身是一门充满了人文精神的科学。 为此，复旦大学上海医学院以立德树人为根本，将人文医学教育和思想政治教育有机融合，发挥课程思政的育人功能，合力打造体现"全复旦、全进程、大医学"为特色的人文医学核心课程群，围绕健康中国国家战略，融合学校优质学科资源，贯穿整个医学教育全程，医教协同培养不仅会看病而且守初心、铸信念、重责任、强人文、有大爱的卓越医学人才。 然而目前我校人文医学课程建设中教材建设相对落后，缺乏系统性，对全面提升人文医学的教育水平形成了一定的制约。 因此，上海医学院决定进一步发挥复旦综合性大学的学科优势，编写一套人文医学核心课程系列教材，确保医学和人文内容的融合，并推动人文医学课程和临床医疗实践的结合,形成特色鲜明的"课程建设、实践基地、理论教材"三位一体的复旦上医人文医学教育新体系。

　　本套教材以"新时代"人才培养的教学需求为目标，利用复旦大学优质思政、人文、社科的学科资源，临床医学和基础医学的厚实专业基础，将人文思政教育与医学专业教育充分的融合编撰而成。 包括《医学导论》《医学与历史》《医学伦理学》《医事法学》《医学心理学》《医学哲学》《医学人类学》《医患沟通临床实践》《医学社会学》等。 内容涉及医学起源与发展史、传统医学与现代医学交互；介绍医学在实践中的政治、社会与文化属性，医学人类学在医学发展中的作用；医学生的职业素养和医患沟通的正确模式与技巧；心理评估与心理治疗的基本技能，以及运用心身关联理念诊治疾病的能力；医学进步所带来伦理道德与法律问题；医学哲学的思维融入实践问题以及如何用于分析和解决实践问题的能力培养。

　　本套书由从事基础医学、临床医学、公共卫生、生物学、历史学、法学、哲学、社会学等学科的研究和教学的专家参与编写，旨在充分体现人文医学精神和职业素养融合的培养目标，使之成为一套系统的、适合医学生及住院医师学习的完整的人文医学教材。 但初次编写这样一套教材，难免有很多不足，希望同道和学习者在阅读后提出宝贵意见，以便日后进一步完善。

P 前言
reface

　　《医学导论》教材是复旦大学人文医学精品课程系列教材之一。 本教材的目的是引导学生对医学及其相关学科有一个系统、完整的初步认识。 医学既有自然科学属性，又有社会人文属性。 本教材为学生搭起了沟通自然科学和社会人文科学的桥梁，有利于学生培养医学人文情怀，理解医学和人文的相辅相成。 在内容上力求简洁全面，重点突出，不仅适用于临床医学相关专业的学生，也适用于对医学感兴趣的跨专业学生。

　　本教材包括 4 个部分，共 12 个章节。 第一部分是医学的起源与发展，内容涉及医学发展简史、传统医学与现代医学交融。 第二部分是医学教育与医学人才培养，帮助学生熟悉医学教育模式及改革趋势，明确自身能力与素养的要求，学习医患沟通、医学伦理及医学相关法律问题。 第三部分是临床基本概念，介绍临床诊疗思维、疾病诊断基础及外科基本概念，培养学生对临床医学的兴趣，为以后学习临床医学专业课程打下基础。 第四部分是大健康与医疗体系。 这一部分紧紧围绕大健康理念和中共中央最新制定的《“健康中国 2030”规划纲要》的国家战略，介绍中国医疗卫生服务体系、医疗环境及医院管理相关知识。

　　本教材的编写人员中既有从事临床工作的医师，也有负责临床医疗管理和住院医师培养的管理人员，还有专门从事基础教育工作各个专业的老师。 全体编写人员在编写过程中协力合作，积极沟通交流，希望能够反映最新的理念，力求保证教材质量。

　　限于能力和时间，本教材中难免存在疏漏之处，请各位同道和读者批评指正。

董　健　钱睿哲

2019 年 10 月

C目录
Contents

第一篇

医学的起源与发展

第 一 章　医学发展简史

第一节 | 古代医学

一、原始社会的医学

有了人类就有了疾病，也就有了医和药。原始医学起源于原始社会，随着人类生产生活经验的积累，以及在人类与疾病不断斗争的过程中逐步发展起来。

原始人在以植物为生的长期生活实践中，逐渐了解了植物的营养价值、毒性及其治疗作用。例如，我国先人发现大黄能泻下，麻黄能平喘、止咳；秘鲁人用金鸡纳治疗热病。我国自古称药物为"本草"；欧洲古代称药物为"drug"，即干燥的草木。这些都有力地说明了人类最早认识和使用的药物来自植物。

原始人学会使用火和用石头打制工具标志着人类文明的产生。食物由生食变为熟食促进了消化和吸收，减少了疾病的发生，增强了体质；火还可用于照明、取暖、驱逐野兽等，改善了生活条件。随着生产工具的进步，特别是弓箭等工具的发明，狩猎和畜牧业得到了发展。这一方面使人类积累了许多简单的外伤救护办法，如用草药敷贴、烧灼或压迫方法止血，用复位方法治疗骨折、脱臼等；另一方面使人类认识到动物的脂肪、骨髓、血液和内脏等有一定的治疗作用，动物药随之出现。

在原始社会末期，随着矿物的开采，金属冶炼技术的发展，人类又发现了一些矿物质的治疗作用，矿物药应运而生。同时人类还逐渐创造了截肢术、阉割术和穿颅术等复杂的外科手术。

原始社会生产力水平低下，原始人对许多自然现象和人体生理现象无法理解，因此借助鬼神来解释疾病的原因，并希望利用巫术驱逐疾病。原始医学的一个特点就是巫医不分，这种巫医混杂的模式就被称之为神灵医学模式。

二、奴隶社会的医学

世界上较早进入奴隶社会的是两河流域的美索不达米亚、尼罗河流域的古埃及、恒河和印度河流域的古印度、黄河流域的古代中国。这些古老的东方国家在公元前4000—公元前3000年，先后进入奴隶社会。它们是人类文化的摇篮，被称为四大文明古国。本章介绍美索不达米亚、古埃及和古印度的医学，古代中国的医学将在下一章单独介绍。

公元前5世纪之后发展起来的古希腊、古罗马则是对西方文明产生巨大影响的两大中心。古希腊医学和古罗马医学的辉煌成就，对西方医学影响深刻。

(一) 美索不达米亚医学

美索不达米亚意为"两河之间的土地"，即底格里斯河和幼发拉底河两河流域平原，包括今天的伊拉克全境以及叙利亚和土耳其的部分地区，是人类最早的文明中心。

在两河流域人们崇拜神，认为疾病是神魔引起的，医疗巫术盛行，咒语驱邪成为一种治疗方式。咒语详细记录了患者的病状，治病的药方以及巫术实施的步骤。同时也采取经验治疗方法，如按摩、冷敷、热敷、灌肠等。医学治疗和巫术活动这2种治疗方法在实践中常常同时进行。巴比伦人最崇拜的神叫马杜克（Marduk），被推崇为诸神之首，他统治了包括医学在内的全部科学。人们为他建立寺庙，医学校也因此发展起来。

古巴比伦和亚述的占星术也与医学关系密切，认为天体的变化与人体疾病的发生有必然联系，并把人体比作"小宇宙"。他们用占星术来推断疾病，其中以"肝卜"——利用动物肝脏进行占卜最为流行，因为他们相信肝脏是非常重要的器官，是灵魂的归宿。

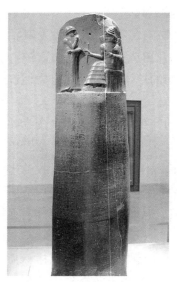

图1-1　汉谟拉比法典（法国卢浮宫）

古巴比伦王国第六代君主汉谟拉比（Hammurabi，约公元前1792—前1750年在位）制定并颁布了《汉谟拉比法典》，其中包含多条医学条款，规定了有关医师治病的收费标准和因治病失败而承担的法律责任；规定医师是一种职业，并且有了内科、外科医师的分工；还规定对传染病患者进行隔离。《汉谟拉比法典》是医学史上最早的医学法典（图1-1）。

(二) 古印度医学

印度河流域诞生了古印度文明。古印度泛指以印度河为代表的整个南亚次大陆地区，包括今印度、巴基斯坦、孟加拉国等国，是世界古代文明发祥地之一。

在漫长的历史年代中，古印度人创造了特有的医药文化，并拥有世界上最古老的医学体系。古印度的医学记载可追溯到公元前 2000 年的吠陀时期。"吠陀"（veda）一词的意思是求知或知识，也有解释为"圣经"，是印度古老文献材料的汇总。常指的吠陀有 4 部，第一部是《梨俱吠陀》，是印度医学的起源，其中提到药用植物，并提及麻风、结核病、外伤等疾病。第二部和第三部分别是《娑摩吠陀》和《耶柔吠陀》。第四部《阿闼婆吠陀》记载了 77 种病名和创伤毒虫的病例，并提到妇人病和保健术。

到公元前 1000 年的婆罗门教时期，最重要的经典著作是《阿输吠陀》，意为"生命经"，认为人体有 3 种体液（气、胆汁、黏液）存在，三者均衡保持了人体的健康，如果三者平衡被打破就会发生疾病。该观点与希腊医学的"四体液说"及中医的"阴阳五行学说"有共同点。《阿输吠陀》记载了较多的医学史料，形成了系统的医学理论，并首次将医学分为 8 科，是古印度医学的瑰宝。

印度医学最辉煌的成就是外科，出现了世界上最早的整形外科，尤其是擅长鼻成形术，这与古印度常以割耳、割鼻作为惩罚犯人的手段密切相关。

（三）古埃及医学

埃及处于亚、非、欧三大洲的交汇地带，尼罗河畔诞生了古埃及文明，其农业、手工业水平在当时很发达，医药文化对东西方产生过深远的影响。

纸草文（papyrus）是写在一片片草本植物根茎上的文字，是古埃及最早的文献记录。现存的纸草文医书中较著名的有《康氏纸草文》（*Kahun Medical Papyrus*），约写于公元前 2000 年，主要介绍妇科疾病《史密斯纸草文》（*Edwin Smith Papyrus*），约写于公元前 1700 年，介绍外科疾病；《埃伯斯纸草文》（*Ebers Papyrus*），约写于公元前 1500 年，介绍一般的医学理论，记录了 205 种疾病和数百种药物，并对疾病作了初步分类。这些纸草文均以发现者的名字来命名。

关于古埃及医学，不得不提到具有很高医学价值的木乃伊。虽然对于制作木乃伊时取出器官是否等同于解剖仍存有争论，但木乃伊仍是我们研究古代病理学的宝贵材料，在木乃伊上已证明有如关节炎、动脉硬化、结核病、血吸虫病、结石等，有利于我们了解这些疾病的发生、发展过程。

古埃及人最崇拜的医神是伊姆霍特普（Imhotep）（图 1-2），同时也是一位祭司、作家，他还是埃及天文学和建筑学的奠基人。古埃及的医学教育比较发达，神庙不仅是祭祀的场所，也是哲学、医学的活动中心，希腊人、犹太人、波斯人都曾来此学习，其中古希腊著名医学家希波克拉底（Hippocrates，约公元前 460—前 377）等也曾到古埃及游学。古埃及医学对此后古希腊医学的发展产生了很大影响。

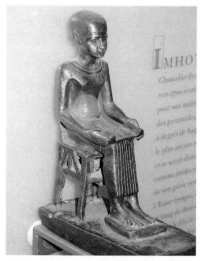

图 1-2　伊姆霍特普雕像（法国卢浮宫）

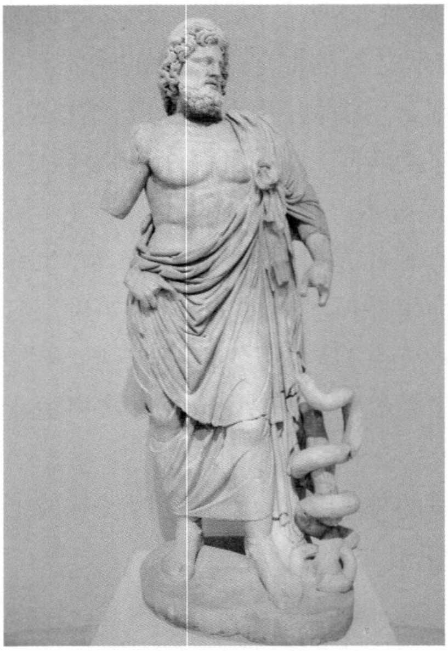

图 1 - 3   阿斯克勒庇俄斯雕像(雅典国家考古博物馆)

（四）古希腊医学

古希腊创造了灿烂的文化,医学成就也极其辉煌,对欧洲乃至世界医学的发展影响深远,为现代医学的起源之一。阿斯克勒庇俄斯(Asclēpios)是古希腊人最崇拜的医神,他穿着长袍、袒胸站立,手持一根有蛇缠绕的手杖(图 1 - 3)。至今蛇和手杖仍是医师职业的标志。古希腊很多伟大的医师都被认为是他的后辈,如卫生学的庇护者海吉雅(Hygieia)被认为是他的女儿。《荷马史诗》描述了对战伤的处理和治疗,一定程度上反映了古希腊早期的医疗水平。公元前 7 世纪,希腊自然哲学开始兴起,当时科学知识尚未分化,哲学与科学几乎一体。许多哲学家对自然、生命与疾病的解释构成了古希腊医学理论的基础,可以说,古希腊医学是由自然哲学进化而来的。

希波克拉底代表了古希腊医学的最高成就,被尊称为西方"医学之父"。他的医学成就大多被收集在《希波克拉底文集》中,文集包括了古希腊几代学者的众多论著,表明当时的古希腊医学已达到一定水平,摆脱了巫术和宗教的羁绊,开始以观察和实验为基础。希波克拉底和他的学生将毕达哥拉斯(Pythagoras,约公元前 580—前 500)的"四元素说"(土、气、火、水)发展为"四体液病理学说",认为有机体的生命决定于血液、黏液、黄胆汁和黑胆汁 4 种体液,4 种体液保持平衡则人体健康。四体液说强调集体的统一性和个体性,强调精神和躯体之间的相互作用,是一种整体病理学理论。文集还提出预防思想,认为医师不能光看病,要防治结合,注重个人卫生及增强体质在预防疾病中的作用。

《希波克拉底文集》许多地方都论述了医师的道德修养,希波克拉底誓词是其精华所在,誓词的核心是竭诚为患者服务。直到今天,世界不少医学院还要求诵读《希波克拉底誓言》,当然诵读的内容已经不是《希波克拉底誓言》的原文,而是根据时代精神作了修改的新版本。1948 年世界医学会(World Medical Association,WMA)在《希波克拉底誓言》的基础上,制定了《日内瓦宣言》,作为医师的道德规范。世界医学会每隔 10 年重新评估誓言的内容以符合时代的需求。2017 年 10 月在美国芝加哥世界医学会大会上,《希波克拉底誓言》进行了第八次修改(附录 1 - 1)。

公元前 3 世纪,希腊文化和医学中心逐步转向新埃及城市亚历山大里亚。亚里士多德(Aristotle,公元前 384—前 322)是古希腊三大哲学家之一柏拉图(Plato,公元前 427—前 347)的学生,他对动物的解剖学进行了深入研究,被认为是比较解剖学的奠基人。伊雷西斯垂都斯(Erasistratus,公元前 310—前 250)是第一位观察病理解剖学的医师,他放弃希波克拉底的液体病理说,主张固体病理。他的主张对以后的罗马和欧洲医学产生了深远的影响。

(五)古罗马医学

古罗马是指意大利半岛及其周围岛屿。公元前 2 世纪,罗马征服希腊,并将埃及并入自己的版图。公元前 30 年,屋大维建立起横跨欧、亚、非三大洲的奴隶制帝国,开创了罗马的一个新时期,罗马医学就此兴起。古罗马对健康和疾病的态度与古希腊颇为相似,但更注意公共保健和卫生,如在城里修建饮水道、下水道及公共浴场等,防止流行病流行。

盖仑(Galen,约 129—200)是西方医学史上继希波克拉底之后最有影响力的医学家。希波克拉底时代医学成为一门技术,盖仑则将医学推进到学术上来。除了在解剖学方面的巨大贡献外,盖仑还是实验生理学的奠基人,最早用实验方法研究动物生理功能。盖仑的著作有《论解剖操作》《论人体各部之功能》,还写下了 500 多篇医学论文,其中流传下 83 篇,对后世影响深远,直到 16 世纪维萨里才撼动了盖仑解剖学的权威。在治疗方面,他完全接受了希波克拉底的"四体液学说",强调身体的自然治愈力,同时还注重心理疗法。他根据希氏文集、柏拉图和亚里士多德等人的思想,按照严密的逻辑,又批判地吸取了其他医学观念,创造性地建立了一个医学综合体系。但是盖仑学说中具有浓厚的唯心主义思想,他接受了柏拉图的"灵气"说,认为"灵气"是生命的要素。从这点上看,盖仑学说与后来的基督教义比较一致,因此被中世纪欧洲封建教会支持,在其后 1 000 多年间被奉为毋庸置疑的经典,其科学精神及医学成就反而被束之高阁,对科学的发展起了阻碍作用。

公元前 200—公元 600 年,罗马医学科学已经建立起来,盖仑和希波克拉底的著作在教学中享有特殊地位。当时医学已经有了教科书并可据此进行考试。同时医学理论和医学实践是分离的,医学理论更受重视。

疾病与时代的政治、经济、文化紧密联系。奴隶社会时期,生产力逐渐发展,农耕文明不断壮大,人类种植农作物和饲养牲畜,并聚集居住。人类各种各样的疾病从驯化的动物身上的病菌演化而来,同时人口稠密的社会又使流行性疾病在人群中得以传播。

奴隶社会医学发展的特点:一是医学逐渐摆脱神学束缚,经验医学得到发展,专职医师出现;二是医学内容不断充实,有效疗法得到发展,人们用自然哲学的思想解释疾病的原因,有意识地把疾病和自然、社会环境联系起来,医学出现科学的色彩,形成了自然哲学医学模式。其中最具有代表性的是古希腊希波克拉底提出的"四体液学说"和中医学的"阴阳五行学说"。但神权迷信也深刻影响着此时的医学,朴素的唯物主义自然观和唯心主义宗教观之间不断斗争。

第二节 │ 近代医学

一、欧洲医学的黑暗时期

欧洲中世纪（middle ages）是指公元 5—15 世纪，从医学史来说，是自盖仑以后到文艺复兴人体解剖学兴起之间的这段时期。中世纪的医学通常包括中世纪的欧洲医学与这一时期的拜占庭医学和阿拉伯医学。

（一）欧洲医学

中世纪的欧洲，封建统治者勾结教会，建立起野蛮、愚昧的宗教统治，使文化、科学受到严重摧残。古希腊医学和古罗马医学的光辉已经暗淡，曾经辉煌一时的雅典和亚历山大利亚文化也已成为历史。中世纪的欧洲传染病猖獗，13 世纪麻风肆虐，为防止麻风的传染扩散设立了隔离医院。14 世纪中叶，被称为"黑死病"的鼠疫大瘟疫席卷整个欧洲，夺走了 2 500 万欧洲人的生命，占当时欧洲总人口的 1/3，为了控制瘟疫的流行，意大利城市米兰和威尼斯开始在港口加强检疫，严禁患者入境。开创了世界"海港检疫"的先河。设立隔离医院和海港检疫这 2 项预防传染病的重要措施，是中世纪欧洲医学对世界医学的重要贡献。中世纪医学的另一重大事件是医学教育的真正建立，最早的医学校是公元 10 世纪在意大利萨勒诺（Salerno）建成的萨勒诺医学校。

（二）拜占庭医学

对比中世纪的欧洲医学正处于黑暗时期，此时的东罗马帝国则以拜占庭帝国（330—1453）的形式保存下来。它吸收了古希腊、古罗马的文化，并加以系统化，对科学文化的发展起了一定作用。

拜占庭医学主要成就之一是保存了诸如希波克拉底等人的多部古典医学手稿和著作，同时许多学者总结整理了古希腊及古罗马的医学知识。拜占庭医学还大量吸收亚洲国家的医药成果，如采用阿拉伯和印度药剂等，在此基础上拜占庭的医药达到了较高的水平。拜占庭医学的中继作用，对世界医学是一个伟大的贡献。

除了对古典医学的继承和发展外，拜占庭医学对人类医学最重要的贡献在于公共卫生领域的创新。拜占庭帝国建立了历史上第一所医院，以及随着公共卫生水平的提高和军事斗争的需要而发展起来的军事医学和医疗制度。拜占庭时期医师的训练在真正意义上转变为学校教育方式，区别于此前带有个体手工业性质的医师训练，其特点是把医学与其他科目的学习结合起来，这种教育方式对提高医师的素养和其医学水平起到了很好的作用。

（三）阿拉伯医学

阿拉伯帝国地跨欧、亚、非三大洲，这里不仅成了欧亚医学的交汇点，而且还起到了沟通欧亚医学的桥梁作用,促进了世界医学的发展。阿拉伯吸收了希腊、罗马、波斯、中亚各民族的医学知识,学习了中国的脉学和炼丹术以及印度的药物知识。中世纪黑暗时期,欧洲古代文化几乎毁灭殆尽。而阿拉伯学者大量翻译了希腊、罗马的医学著作,才使之得以保存下来。后来,欧洲人不得不从阿拉伯文再翻译成欧洲文字。

阿维森纳(Avicenna,980—1037)被称为"阿拉伯医学之王""中东医圣",与希波克拉底及盖仑被并称为"医界三大明星",在世界医学史上占有重要地位。他不仅是医学家,同时是哲学家、文学家、教育家和诗人,著作甚多。医学方面最有名的著作是《医典》,这是一部医学巨著,不仅继承了希腊古典医学遗产,而且吸收了古代中国和印度的医学成就,对各种疾病及治疗方法都有详尽的描述。这部巨作从 12 世纪被译成拉丁文起直到 17 世纪,欧洲很多大学都将其作为教科书。它对西方医学的影响胜过任何一部医学著作,是现代医学产生的重要基础之一。

二、16—17 世纪实验医学的奠基

中世纪末,欧洲封建制度逐步瓦解,在手工业、商业较发达的意大利北部产生了资本主义萌芽,资产阶级开始出现并迅速成长,新兴的资产阶级反对封建教会和封建迷信,怀疑教条、反对权威,经院哲学的桎梏被打碎,人性的解放成了时代的潮流,历史上称为"文艺复兴"时期。伴随社会生产力的提高与自然科学的发展,医学获得飞速的发展,古代经验医学迈入实验医学的新阶段。

(一) 解剖学的奠基

坚实的解剖学和生理学基础对科学的医学至关重要。达·芬奇(L. da Vinci,1452—1519)是文艺复兴时期著名的科学家、发明家、画家、生物学家。他认为自然中最美的研究对象是人体,16 世纪初期,他解剖了 30 具尸体,画了约 750 幅解剖图,但由于它们完全是在私人的范围内完成的,对医学的进步没有产生影响。医学上真正的突破是由维萨里(A. Vesalius,1514—1564)(图 1 - 4)的工作带来的,他是近代解剖学的奠基人,被誉为"解剖学之父"。1543年,维萨里出版了他的著作《人体之构造》。该书总结了当时解剖学的成就,纠正了盖仑解剖学中的许多错误观点,并把解剖学研究建立在观察到的事实之上。他的人体解剖学革新有着重要意义,它为近代医学的发展奠定了科学的

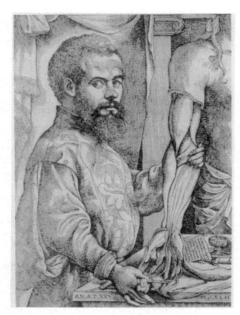

图 1 - 4　维萨里

形态学基础,使医学摆脱了以前的错误观念和主观臆测。

（二）生理学的奠基

解剖学的发展为医学研究奠定了形态学基础;数学、物理学的进步为医学研究提供了量度、机械等概念和方法,促进了近代生理学的形成。哈维(W. Harvey,1578—1657)系统分析了前人对血液循环的研究情况,但他并不迷信权威,通过解剖许多动物得出了结论:血液由心脏压出来,从动脉血管流向身体各处,然后,再从静脉血管中流回心脏,这样完成了血液循环。他将这一发现写成了《心血运动论》一书,并提供了大量的证据,其中包括人的临床观察、尸体解剖,以及多种动物的解剖与观察,利用定量思想、逻辑分析和生理实验等,证明了血液循环的理论,标志着近代生理学的诞生。

17世纪医学上最重要的发现莫过于哈维发现并阐明血液循环的原理,标志着新的生命科学的开始。恩格斯评价说:"由于哈维发现血液循环,而把生理学确立为一门科学。"在此基础上,18世纪的病理学才得以建立,也才有后来近代临床医学的开始。他的贡献不亚于哥白尼在天文学和伽利略在物理学方面的贡献,《心血运动论》一书也像《天体运行论》等著作一样,成为科学革命时期以及整个科学史上极为重要的文献。

（三）温度计和显微镜应用于医学

温度计和显微镜的发明应用是自然科学发展促进医学进步的重要例证。意大利帕多瓦大学的桑克托留斯(S. Sanctorius,1561—1636)根据伽利略发明的温度计研制成了体温计。荷兰医学家布尔哈维首先在临床实践中应用体温计,揭示了体温变化与疾病之间的关系。

荷兰人列文虎克(A. van Leeuwenhoek,1632—1723)最早发明使用显微镜,对肌肉组织和精子活动进行了细致的观察。意大利生物学家马尔比基(M. Malpighi,1628—1694)首先用显微镜观察物体组织结构,成为组织学和胚胎学的奠基人。他还观察到血液通过毛细血管网,从而支持了哈维的血液循环理论。显微镜使医学从宏观进入微观,使人们对生命现象的认识大为深化,为临床诊断学、治疗学的发展提供了依据,并直接促进了19世纪细胞学、组织学、胚胎学以及微生物学等学科的建立。

（四）医学理论上的三大医学学派

由于物理学、化学和生物学的进步,这一时期一些新的医学理论应运而生,并形成了三大医学学派。①物理学派或叫自然科学派,主张用物理学原理解释一切生命现象和病理现象,代表人物是法国哲学家、数学家笛卡儿(R. Descartes,1596—1650);②化学学派,这一学派把生命完全解释为化学变化,创始人是化学家哈尔蒙特(Helmont);③活力论派,这一学派认为生物体各种现象是由感觉性灵魂[sensitive soul(活力)]支配,代表人物是德国化学家兼医学家斯塔尔(Stahl)。

（五）临床医学和西德纳姆

当时的医师热衷于研究解剖学和生理学,而忽视了医师的主要职责是诊治疾病。为此,英国的临床医学家西德纳姆(T. Sydenham,1624—1689)指出:"与医师最有直接关系的既非解剖学之实习，也非生理学之实验，乃是被疾病困扰的思考。故医师的任务首先是正确探明痛苦的本质，也就是应多观察患者的情况，然后再研究解剖、生理等知识，以导出疾病之解释和疗法。"他呼吁医师回到患者床边，亲自观察疾病变化。他被认为是近代临床医学的奠基人，被尊为"英国的希波克拉底"。

同时西德纳姆也是流行病学的奠基人，他于 1676 年发表了《关于急性疾病的发生及其治疗的观察》一书，记录了 15 年内流行病的发生情况和详细的治疗经过，提倡根据不同的症候将疾病分类治疗。

（六）传染病学的发展

17 世纪人类的三大灾难是流行病、战争和灾荒，尤其是流行病夺走了成千上万人的生命。虽然麻风、梅毒得到了有效控制，但是白喉、伤寒、痢疾、天花、鼠疫、斑疹伤寒等传染病还是流行很广。这一时期对于传染病病因学与发病学的研究，有了较明显的进步。意大利医师弗拉卡斯托罗（G. Fracastro，1483—1553）在他的著作《论传染、传染病及其治疗》中首次提出了传染病病因是一种感觉不到的"微粒"。微粒的传播途径包括直接接触、使用被污染的物品和空气传播。它对近代微生物学、预防医学的建立起到积极作用。

16—17 世纪的医学，人们开始运用科学手段研究医学问题，引入实验观察与数量分析方法，显微镜的发明和应用，医学理论上 3 个学派的争鸣，以及经济文化和自然科学的进步，都为近代医学的发展提供了重要基础。随着医学科学的进步，一些学者为了彼此交流经验，自发创办了医学会，并出版医学期刊，这一时期是真正国际间医学交流的开始。

三、18 世纪的医学

机械唯物主义是 18 世纪最典型的哲学形式，它主要是用力学观点解释一切，把各种事物的属性都看作是机械作用的结果。它清除了 17 世纪以来唯物主义中掺杂的宗教神学，更彻底地贯彻了无神论思想，对西方医学的影响极为深刻。莫干尼（G. B. Morgagni，1682—1771）提出病灶的思想，奥恩布鲁格（L. Auenbrugger，1722—1809）发明叩诊法，拉美特里把人称为爬行的机器，都是与当时盛行的机械唯物论思想分不开的，形成了机械唯物主义医学模式。这种医学模式的缺点是，用孤立静止的眼光看待事物，割裂了局部与整体、形态与功能、生理与心理、内部与外部、人与环境等诸多方面的联系，没有认识到生命的社会属性，时至今日很多西医的思想方法仍受到机械唯物主义的影响。

（一）病理解剖学的建立

18 世纪，在大量尸体解剖的基础上，解剖学家和外科医师逐渐认识到了异常的器官，病理解剖开始出现，代表人物是意大利人莫干尼。这一时期虽然解剖学、组织学和生理学等取得了巨大的进步，但人们依然根据传统的"四体液学说"来解释疾病，莫干尼经过多年的解剖实践发现,生前有咳嗽、吐痰、咳血的患者,通常他们的肺脏都有变化,即后来所说的病灶。他发表著作《论疾病的位置和原因》,提出疾病的原因不是体液的改变,而是脏器的变化,并描述了病理状态下的器官变化,将"病灶"和临床症状联系起来。这种思想影响至今,莫干尼因此成为病理解剖学的创始人。他提出病灶的思想是进步的,驳斥了疾病来自某些超自然力量的唯心主义理论,从物质的实体寻找疾病的原因,为研究疾病的生物学原因开辟了道路。但是他认为身体各器官是独立的,从而割裂了人体是一个整体,各器官之间是互相联系的。

（二）叩诊法的发明

18 世纪后半期,奥地利医师奥恩布鲁格经过大量经验观察和尸体解剖,发明了物理诊断上应用至今的叩诊法。但直到 19 世纪叩诊法才普遍作为临床上的一种常用诊断方法,叩诊法与莫干尼的病灶的思想方法一致,突破了"四体液学说",开始从人体器官寻找疾病的根源,这是西方医学发展史上重要的进步。

（三）临床教学的兴起

18 世纪以前,虽然有过临床教学的尝试,但是真正将临床教学法确定下来并发扬光大的是 18 世纪莱顿大学临床医学家布尔哈夫(H. Boerhaave，1668—1738)。布尔哈夫主张医师的首要任务是研究患者,医学理论应为医疗实践服务。他进一步发展了临床教学体系,重开了对医学生长期关闭的医院。以病房为课堂,带领学生在病床边进行教学。布尔哈夫对临床教学的改革,成为当时欧洲医学教育的典范,为欧洲培养了大批优秀的临床医师,后人尊他为近代临床教学的先驱。

（四）预防医学的发展

英国乡村医师琴纳(E. Jenner，1749—1823)发明牛痘接种法,是 18 世纪预防医学的一个重大事件。16 世纪,中国已开始用人痘接种预防天花。18 世纪初,这种方法经土耳其传到英国,在英国得到推广。琴纳在实践中总结出牛痘接种比人痘接种更安全,因此牛痘接种法被世界各国所接受,为人类最终消灭天花做出了贡献。

约翰·彼得·弗兰克(Johann Peter Frank，1745—1821)是现代公共卫生学的奠基人之一。他撰写了百科全书式巨著《医务监督的完整体系》,为社区公共卫生管理提供了系统的指导准则,设计了给水系统和公共卫生设施、食品安全、学校卫生、母婴福利以及公共行为的规范。他极力主张对健康问题的国际监管,并阐述了保护居民健康是国家职责的思想。

四、19 世纪的医学

能量守恒和转化定律、进化论及细胞学说被恩格斯称为 19 世纪自然科学的三大发现,打破了机械唯物主义的形而上学观点,推动了近代医学特别是基础医学的发展。与此同时微生物学、免疫学、组织学、细胞学等基础医学学科逐步形成,医学也越来越强调实验室的医学研究,医学的专门化也在不断地加强。一个比较完整的生物医学体系已经建立,人类对生命现象的认识越来越深入。

（一）细胞学

19世纪上半叶,施莱登(M. J. Schleiden,1804—1881)和施旺(T. Schwann,1810—1882)提出了细胞学说,揭开了机体结构的奥秘,推动了组织学的发展。1858年,德国病理学家魏尔啸(R. Virchow,1821—1902)将疾病的原因归结为细胞形态和构造的改变,出版了专著《细胞病理学》,提出细胞是人体生命活动的基本单位。

（二）生理学

19世纪生理学依靠物理学和化学的帮助,开始了飞速的发展。德国生理学家穆勒(J. Muller,1801—1858)用实验方法研究感觉生理,1834年发表著作《生理学》,揭示了刺激与感觉的关系,证明不同的感觉决定于不同感官的特有结构与功能;同时研究了动物神经系统的发育。法国实验生理学家伯纳德(C. Bernard,1813—1878)发现了肝脏具有糖原生成的功能,研究发现胰腺可以消化脂肪,胰腺分泌物可以分解糖。通过这些研究,人们发现动物糖原及其代谢同糖尿病有关,因此伯纳德成了内分泌学的开拓者。

（三）细菌学

19世纪,法国微生物学家巴斯德(L. Pasteur,1822—1895)为微生物学的奠基与发展做出了重大的贡献,他创立了巴氏消毒法,防止酒和牛奶变质。他还证实炭疽杆菌是引起炭疽病的唯一原因,并用狂犬病减毒活疫苗接种患者获得成功。他被誉为"微生物之父"。德国人科赫(R. Koch,1843—1910)发现了许多新的疾病病原体,如霍乱弧菌、结核分枝杆菌及炭疽杆菌,改进了细菌培养和染色的方法。他还创立了细菌学三定律(科氏法则)。1905年,科赫因发现结核分枝杆菌并做成实验动物疾病模型而获得诺贝尔医学和生理学奖。巴斯德和科赫的发现使人类了解了疾病产生的真正原因,微生物学在医学领域打开了一个全新的世界,创造了全新的治疗方法。

（四）诊断学

由于受到病理解剖学和细胞病理学的影响,当时的临床医学开始注意对内脏器官病理变化的研究和诊断。为寻找"病灶",诊断方法不断发展,诊断手段和辅助诊断工具不断增多。到19世纪末又开始由直接观察患者转变为研究检验结果。

19世纪,临床医学的诊断方面主要是叩诊法和听诊法的推广应用。叩诊法和听诊法奠定了物理诊断法的基础,现仍为临床医师不可缺少的诊断方法。许多临床诊断辅助手段开始在临床广泛应用,最重要的是体腔镜的发明和运用,使体腔内治疗成为可能。由于化学的发展,临床医学使用化学分析检验方法协助诊断,如血、尿、粪便三大常规检验等。德国物理学家伦琴于1895年发现X线,为临床医学提供了省力的诊断与治疗手段,1901年,伦琴因此荣获诺贝尔物理学奖。

（五）外科学

19世纪中叶,由于解剖学的发展,麻醉法、消毒法的应用,输血技术的发展,克服了外科手术中的三大难题——疼痛、感染和失血之后,外科学突飞猛进地发展起来。

一氧化二氮(笑气)、乙醚、氯仿相继在外科手术中使用,使外科手术能够在无痛情况下实施。19世纪末又发明了局部麻醉的方法,克服了全麻手术繁杂及存在不良反应的问题。之前由于病原微生物知识缺乏,消毒防腐概念尚未建立,外科手术感染率很高,患者往往合并败血症而死亡。英国外科医师利斯特(J. Lister,1827—1912)受巴斯德细菌学的启示,认为创伤感染是侵入的细菌所致。他采用石炭酸清洗手术器械、手术部位和伤口,使手术获得了成功。1867年发表了《论外科临床中的防腐原则》,奠定了外科手术消毒防腐的基础。随着消毒防腐法的不断改进和完善,19世纪末无菌手术得到实现。兰德施泰纳(K. Landsteiner,1868—1943)发现了红细胞凝集反应的本质,宣布人类血型可分3种类型,后来又归纳为4种类型,血型的发现导致输血时血型配对的原则,使输血成为重要治疗手段。

(六)预防医学

19世纪,随着工业革命的迅速发展,城市人口过度集中,公共卫生设施缺乏,环境卫生条件恶化,国家逐渐认识到预防医学的重要,通过立法和行政采取了许多卫生措施。改善下水系统,提供充足的干净水源,定期清理垃圾,为居民和厂房安装通风设备等被纳入立法。

同时,个体医学发展为群体医学,个体防病扩大到社会预防,群体预防成为解决卫生问题的主要方法,卫生学的概念也扩展为"公共卫生学"。1856年,英国大学开设了公共卫生学课程,从而使预防医学从医学中独立出来,公共卫生学成为一门新兴的独立学科。德国公共卫生学家佩滕科费尔(M. Pettenkofer,1818—1901)用实验方法研究卫生学,发表了著作《卫生学指南》,为实验卫生学奠定了基础。19世纪下半叶,劳动卫生学、食品卫生学、食品营养学等相继建立,预防医学逐渐兴起。

(七)护理学

护理工作有悠久历史,但长期地位低下,不受重视,因此护理人员普遍素质差、待遇低。英国的南丁格尔(F. Nightingale,1820—1910)曾在德国学习护理知识,认识到护理工作的重要。她建立了护理规则,提高护理条件,1860年创办了护士学校,使她的一系列护理学思想得到传播,从而提高了护理地位,使护理学成为一门科学。南丁格尔逝世以后,人们将她的诞辰日5月12日定为国际护士节。

第三节 | 现代医学

20世纪,科学技术空前发展,以原子技术、电子计算机技术、空间技术为代表的三大技术,以及电子显微镜、激光、超声技术的出现,有力地推动了医学的进步,医学与科学技术的结合越来越密切。

20 世纪，生物医学取得了突飞猛进的发展，生物医学模式逐步形成。生物医学模式指从纯生物学角度出发，通过分析宿主、自然环境和病因 3 个因素之间的动态平衡来研究疾病与健康现象，而不考虑心理、社会等因素的影响。生物医学模式的最大贡献是对疾病的预防和控制，使得人类的感染性疾病得到了有效的控制，死亡人数锐减，人类取得第一次卫生革命的胜利。但是，随着社会经济的发展，生物医学模式的缺点日益突出。生物医学强调患者的生物学变化，用实验、仪器检验数据来解释生命现象，只注重局部而忽视整体、忽视患者所处的社会环境和心理因素的影响。

一、现代医学的主要成就

（一）抗生素的发明和发展

19 世纪末 20 世纪初，许多病原体相继被发现，但人们对于传染病仍然束手无策。20 世纪上半叶，出现了化学疗法并发明了抗生素，这是药物学和治疗学的重大突破。

1910 年，德国化学家保罗·埃尔利希（Paul Ehrlich，1854—1915）与助手秦佐八郎（1873—1938）研制出第 606 号砷的化合物，简称 606。606 对梅毒螺旋体有很强的抑制作用，后又改进成为毒性更小的 914，使梅毒得到较有效的控制，开创了化学疗法的新纪元。随后德国化学家多马克（G. Domagk，1895—1964）在 1935 年发现了对氨基苯磺酸的衍生物（磺胺类药，俗称百浪多息），可以治愈受链球菌感染的小白鼠。他将该药应用于患严重链球菌感染的女儿，结果有效地控制了感染。多马克因此发现获得了 1939 年的诺贝尔医学和生理学奖。20 世纪 40 年代，又实现了人工合成磺胺类药物，从此开辟了既能高效杀菌、又对人体无害的人工合成药物的新途径。

青霉素是人类最早发现的抗生素，对药物学乃至整个人类文明发展有着重大的意义。1928 年，英国伦敦圣玛丽医院的细菌学家弗莱明（A. Fleming，1881—1955）在培养链球菌的实验中，意外地发现青霉的代谢物青霉素。20 世纪 40 年代，青霉素进入临床试验阶段，之后投入生产。在第二次世界大战中，青霉素发挥了巨大的作用。1945 年，弗莱明、弗洛里（H. W. Florey，1898—1968）、钱恩（E. Chain，1906—1979）因此获得诺贝尔医学和生理学奖。青霉素的诞生，推动了其他抗生素的研制。1944 年，美籍俄国人瓦克斯曼（S. A. Waksman，1888—1974）从灰链丝霉菌培养基中培养能杀死结核分枝杆菌的抗生素——链霉素，结核病得到了控制。随后金霉素、四环素、土霉素等多种抗生素先后被发现并应用于临床。目前，临床上应用的抗生素达百余种，虽然给人类带来了福音，但是滥用抗生素会导致抗生素抗药性细菌的产生，人类与病原微生物的斗争之路还很漫长。

（二）分子生物学和基因工程

分子生物学源于生物化学，是从分子水平来研究生命现象的科学。20 世纪最伟大的生物学研究是脱氧核糖核酸（deoxyribonucleic acid，DNA）分子结构的发现，这是现代分子生物学的发展基础。1953 年,美国分子生物学家沃森(J. D. Watson,1928—)和英国的克里克(F. H. C. Crick,1916—2004)宣布发现了 DNA 双螺旋结构,这是 20 世纪重大的科学发现之一,也是生物学史上唯一可与达尔文进化论相比拟的重大发现。1962 年,沃森、克里克、威尔金斯因此共同获得诺贝尔医学和生理学奖。20 世纪 80 年代初,基因工程技术开始应用于临床疾病的治疗和新药开发等。1990 年,人类基因组计划(Human Genome Project,HGP)正式启动,经过 10 年的努力,人类基因组图谱完成标志着后基因时代的来临。基因诊断是一门新兴的医学研究领域,可运用分子生物学方法在基因水平上直接检测到致病基因的异常。同时,基因治疗作为全新的治疗手段发展迅速,至今全球已开展 600 多项基因治疗临床试验,但是大多数基因治疗取得的医疗效果不满意,并且在技术和伦理方面还存在许多问题。

（三）免疫学的发展

20 世纪是现代免疫学时期,新的免疫理论和技术推动了基础与临床医学的发展。现代免疫学已经从微生物学的一个分支发展为一门新兴学科,渗透并影响着几乎整个医学领域。

20 世纪初,伤寒疫苗、霍乱疫苗、破伤风疫苗、卡介苗等相继被研制出来。之后,脊髓灰质炎及麻疹的疫苗在临床获得广泛使用。疫苗的成功研制在防止传染病中发挥了重要作用。20 世纪中叶,人们对免疫反应的机制有了比较全面深入的认识。20 世纪 60 年代,加拿大研究员迪尔(J. E. Till)和麦克洛克(E. A. McCulloch)在一项实验的时候发现了干细胞。1978 年,人类第一个试管婴儿诞生,这是人类医学史上的奇迹。干细胞有 2 个重要的特征:一是可以分化为身体的其他细胞;二是可再生,正是这两大特征,便使干细胞承载着人类对生命质量改善的希望。1999 年,美国《科学》杂志将干细胞研究列为世界十大科学成就之首。2005 年,哈佛大学的科学家们将普通的皮肤细胞转化为多能干细胞,这是一个巨大进步,从而避免了直接从胚胎获取干细胞而造成的伦理问题。近年来,随着干细胞研究理论的深入和诱导技术水平的提高,为肿瘤、心血管疾病、糖尿病、神经系统疾病等提供了新的临床治疗思路。

（四）传染病的新动态

20 世纪,急性传染病的防治取得了重大进展,急性传染病的死因排名下降,而慢性非传染性疾病则逐渐上升,如心脑血管疾病、肿瘤及意外伤亡已经成为当今威胁人类生命的三大主要因素。

然而传染病又出现了新的发展动向,虽然人类已经发现了许多致病性微生物,但是新的病原菌仍层出不穷,进而引发新的传染病,如美国陆续发现的军团病、艾滋病、莱姆病等。抗生素的发现给人类带来福音的同时,也由于其滥用导致了细菌耐药性的产生,使一些诸如结核病等本来已经得到控制的疾病,重新在全球蔓延。近年来,由于生态环境的改变,动物集约化饲养模式的扩展,贸易的全球化等因素,使得人畜共患传染病所占比例增大。

（五）器官移植和显微外科的发展

器官移植不仅是现代外科学的重大进展，也是整个医学划时代的进步。1933年，异体角膜移植成功，这是首例人体器官移植。1954年，一对双胞胎兄弟之间的肾移植首次在美国获得成功。1967年，第一例肝移植成功。同年，第一例心脏移植手术实施。由于显微外科技术的突破，离体器官保存方法的改进，运用免疫移植法控制排斥反应的成功等，使器官移植术取得了显著的进展。20世纪80年代以来，骨髓移植治疗白血病也取得了很大成就。由于现代科学技术被广泛应用于医学领域，生物医学工程学的产生，从而使人造器官成为可能。1945年，制造出第一个人工肾并用于临床。1960年，人工心脏问世。1982年，第一个人工心脏移植成功。20世纪90年代中期，转基因器官作为器官移植供体的研究正在开展。

显微外科技术是20世纪外科学的一个崭新领域，随着显微外科手术精确性的不断提高，外科手术的适用范围显著扩大，从而推动了创伤、整形和移植外科的进步。20世纪80年代开始了机器人手术，微创手术、远程手术和无人操作机器人手术成为可能。

（六）预防医学

预防医学真正形成一个体系和学科是在20世纪初。由于医学越来越重视生物因素和个体，忽略了群体和环境、社会因素。1918年，洛克菲勒集团资助约翰斯·霍普金斯大学成立公共卫生学院，此后又支持哈佛大学、多伦多大学等学校相继成立单独的公共卫生学院。到20世纪下半叶公共卫生和预防医学体系形成，促进了公共卫生和预防医学的极大发展。

二、现代医学的特点和未来发展趋势

（一）学科分化和综合并进

20世纪医学越分越细，一种疾病也已成为一门专科；同时，医学又越来越强调综合。由于医学科学的发展，医学研究逐渐从个体到器官、到细胞、到亚细胞、到分子，在未来最终到量子水平；同时在系统论、信息论和控制论的影响下，医学研究又从器官回归到个体、群体、生态系统水平，对生命活动和疾病过程进行宏观的综合研究，把人作为一个与环境和社会密切相连的整体，越来越提倡整合医学或系统医学。

（二）医学与其他学科的交叉

医学需要多学科的综合研究和跨学科的交流，医疗上广泛采用物理、化学、数学、生物学、技术科学和工业技术的最新成就，医学工程向微细、快速、精确、高效、简便等优越特性方面发展。如伽马刀、机器人手术等。

（三）医学模式的转变

医学模式（medical model）是指一定时期人们对健康和疾病的总体观，其核心是医学观，包括健康观、疾病观、诊断观、治疗观等。它集中反映了一定时期医学研究的对象、方法、范围以及指导实践的基本准则。由于生物医学模式的矛盾日益突出，1977 年，美国科学家恩格尔首先提出了生物-心理-社会医学模式，综合运用多学科的理论与方法，揭示和解决疾病与健康相关问题的模式。以人的生物学属性为基础，但同时也考虑心理和社会因素对人的健康和疾病的影响。在疾病的诊疗上，除了生物学意义上的治疗，还需考虑人的心理和社会学属性。

（四）医学与人文的融合

医学本身具有人文和自然科学的双重属性，人文是其与生俱来的重要方面。纵观人类医学的历史，其发展都是呈螺旋式上升的。原始社会的神灵医学模式中的巫医注重对患者的心理和精神的安慰；其后的自然哲学医学模式注重整体医疗，把疾病和自然、社会环境联系起来。例如，古希腊希波克拉底提出的"四体液学说"和中医学的"阴阳五行学说"。其中传统的希腊医学关注人性，希波克拉底的以患者为中心的治疗哲学，中医学的"医乃仁术"的思想都是医学中人文精神的体现。

但是，从 16—17 世纪实验医学开始，到后来的机械唯物主义模式、生物医学模式的发展，只侧重强调生物学因素，割裂了局部与整体，人与社会、环境等诸多方面的联系，医学逐渐异化，医学与人文逐渐分离。特别是 21 世纪随着"技术至上论"在医学领域愈演愈烈，医疗高新技术的应用而引发的社会问题越来越多；"只见疾病不见患者"，医患关系被物化，医疗行为的商业化倾向严重。随着人们疾病健康观念的提升以及自主意识的增强，生物医学越来越不能适应现实的需要。当今世界的一系列的社会问题，如环境污染、人口老龄化等，也向医学提出了新的挑战；医学科学的发展也带来了许多伦理问题，如试管婴儿、器官移植和克隆人等。因此，医学需要唤回日益失落的医学人文精神，还原医学的本质，找回医学的灵魂。

医学人文观念由来已久，但直至 20 世纪 60 年代，医学人文研究和医学人文概念才在世界范围内蓬勃发展起来。70 年代，医学人文学科迅速崛起，欧美各国医学院校都将医学人文学科作为医学教育的必要内容，美国许多医学院校成立医学人文教学和研究机构。80 年代开始，我国开展医学人文的研究，医学人文学科也相应发展起来，包括医学哲学、医学史、医学伦理学、医学心理学、医学法学、医学社会学等特定的学科领域。2010 年，英国诺丁汉大学的克劳福德等人提出了健康人文的概念，拓展了医学人文的实践范围。21 世纪是技术医疗的时代，更需要高举医学人文的大旗，提倡医学人文精神和医学人文关怀，培养医师医学人文素养。

最新版的《希波克拉底誓言》（2017 年 10 月，WMA 大会）

作为一名医疗工作者，我正式宣誓：

把我的一生奉献给人类；

我将首先考虑病人的健康和幸福；

我将尊重病人的自主权和尊严；

我要保持对人类生命的最大尊重；

我不会考虑病人的年龄、疾病或残疾、信条、民族起源、性别、国籍、政治信仰、种族、性取向、社会地位，或任何其他因素；

我将保守病人的秘密，即使病人已经死亡；

我将用良知和尊严，按照良好的医疗规范来践行我的职业；

我将继承医学职业的荣誉和崇高的传统；

我将给予我的老师、同事和学生应有的尊重和感激之情；

我将分享我的医学知识，造福患者和推动医疗进步；

我将重视自己的健康，生活和能力，以提供最高水准的医疗；

我不会用我的医学知识去违反人权和公民自由，即使受到威胁；

我庄严地、自主地、光荣地做出这些承诺。

（梁　进）

第 二 章　中医学发展及中西医结合

中医药的历史源远流长,是中华民族优秀的传统文化和宝贵财富。中国医药学博大精深,几千年来,为中华民族的繁衍昌盛,为世界医学的发展和全人类的健康事业做出了卓越的贡献。

"神农尝百草,伏羲制九针",中国人民在长期的生产斗争和医疗实践过程中,在朴素的唯物论和自发的辩证法思想影响和指导下,逐步积累了丰富的医疗实践经验,在此基础上逐步形成了医学理论。经过历代医家的不懈努力,中医药学不断得到充实和发展。中医药学是劳动人民长期与疾病作斗争的经验总结,有着独具特色的理论体系、丰富的医疗实践经验及确切的临床疗效与保健作用,不仅在我国医疗健康事业中具有重要的地位,而且在世界传统医学领域也具有深远的影响。

第一节　中医学的起源和发展

一、中医学的起源

(一) 中医药萌芽

《淮南子·修务训》记载:"神农……尝百草之滋味,水泉之甘苦,令民知所辟就。当此之时,一日而遇七十毒",生动地反映祖先们发现植物药的过程;《山海经》关于"河罗鱼……食之已痈"和"有鸟焉……名曰青耕,可以御疫"的记载,是从食用动物中发现动物药的佐证。继而,随着金属冶炼时代的到来,矿物药也相继被发现。原始社会人兽杂处,碰撞搏斗在所难免。对于外伤,人们用泥土、野草、树叶和树皮等敷裹伤口,这便是外治法的开始,同时也为外治药的发现打下了基础。

由上可见,古代劳动人民为了自身的生存和发展,与自然界、疾病乃至一切危险因素进行了长期斗争。人类在长期的医疗实践活动中,逐渐形成了对医疗的理性认识,经过反复验证,不断更新、创造和发展,形成了中华民族特有的传统医药理论体系,这就是中医学的起源史,也是人类文明史的一部分。

1. 火的使用 人类对于火的认识、使用和掌握,是人类历史发展长河中,推动社会进步的一个重要进阶。人工取火,是人类第一次掌握和支配一种自然力量,并用来改善自己的生存条件,对于人类的进步有着巨大的推动作用。火的使用促进了人类的进化;火的使用,还为原始的治疗方法,如热敷法、灸法的产生提供了前提条件。

2. 酒和汤药的使用 "医"字从"醫"而来,"医"+"殳(shu)"+"酉(you)",说明了医与酒之间的关系。夏商周时代,用粮食发酵成酒,用酒来治病。

酒在医疗上的应用是医学史上一项具有里程碑意义的事件。人们在饮酒的过程中逐渐认识到酒对于人体的功用。随着医学知识的日益丰富、用药经验和药物品种的增加,为单纯用酒治病发展到制造药酒创造了条件。

3. 汤药的使用 远古时人们生食草药,随着火的使用和陶器的出现,使制作汤液成为可能。相传汤液是由商朝的第一位宰相伊尹发明的,《史记·殷本纪》中记载"伊尹以滋味说汤"。伊尹发现,食物加水煮沸后"九沸九变",草药经水煮沸后也会发生类似的变化,服用后能收到"时疾时除"之效。伊尹曾用汤液治好了汤王的病,被认为是中医方剂的创始人。

从远古时生食草药到将药物煮制成汤液,这是一个巨大的进步,不仅服用方便、药效容易发挥,而且还能减弱药物的不良反应。汤液的发明扩大了药物的应用范围,使矿物药的应用成为可能,为单味药向复方制剂的过渡创造了条件,促进了复方制剂与方剂学的形成和发展,也因此拓展了药物研究和发展的空间,加速了中医药学的发展与进步。

4. 腧穴和针灸的起源 关于针灸起源,《帝王世纪》里记载:太嗥伏羲"尝味百药而制九针"。《备急千金要方》的序中则说:"黄帝受命,创制九针。"

针灸疗法大约诞生于新石器时期。砭石治病,最初主要是用于刺破脓疡,进而作为刺络泻血之用。《说文解字》里解释:"砭,以石刺病也。"久而久之发展成为针刺术;随着古人智慧和社会生产力的不断发展,针具逐渐发展成青铜针、铁针、金针、银针,直到现在用的不锈钢针。砭石的发现,为针刺起源于新石器时期提供了有力的证据。

原始人在烘火取暖时,发现身体某些病痛得到缓解,进而用兽皮或树皮包上烧热的石块或砂土,贴附在身体的某一部位,以解除某些病痛,形成了原始的热熨法。后来经过不断改进,采用树枝或干草作燃料,进行局部固定的温热刺激,治愈了许多病痛,从而形成了灸法。

(二)中医学奠基

战国至秦汉时期,中医药学的发展有了质的飞跃,涌现出一大批著名医家,如大家熟知的扁鹊、华佗等,他们都对中医学的发展做出了巨大贡献。医学在各个方面都取得了显著成就,进入理论总结阶段,出现了《黄帝内经》《神农本草经》《伤寒杂病论》等早期的理论和临证医学著作,中医学进入学术体系形成时期。

《黄帝内经》的问世是中医学理论体系形成的标志,它与《伤寒杂病论》分别是中医学基本理论和辨证论治的奠基之作。两者与《神农本草经》《难经》一起,被历代医家奉为经典,由此而确立了中医学独特的理论体系,给后世医学的发展以深远的影响。

1.《黄帝内经》——中医学基本理论确立的标志 《黄帝内经》简称《内经》,是我国现存最早的、比较全面系统论述中医学基本理论的古典医学著作。《黄帝内经》吸收了秦汉以前的天文、历法、气象、数学、生物、地理等多种学科的重要成果,在古代朴素哲学思想指导下,总结了春秋战国以前的医疗成就和治疗经验,确定了中医学的理论原则,系统地阐述了生理、病理、经络、解剖、诊断、治疗、预防等问题,建立了独特的理论体系,成为中医学发展的基础和理论源泉。

《黄帝内经》的问世,奠定了中医学理论的基础。《黄帝内经》包括《素问》和《灵枢》两部分,大约成书于春秋战国至秦汉时期,是早期的一部医学总集,系统地阐述了人体结构、生理、病理,以及疾病诊断、治则、针灸、汤液治疗和养生等问题。

《素问》内容偏重于中医学人体生理学、病理学、药物治疗学等,论述人体发育规律、人与自然的相应关系、养生原则和方法、不治已病治未病的预防思想、阴阳学说、脏腑学说以及各种疾病的治疗原则和方法等。《灵枢》又称为《针经》,主要论述针灸理论、经络学说和人体解剖学等,论述九针形质、用法、禁忌、人体经络循行、穴位、情志与疾病、人体体表与内脏解剖以及针灸的方法与原则。

《黄帝内经》以当时先进的哲学思想作为指导,推动了医学科学的发展,许多内容在当时处于领先地位。在人体结构方面,如食道与肠的比例为1:35,现代的比例是1:37,基本符合实际情况。在血液循环方面,《素问·痿论》认为“心主身之血脉”,《素问·举痛论》中提出,人体血液“流行不止,环周不休”的观点,比英国的哈维发现血液循环(1628)早了1 000多年。

与《黄帝内经》同时期的《难经》,亦名《黄帝八十一难经》。书名中的“难”,是质难的意思,即问答之意。该书以问答解释疑难的形式编撰而成,共讨论了81个问题,故又称《八十一难》。《难经》的理论主要在于延伸《黄帝内经》的内容,内容包括脉诊、脏腑、阴阳、五行、病能、营卫、腧穴、针灸以及三焦、命门、奇经八脉等理论疑难问题。阐述了人体的结构、生理、病因、病机、诊断、辨证、治则和治法等,在阐发中医学基本理论方面占有重要的地位。尤其是对脉学有详细而精当的阐释,诊法以“独取寸口”为主;对经络学说和脏腑中命门、三焦的论述,则在《黄帝内经》的基础上有所阐扬和发展,对于奇经八脉和腧穴有较为详细的论述。在学术上可与《黄帝内经》并重,故后世有“内难”之称。

《难经》不但在理论方面丰富了中国医药学的内容,而且在临床方面颇多论述,除针灸之外,还提出了伤寒有五的理论,对后世伤寒学说与温病学说的发展产生了一定的影响。《难经》对诊断学、针灸学的论述也一直被医家所遵循,对历代医学家理论思维和医理研究有着广泛而深远的影响。

《五十二病方》大约成书于殷商至春秋战国时期,是我国现存最古老的方书。

2. 张仲景与《伤寒杂病论》 《伤寒杂病论》为东汉末年张仲景“勤求古训,博采众方"编著而成。后世尊称《伤寒杂病论》为"方术之祖",尊称张仲景为"医圣"。《伤寒杂病论》创立了辨证论治的基本原则。由于原书散失,后经魏晋时期王叔和搜集、整理、分编成为《伤寒杂病论》和《金匮要略》两书。

张仲景,名机,字仲景,东汉南阳人。他继承了《黄帝内经》的学术思想,结合前人和同代医家的临床经验,以六经论伤寒,以脏腑论杂病,创造性地融理、法、方、药于一体,开中医辨证论治及临床治疗学的先河。

《伤寒杂病论》以外感病为主,专论伤寒,即发热性疾病,主要论述发热病的辨证论治原则。对外感热病的发生、综合征、疾病演变过程等做了全面的总结,按照六经(三阴三阳经)辨证进行治疗。《伤寒杂病论》总结了东汉以前众多医家和作者的临证经验,提出"审因辨证、因证立法、以法系方,遣方用药",确立了中医学辨证论治的原则,并用以指导临床实践,为后世临证医学的发展奠定了基础,成为我国临证医学发展的一个标志。

《金匮要略》以内伤杂病为主,论述内、外、妇等科杂症。张仲景指出:"千般疢(chèn,《说文》:"疢,热病也。亦作疹。"意思是烦热疾病。)难,不越三条,一者,经络受邪入脏腑,为内所因也;二者,四肢九窍,血脉相传,壅塞不通,为外皮肤所中也;三者,房室、金刃、虫兽所伤。以此详之,病由都尽。"他将复杂的病因概括为 3 类,阐述了不同病因与杂病之间的关系,这是中医学中最早的较为明确的病因学说。

《伤寒杂病论》为中医辨证论治建立了较为系统的理论体系,创立了辨证论治的基本原则,成为历代医家辨证论治的楷模,一直有效地指导着临床实践。

3. 华佗　与张仲景同时代的名医还有华佗,华佗精通内、外、妇、儿、针、灸各科,尤以外科著称。华佗首先使用麻沸散进行全身麻醉后为患者施行外科手术,是世界上最早的外科手术记载。《三国志》和《后汉书》载有华佗治病医案数例,反映出其高超的医术。他还注重和提倡体育锻炼,其创编的"五禽戏"开创了体育保健的先河。

4. 董奉　董奉是三国时吴国名医,与张仲景和华佗齐名,史称"建安三神医"。董奉一生行医济世,不但医术高超,而且医德高尚。"杏林春暖""誉满杏林""杏林望重"等成语,最初是颂扬董奉高超的医术和高尚的医德。福建长乐的一座山,被尊称为"董奉山";现在江西省九江市董奉原来行医的地方,仍然杏树成林。

二、中医学兴盛、发展时期

至晋、隋、唐时期,中医理论体系得到了进一步的充实和系统化,随着临证经验的积累,临证医学向专科化方向发展,出现了一些专科专著。医学基础理论也有一定的发展,尤其是在脏腑辨证方面有了长足的进步,成为中医学的辉煌时期。例如,《针灸甲乙经》是我国第一部针灸学专著;《脉经》是我国第一部脉学专著,使脉学理论与方法更加系统化;《肘后备急方》收集民间简、便、廉、验方,以备临证急救;《诸病源候论》是世界上第一部探讨病因病机学的专著;唐代对于疾病的认识和病原的探讨更加深入,《备急千金要方》《千金翼方》和《外台秘要》等,使中医学理论的内容更丰富和系统化。

这一时期本草学有了进一步发展,积累了一定的药物知识和用药经验。唐代组织苏敬等人编著的《新修本草》(659),是我国也是世界上最早的国家药典,比欧洲的《纽伦堡药典》(1546)早近 900 年。并有陶弘景的《本草经集注》。

(一) 王叔和与《脉经》

脉诊在中国有着悠久的历史,切脉是中医诊断学的重要组成部分。

王叔和,魏晋时期著名医学家。王叔和在总结前人理论成果的基础上,结合自己的临证经验,撰成《脉经》,这是我国医学史上现存的第一部有关脉学的专著。王叔和的《脉经》集魏晋以前脉学之大成,在脉学理论、辨证论治、针灸学上颇多总结与发挥,在古典医籍保存方面具有重要意义。尤其是在脉学方面,首先总结出 24 种基本脉象,确立了脉象标准,确立了"独取寸口"的诊脉方法,并确立了寸、关、尺三部的脏腑分配,是临床脉诊的一大改革,给临床带来很大方便。后世医家对脉象的分类皆是在王叔和的 24 种脉象基础上发展起来的,在以脉诊为中心的基础上强调四诊合参,全面诊断。

《脉经》的学术思想主要本于《黄帝内经》《难经》和张仲景的《伤寒杂病论》,并择取魏晋以前历代名医脉学精华结合自己的临床经验而成,是对内难脉法及仲景脉法的发扬,构建了脉学的基本理论体系,把脉学理论与方法规范化、系统化和完整化,为中医脉学的构建与发展奠定了理论基础,使中医学理论得到了进一步丰富,推进了诊脉法在临床的普遍应用,对中医诊断学的形成与发展起了重要作用。王叔和也因此获得了"脉学鼻祖"之誉。

(二) 病源症候学的确立

公元 610 年,巢元方等人集体编写的《诸病源候论》,是中国现存最早的病因证候学专著。全书共 50 卷,分 67 门,载列证候 1 700 余条,分别论述了内、外、妇、儿、五官等各科疾病的病因、病理和症状。其中对一些疾病的病因及发病原理描述得比较详尽而科学。例如,对某些寄生虫的感染,已明确指出与饮食有关,认为绦虫病系吃不熟的肉类所致。书中还记载了肠吻合术、人工流产、拔牙等手术,说明当时的外科手术已达到较高水平。

(三) 葛洪与《肘后备急方》

葛洪(约 281—341),我国医药发展史上一位具有划时代影响的医学家、药物学家,丹阳句容(今江苏省句容县)人。

《肘后备急方》是一部具有深远意义的医药专著,是一部集大成的急救医方书,涵盖内、外、妇、儿、五官科、传染性疾病、寄生虫病等内容。书中所载常见病证的用药及简便疗法,包括内服方剂、外用方剂、推拿按摩、灸法、正骨等,具有便、廉、验的特点,十分实用。书中部分疾病、医方、医技的记载,都是我国乃至世界医学上最早的。

这部书上有世界上最早的"天花病"的记录,其对于天花的危险性、传染性、发疹顺序、形态、预后及疹后表现都有记载,而且十分精确。葛洪在世界上首先发现了脚气病,与现代医学脚气病症状和危害描述相符。书中还有世界上最早对"恙虫病"的认识和记载以及世界上最早对"腰椎间盘突出症"的记载,尤其是对后者病因病机的认识既反映了当时骨伤科对慢性病认识的最高水平,又反映了当时医疗技术的最高水平。这部书对以上病症的认识为预防医学和流行病学的发展也起了巨大的推动作用。

这部书中还记载了世界上最早的导尿术、最早的洗胃术、最早的疮痈引流术、最早的咽部异物剔除术、最早的器物灌肠法、最早的口对口呼吸抢救法等。"舌下含剂"治疗心脏病,开创了治疗心脏病的新方法,给后世医家提供了参考。

葛洪提出和创用的创伤外科和中医急症的诊断、治疗方法对创伤外科的发展起到了积极的推动作用,尤其是对骨折脱位整复方法的独创,为我国骨科治疗创伤骨折及关节脱位作出了划时代的贡献。其所创的夹板外固定法,是世界上最早的骨折小夹板疗法,开创了中国骨伤科治疗骨折的新纪元,成为此后 1 600 多年来中医骨伤科乃至现代中西医结合治疗骨折的常规方法之一。葛洪还开创了现今仍常用于临床的世界上最早的下颌关节脱位的整复方法。

《肘后备急方》中有很多推拿手法记载,部分推拿手法和治疗方法是首次记载,在中医推拿发展史上占有重要地位,对后世影响很大。如指针疗法、捏脊疗法和隔物灸法至今仍在临床和民间广泛应用。东晋以前对灸法的论述不够完备,大多存在着详于针而略于灸的倾向。《肘后备急方》则补充了前人的不足,对灸做了重点论述,所载灸法甚多,涉及临床各科疾病的治疗,应用广泛,尤其是对施灸部位、灸用壮数、注意事项等论述颇详,且开创了隔物灸法,使灸法逐渐从针灸学中独立出来,奠定了灸疗学科的雏形,极大地推动了后世灸疗学的发展,为中国针灸学的发展做出了重要贡献。

(四) 孙思邈与"千金方"

唐代医家孙思邈(581—682),集毕生之精力,著成《备急千金要方》《千金翼方》。《备急千金要方》分为 30 卷,合方论 5 300 首;《千金翼方》30 卷,载方 2 571 首。两书对临床各科、针灸、食疗、预防、养生等均有论述,尤其是在营养缺乏性疾病防治方面,成就突出。如认为瘿病(指甲状腺肿类疾病)是因人们久居山区,长期饮用一种不好的水所致,劝告人们不要久居这些地方;对夜盲患者,采用动物肝脏治疗等。

(五) 王焘与《外台秘要》

王焘,唐代陕西省郿县人,唐代著名医家,其著作《外台秘要》颇为后人称赞。

《外台秘要》,全书共 40 卷,载方 6 900 余首,可谓集唐以前方书之大成。他博采众家之长,在《外台秘要》中,他引用以前的医家医籍达 60 部之多,差不多所有的医家留下来的著作都是他论述的对象。书中收载方剂,都以《诸病源候论》的条目为引,再广引方剂。每个首方,都注明了出处和来源,给后人的研究带来了很大的方便。许多散佚已久的医书,也都可以在这部著作中看到大致内容。王焘对于方剂的收载,不仅广引博采,而且精挑细选。当时收载的许多治疗方法和方剂,都切实可用。如书中记载的治疗白内障的金针拔障术,是我国历史上对这种方法的最早记载,且这种方法沿用至今。

（六）皇甫谧与《针灸甲乙经》

西晋医家皇甫谧（215—282）,字士安,西晋安定朝那（今甘肃灵台县朝那镇）人。皇甫谧将《素问》《针经》《明堂孔穴针灸治要》的基本内容,结合《难经》等著作的部分内容,以及自己的临证经验,进行重新归类编排,撰成《针灸甲乙经》（以下简称《甲乙经》）12卷,128篇。该书为我国现存最早的一部针灸专著,其内容包括脏腑、经络、腧穴、病机、诊断、针刺手法、刺禁、腧穴主治等。《针灸甲乙经》进一步发展了《黄帝内经》中的腧穴理论,在《黄帝内经》所述的130多个穴位基础上,对十四经穴做了全面系统的归纳整理,增加到349个（包括单穴49个,双穴300个）。穴位排列次序,人体躯干按照头、面、耳、颈、肩、背、胸、腹等解剖部位,四肢分手足三阴、三阳经依次排列,这要比《黄帝内经》单纯依照经络排列要显得更加清晰明确,符合人体经络穴位的分布规律,也确立了后世穴位排列的基本规则。此外,《针灸甲乙经》还突破了《黄帝内经》中一穴只属一经的惯例,出现了如三阴交等交会穴的记载,这是对腧穴理论的一大发展。《针灸甲乙经》对349个穴位的位置与取穴方法也都做了具体准确的记述,有的根据患者口腔活动取穴,如下关穴"合口有孔,张口即闭";有的根据患者体表静脉分布取穴,瘈脉穴为"耳后鸣足青络脉"处等。这样取穴,对提高穴位定位的准确度,具有重要的意义。此外,《针灸甲乙经》中对每个穴位的针刺深度、留针时间等也做了详细的说明与规定,并且具体阐述了误刺禁针穴位所能造成的后果,为后世医家确立了规范。

全书大致可分为两大部分。第一部分是基本理论、针灸基础知识,首先依次叙述人体的生理功能,包括五脏六腑、营卫气血、精神魂魄、精气津液及肢体五官与脏腑功能的关系等;其次是人体经脉、经筋等经络系统的循环路线;再次是人体腧穴,依身体部位分部叙述其位置、主治,再次叙述诊法,重点介绍脉诊的内容,尤其是三部九候;其后介绍针道,针灸禁忌,包括禁穴;最后介绍了病理及生理方面的一些问题,并以阴阳五行学说为纲进行了一些阐释。

临床部分也是6卷,依次介绍内科（包括伤寒热病、中风、杂病）、五官科、妇科、儿科等病症的针灸治疗,其中内科共43篇,有外感六淫、内伤七情、五脏病、六腑病、经脉病及五官病等;外科有3篇,主要论述痈疽;至于妇科及儿科,各有1篇论述20种及10种该科病症。

《针灸甲乙经》的著成,对于中国针灸学的发展起到了很大的促进作用。该书一直被认为是学习中医的必读之书,唐太医署曾采用其为法定教科书。后世宋、金、元、明、清等朝重要的针灸学理论基本上都是从此书的基础上发展起来的。后来,此书流传到了日本、朝鲜等国家,在国际上声望也很高,对世界针灸医学影响很大。公元701年,日本政府制定医药职令时规定,本书为医学士必修书。

三、理论总结与探索时期

（一）宋政府设立"太医局"

宋代对中医学教育比较重视。宋政府设立"太医局"，作为培养中医学人才的最高机构。学生所学内容包括《素问》《难经》《伤寒杂病论》和《诸病源候论》等。教学方法也有很大改进，如针灸医官王惟一曾设计铸造铜人 2 具（1026），精细刻制了 12 经脉和 354 个穴位，作为针灸教学和考试医师之用。考试时，试官将铜人穴位注水，外用蜡封。受试者如取穴正确，可针进水出。这是中国医学教育事业的创举。1057 年，宋政府专设"校正医书局"，有计划地对历代重要医籍进行了搜集、整理、考证和校勘。目前，我们所能读到的《素问》《伤寒杂病论》《金匮要略》《针灸甲乙经》《诸病源候论》《备急千金要方》《千金翼方》和《外台秘要》等，都是经过此次校订、刊行后流传下来的。

（二）活版印刷术的出现，为医学的发展创造了条件

由于活版印刷术的出现，大批医学书籍得以刊印和流传，为医学的发展创造了条件，大大地促进了中医学理论的发展。

1.《太平惠民和剂局方》　为宋代太平惠民和剂局编写，是世界上第一部由官方主持编撰的成药标准。全书共 10 卷，附指南总论 3 卷。将成药方剂分为诸风、伤寒、一切气、痰饮、诸虚、痼冷、积热、泻痢、眼目疾、咽喉口齿、杂病、疮肿、伤折、妇人诸疾及小儿诸疾共 14 门，788 方。所收方剂均是中医中药方剂，记述了其主治、配伍及具体制法，是一部流传较广、影响较大的临床方书。其中有许多名方，如至宝丹、牛黄清心丸、苏合香丸、紫雪丹、四物汤和逍遥散等至今仍广泛用于临床。

2.《太平圣惠方》　简称《圣惠方》，100 卷。北宋王怀隐、王祐等奉敕编写。汇录两汉以来迄于宋初各代名方 16 834 首，共分 1 670 门。首叙脉法、处方用药，以下分述五脏病证、伤寒、时气、热病、内、外、骨伤、金创、妇、儿各科诸病病因证治，及神仙、丹药、药酒、食治、补益、针灸等内容。每门之前均冠以隋代巢元方《诸病源候论》有关病因论述，其后分列处方及各种疗法。每方列主治、药物及炮制、剂量、服法、禁忌等。本书是继唐代《备急千金要方》《外台秘要》之后由政府颁行的又一部大型方书。详尽地记录了北宋之前方书及当时民间的医方，对中医方剂学发展有重大影响，在医学理论方面也有颇多论述和阐发。

（三）金元四大家

宋金元时期，学术思想发展空前。医家们在总结前人理论和实践的基础上，结合自己的临床实践，提出了许多独到见解，其中最具代表性的是刘完素、张从正、李杲、朱震亨，后人尊之为"金元四大家"，形成了以金元四大家为代表的第三个学术活跃期。

刘完素在研究《黄帝内经》病机学说和运气学说的基础上，结合自己的临床实践，提出百病多因于"火"的理论。认为外感"六气皆从火化"，"五志过极，皆为热甚"。因此，治

病多用寒凉方药,被后世医家称为"寒凉派"。刘氏的学术思想和临床经验对后世影响很大,尤其是对温病学说的形成起了重要作用。

李杲继承了张元素的学术思想,认为脾胃为元气之本,饮食不节、劳逸过度或情志所伤,皆损伤脾胃,从而导致百病丛生。故养生首先保护脾胃,治病以补脾胃之气为先。被后世医家称为"补脾派"或"补土派"。

张从正认为人之所以生病,多因邪气侵入人体所致,故治病应当以祛邪为要务,"邪去则正安"。他深入钻研《伤寒杂病论》,治病多用汗、吐、下三法,以达到祛邪外出的目的。被后世医家称为"攻下派"。

朱震亨在《相火论》中提出了"阳常有余,阴常不足"的理论,治病善用养阴方药,被后世医家称为"养阴派"。在各抒己见、百家争鸣的气氛中,中医学理论体系产生了突破性进展,涌现出了许多各具特色的医学流派。

四、中医学进一步发展及稳定时期

明清时期是中医学进一步发展及稳定时期,中医学传统的理论和实践经过长期的历史检验和积淀,至此已臻于完善和成熟,无论是总体的理论阐述,抑或临床各分科的实际诊治方法,都已有了完备的体系。这一时期也是中医学体系成熟与创新时期,最重要的就是"温病学派"兴起。

温病学说的理论渊源于《黄帝内经》《难经》《伤寒杂病论》,宋金元时期开始逐渐脱离伤寒学说体系,明清时期形成一门独立的学科。17—19世纪,由于传染病的不断流行,人们在同传染病作斗争的过程中,形成并发展了温病学派。如明代吴有性著《瘟疫论》,认为传染病的发生,"非风非寒,非暑非湿,乃天地间别有一种异气所感",他称之为"戾气"。他指出"戾气"的传染途径是自口鼻而入,无论体质强弱,触之皆病。这就突破了中医学历来认为的病邪是由体表进入人体的传统理论,在细菌学尚未出现的17世纪中叶,这无疑是一伟大创举。

清代叶天士在总结前人学术成就及临床实践的基础上,创立了"卫气营血辨证",被尊为温病学派的创始人,著有《温热论》;吴鞠通进一步总结并发展了温病学说,著有《温病条辨》,创立了三焦辨证的方法。三焦辨证与卫气营血辨证一纵一横,形成了一套完整的温热病辨证论治体系。清代薛生白的《湿热条辨》、王孟英的《温热经纬》对温病学的发展均有一定的贡献,使温病学说逐渐成为在病因、病机、辨证论治等方面都自成体系的一门独立的学科。"温病学派"的兴起,推动中医学进入了第四个学术活跃期。

清代医家王清任(1768—1831)根据尸体解剖和临床经验写成《医林改错》,改正了古代医书在人体解剖方面的一些错误,强调了解剖知识对医师的重要性,并发展了瘀血致病理论与治疗方法。

明清时期的主要特点,是在集古代中医学基础理论大成的基础上,结合该时期医家的临床经验和哲学研究成果,经过反复探讨,提出许多创见,大大地提高了中医对正常人体和对疾病的认识水平,使中医学理论体系得到进一步的发展。例如,集成性著作有明代楼英的《医学纲目》、王肯堂的《证治准绳》和清朝廷组织编写的《医宗金鉴》《四库全书·子部》等。尤其是清代陈梦雷主编的《古今图书集成·医部全录》对中医学历代的论述,举其要者,按书目罗列,条理清晰,为后世学习中医者提供了极大的方便。在集历代中医藏象学说大成的基础上,明代医家开始探索调节人体全身脏腑阴阳的枢纽所在,于是赵献可、张介宾提出了"命门学说",认为命门中所藏的阴阳水火,是全身五脏六腑阴阳的根本,命门中阴阳盛衰决定着全身脏腑阴阳的盛衰,所以命门是调节全身脏腑阴阳的枢纽;同时李中梓在总结前人对脏腑认识的基础上,明确提出了"肾为先天之本,脾为后天之本"的论断,至今仍被广泛应用。

明清时期中医药的发展也带动了中药堂、中药铺的兴起。广誉远创始于明嘉靖年间(1541),是中医药史上现存最悠久的中华老字号企业;陈李济创建于1600年,是现存最古老的中药堂,取名陈李济,寓意"陈李结缘,同心济世"。之后又陆续出现了同仁堂、雷允上、九芝堂等中药堂,这些距今三五百年的老字号,虽历经朝代更迭、战乱洗礼,至今依然生机勃勃,坚守着以传统制药的制作技艺为基础造福百姓的信念,也成为家喻户晓的知名品牌,在中医药漫长的历史上留下了浓墨重彩的一笔。

五、中药的起源与发展

早在远古时代,我们的祖先在日常饮食劳作和与大自然的抗争中就积累了一些用药知识。人们发现食用了某些动、植物后具有减轻或消除病痛的功效,这就是认识中药的起源。随着人类的进化,开始有目的地寻找防治疾病的药物和方法,所谓"神农尝百草"和"药食同源"就是当时的真实写照。经过世代人们无数次尝试和经验积累,逐渐获得了鉴别食物、药物和毒物的知识,并有意识地加以利用。随着人们更多的生产和医疗实践,逐渐发现了越来越多具有药用价值的植物、动物和矿物,并积累发展了药物知识。

《诗经》是我国现存文献中最早涉及药物的书籍,仅植物药就有杞(枸杞)、艾(艾叶)、桑葚等50多种。

《山海经》中载药120余种,其中植物药52种,动物药67种,矿物药3种。按照这些药物的功用,可分为补药、毒药、解毒药、醒神药、杀虫药、预防药、避孕药、美容药和兽药等类型。

《神农本草经》成书于汉代,是我国现存最早的药物学专著。《神农本草经》标志着中国药学的诞生,是中医四大经典著作之一。《神农本草经》是汉代以前药物知识的总结,共收载药物365种,其中植物药252种,动物药67种,矿物药46种。书中根据药物的性能和使用目的的不同,将药物分为上、中、下三品。

《神农本草经》中蕴含着丰富而深刻的药物理论,由此奠定了药物学的理论构架。

《神农本草经》中提出了君臣佐使的组方原则,为后世药学理论发展奠定基础。

《新修本草》由唐代苏敬等 23 人奉敕撰于显庆四年(659)。《新修本草》不仅是我国政府颁行的第一部药典,也是世界上最早的药典。它比纽伦堡政府于公元 1542 年颁布的《纽伦堡药典》(欧洲最早的药典)早 833 年。

《新修本草》共 54 卷,包括正经 20 卷、药图 25 卷、图经 7 卷,加上目录 2 卷,全书共载药 844 种(一说 850 种),分玉石、草木、兽禽、虫、鱼、果、菜、米谷、有名未用 9 类。《新修本草》的内容十分丰富,除增加了作为镇静剂的阿魏、泻下剂的蓖麻子及杀虫剂的鹤虱等现代常用的确有疗效的药物外,更吸收了不少外来药物,如安息香、龙脑香、胡椒、诃黎勒等,丰富了我国的药物学。

《新修本草》的成书,标志着我国药物学向前推进了一步。该书的编修不是个人创作,而是集体劳动的结果,不但苏敬等人参加了这一工作,而且令各产药地区送上药物标本,再汇集起来绘图编修。

雷敩《雷公炮炙论》,成书于南北朝时期。该书为我国最早的中药炮制学专著,全面总结了南北朝时期以前的中药炮制技术和经验,是中国历史上对中药炮制技术的第一次大总结,初步奠定了炮制学基础,使中药炮制成为一门学科。原载药物 300 种,每药先述药材性状及与易混品种、区别要点,别其真伪优劣,是中药鉴定学之重要文献。《雷公炮炙论》也是中国最早的制药专著。

宋代由国家组织撰修、雕版印刷《开宝本草》《嘉祐本草》等,使本草规范得以准确地广泛传播;《证类本草》囊括北宋以前的本草资料,被视为本草典籍承前启后的传世之作;《太平惠民和剂局方》被称为世界上第一部成方制剂规范,收载大量方剂和制法;金元时期,张元素的药物专书《珍珠囊》开创以讨论药性、注重临床为主要内容的一种本草体例。

我国明代卓越的医药学家李时珍(1518—1593)撰著的《本草纲目》是世界上影响最大、最早创造植物分类法、考订详细的药物学著作。《本草纲目》共有 52 卷,载有药物 1 892 种,其中载有新药 374 种。《本草纲目》是以唐慎微的《证类本草》为蓝本,并吸收了《神农本草经》《名医别录》《唐本草》等有关著作的成就,结合自己的经验进行加工、整理而成的一部药物学巨著。书中对每种药物的产地、性味、形态、采集方法、炮制过程、药理研究、方剂配合都详加叙述。特别是在药物分类方面,采用"析族区类,振纲分目"的方法,从无机到有机,从低等到高等,顺序是水部、火部、土部、金玉部、草部、谷部、菜部、果部、木部、服器部、虫部、鳞部、介部、禽部、兽部、人部共 16 部,每部又分若干类,共 62 类。这种以纲挈目、纲举目张的分类方法,在当时世界上是最进步的。书中的植物分类法,对植物学的研究工作有很大贡献,比西方植物分类学创始人瑞典的博物学家林奈的《自然系统》(1735)提出的植物分类法早 157 年。

清代赵学敏编著的《本草纲目拾遗》吸收了大量的外来新药和民间用药,极大地丰富了本草学内容。

此外,在我国古代还有炼丹、炮制、食疗、药用植物等方面的专题著作。如《周易参同契》《抱朴子》,是早期炼丹术的代表作,表明当时中国在化学制药方面已趋于领先;《食疗本草》对食物治疗、食物鉴定颇有发挥;《饮膳正要》记载了少数民族食疗经验,并记述了蒸馏制酒法;《南方草木状》《本草原始》《植物名实图考》等,偏于药用植物来源、药材鉴别、真伪考订。同时,还有《滇南本草》等一批记载地区药物的本草专书。

历代本草和药学专著对药物发展各有贡献,收载的药物不断增加。《神农本草经》载药 365 种,《本草经集注》载药 730 种,《新修本草》载药 850 种,《本草拾遗》增收《新修本草》未载之药 692 种,两者合计 1 542 种,《本草纲目》收载药物已达 1 892 种(其中植物药计有 1 094 种,动物药 443 种,矿物药 161 种,其他类药物 194 种)。《本草纲目拾遗》《植物名实图考》等又广补前人所未载之药。至此,见于药物学著作记载的药物数量已达 2 800 多种。

我国中药不仅具有悠久的用药历史,而且用药形式丰富。早在商代就有汤剂使用记载。战国时期《五十二病方》记载有丸剂、洒(散)剂,《黄帝内经》有汤剂、丸剂、散剂、膏剂和酒剂的记载。

汉代张仲景在其《伤寒杂病论》和《金匮要略》中记载有煎剂、丸剂、散剂、酒剂、坐剂、导剂、含化剂、滴剂、糖浆剂、软膏剂、洗剂和栓剂等 10 余种剂型。

晋代《肘后备急方》记载有黑膏药、干浸膏、浓缩丸、蜡丸、熨剂、尿道栓剂等剂型,并首先使用"成药"这一术语,并有专章论述。唐代《备急千金要方》《千金翼方》所载"紫雪丹""磁朱丸""定志丸"等中成药至今仍在沿用。

宋代是我国成药大发展时期,设立有专门的制药、售药机构(和剂局、惠民局)。同时期编著的《太平惠民和剂局方》,按剂型分,丸剂 290 方,汤剂 128 方,煎剂 2 方,煮散剂 26 方,散剂 233 方,膏剂 19 方,饼剂 4 方,锭剂 2 方,砂熨剂 4 方,丹剂 77 方,粉剂 1 方,其他剂型 5 方,被称为世界上第一部中药制剂规范。

明代《本草纲目》收载中药剂型近 40 种,除记载丸散膏丹常用剂型外,尚有油剂、软膏剂、熏蒸剂、曲剂、露剂、喷雾剂等。明清时期,中药制剂品种繁多,剂型齐备,官方管理严格,其生产与经销得到进一步扩大。

此外,在给药途径方面,战国时期除用药外敷和内服外,就存在有药浴、熏、熨等法;到东汉时期,给药途径就多达几十种,如洗身法、药摩法、含咽法、烟熏法、灌肠法等。这些给药方法在后世都得到了保留并有进一步的发展。

这些书籍中收载的药物和方剂,很多至今还被广泛地应用着,具有很好的疗效。很多中草药的疗效不但经受住了长期医疗实践的检验,而且也已被现代科学研究所证实。有些中草药的有效成分和分子结构等也已经全部或部分研究清楚。例如,麻黄平喘的有效成分麻黄碱、常山治疟的有效成分常山碱、延胡索止痛的主要成分四氢帕马丁(延胡索乙素)、黄连和黄柏止痢的主要成分小檗碱(黄连素)、黄芩抗菌的主要成分黄芩素、大黄泻下的有效成分番泻苷等。大量事实证明,中国古代劳动人民通过长期实践所积累起来的医药遗产是极为丰富、极为宝贵的。我们应当珍视中国医药学的这个伟大宝库,努力发掘,加以提高。

新中国成立以来,政府先后多次组织进行了大规模调查和资料的搜集。这些成果大部分都反映在全国和各地中药志或药用植物志、动物志等著作中。现已知中药资源总有12 807 种,其中用植物 11 146 种,药用动物 1 581 种,药用矿物 80 种。在中药资源调查基础上,一些进口药材国产资源的开发利用也取得了显著成绩,如萝芙木、安息香、沉香等已在国内生产。中药资源保护、植物药异地引种、药用动物和药用动物的驯化及中药的综合利用也颇见成效,西洋参、天麻、鹿茸、熊胆和人参、钩藤等就分别是这些方面的典型事例。

中医药学是中华民族灿烂文化的重要组成部分,几千年来为中华民族的繁荣昌盛做出了卓越的贡献,并以显著的疗效、浓郁的民族特色、独特的诊疗方法、系统的理论体系、浩瀚的文献史料屹立于世界医学之林,成为人类医学宝库的共同财富。中医药学历经数千年而不衰,显示了自身强大的生命力,它与现代医药共同构成了我国卫生事业,是中国医药卫生事业的特色和优势。

第二节 | 中医学的基本理论

中医学认为,人体是一个以五脏六腑为核心,通过经络血脉将全身各个部分联系起来的有机整体。气、血、精、津液是人体的基本营养物质,神是人体生命现象的整体表现。同时,中医学也认为人身是一个小天地,人体内的变化规律必然符合自然界的普遍规律,并与之相适应;人体还是一个稳态系统,自身有一种趋向健康的内在动力。

一、中医基本特点

中医学这一独特的理论体系有 2 个基本特点:一是整体观念,二是辨证论治。

(一) 整体观念

人体是一个有机的整体,是人体自身的完整性和机体内外环境的统一性的思想体。

1. 人体是一个有机的整体   中医学认为人体是一个有机整体,脏器、组织、器官在生理上相互联系,保持协调平衡。正常的生理活动一方面要靠脏腑组织发挥自己的功能,另一方面又要靠它们之间相辅相成的协同作用和相反相成的制约作用,才能维持生理平衡。人体各个部分以五脏为中心,通过经络系统有机地联系起来,构成一个表里相联、上下沟通、协调共济、井然有序的统一整体。因此,中医学认为,人体局部的病理变化往往与全身脏腑、气血、阴阳的盛衰有关。诊断时,可以通过外在的变化,判断内脏的病变。治疗时,对于局部的病变,也从整体出发,确定治疗方法。

2. 人与自然界的统一性   人类生活在自然界中,自然界存在着人类赖以生存的必要条件。同时,自然界的变化(如季节气候、昼夜晨昏、地区方域等)又可以直接或间接地影响人体,而机体则相应地产生反应。属于生理范围的,即生理的适应性;超越了这个范围,即病理性反应。

因此,人要主动地适应环境。在治疗上,因时、因地、因人制宜,也就成为重要原则。

3. 人与社会环境的统一性

(1) 社会属性:人既有自然属性,又有社会属性。人的本质是一切社会关系的总和。人从婴儿到成人的成长过程就是由生物人变为社会人的过程。人生活在社会环境之中,社会生态变迁与人的身心健康和疾病的发生有着密切关系。社会角色、地位的不同,以及社会环境的变动不仅影响人们的身心功能而且疾病谱的构成也不尽相同。

(2) 健康:社会安定,丰衣足食。关系融洽,进步文明。机体内部的阴阳平衡,以及机体与外部环境的阴阳平衡是为健康。

(3) 疾病:社会大乱,饥饱无常。精神压抑,环境污染。疾病过程也是一个不断运动变化的过程,一切病理变化都是阴阳矛盾运动失去平衡协调,出现了阴阳的偏胜偏衰的结果。治病必求其本的根本目的就在于扶正祛邪,调整阴阳的动态平衡,体现了中医学用对立统一的观点来指导临床治疗的特点。

(4) 医学模式的转变:随着科学技术的进步,疾病谱和医学模式已经发生了很大的改变,现代疾病对人类的威胁正在或已经取代了以往的传染性疾病。脑卒中与心脏病、恶性肿瘤并列"三大杀手",医疗模式已由单纯的疾病治疗(生物医学模式)转变为预防、保健、治疗、康复相结合的生物-社会-心理医学模式,各种替代医学和传统医学发挥着越来越大的作用。

(二) 辨证论治

辨证论治是中医学认识和治疗疾病的基本原则,是中医学对疾病的一种特殊的研究和处理方法,也是中医学的基本特点之一。

1. 证　是机体在疾病发展过程中的某一阶段的病理概括。它包括了病位、病因、病性以及正邪关系,反映出疾病发展过程中某一阶段的病理变化的本质,因而它比症状更全面、更深刻、更正确地揭示了疾病的本质。

2. 辨　即疾病诊断的过程,中医学的诊断方法是四诊八纲。

(1) 四诊:望、闻、问、切是诊察疾病的 4 种基本方法。①望诊,是对患者全身或局部进行有目的观察以了解病情,测知脏腑病变。②闻诊,是通过听声音、嗅气味以辨别患者内在的病情。③问诊,是通过对患者或陪诊者的询问以了解病情及有关情况。④切诊,是诊察患者的脉候和身体其他部位,以测知体内、体外一切变化的情况。根据四诊合参的原则,同时收集症状、体征与病史。

(2) 八纲:即阴、阳、表、里、寒、热、虚、实,八纲辨证是对疾病从表里、寒热、虚实、阴阳 8 个方面归纳、分析进行诊断的一种方法,虽然它还要和病因辨证、卫气营血辨证等结合起来诊断才能趋于完善,但它是各种辨证的基础,起到执简驭繁、提纲挈领的作用。

3. 辨证 就是将四诊所收集的资料、症状、体征,通过用八纲加以归纳、分析、综合,判断为某种证。寒热是分别疾病的属性,表里是分辨疾病病位与病势的浅深,虚实是分别邪正的盛衰,而阴阳则是区分疾病类别的总纲。它从总的方面,亦即最根本的方面分别疾病属阴属阳,为治疗指明总的方向。

4. 论治 就是确定相应的治疗方法。中医学治病首先着眼于证,而不是病的异同,因此,同一疾病的不同证候,其治疗方法就不同;而不同疾病,只要证候相同,便可以用同一方法治疗,这就是"同病异治、异病同治"。这种针对疾病发展过程中不同质的矛盾用不同的方法去解决的法则,就是辨证论治的精神实质。

二、中医学基本概念

(一) 阴阳

阴阳,是中国古代哲学的一对范畴。它最初的含义是指日光的向背,向日为阳,背日为阴,后引申为气候的寒暖,方位的上下、左右、内外,运动状态的躁动和宁静等。古代思想家看到一切现象都有正反 2 个方面,就用阴阳这个概念来解释自然界 2 种对立和相互消长的物质势力,并认为阴阳的对立和消长是事物本身所固有的。因此,阴阳是对自然界相互关联的某些事物和现象对立双方的概括,即含有对立统一的概念。这个概念引入医学领域,就是将对人体具有推动、温煦、兴奋等作用的物质和功能,统属为阳;对于人体具有凝聚、滋润、抑制等作用的物质和功能,统属于阴。阴阳学说贯穿在中医学理论体系的各个方面,用来说明人体的组织结构、生理功能、疾病的发生及发展规律,并指导着临床诊断和治疗。

(二) 五行

五行,是指金、木、水、火、土 5 类物质的运动。它是用来阐释事物之间相互关系的抽象概念,具有广泛的含义,并非仅指 5 种具体物质本身。凡具有生长、升发、条达舒畅等作用或性质的事物,均归属于木;具有温热、升腾作用或性质的事物,均归属于火;具有承载、生化、受纳作用的事物,均归属于土;具有清洁、肃降、收敛等作用的事物,均归属于金;具有寒凉、滋润、向下运行的事物,均归属于水。五行学说用五行之间的生、克关系来阐释事物之间的相互关系,认为任何事物都不是孤立、静止的,而是在不断的相生、相克的运动中维持协调平衡的。这一学说在中医学的应用,主要是以五行的特性来分析研究机体的脏腑、经络、生理功能的五行属性和相互关系,以及阐释它们在病理情况下的相互影响。因此,五行学说在中医学中既用作在理论上的阐释,又具有指导临床的实际意义。

五行相生的规律是木生火、火生土、土生金、金生水、水生木;相克的规律是木克土、土克水、水克火、火克金、金克木。

在相生关系中,任何一行都具有"生我""我生"2 个方面,生我者为母,我生者为子,所以,相生关系又称之为"母子关系"。

在相克关系中,任何一行都具有"克我""我克"2个方面,我克者为我"所胜",克我者为我"所不胜",所以,相克关系又称为"所胜""所不胜"的"相胜"关系。

（三）藏象

藏（音同"脏"）,是指藏于体内的脏器;象,是指表现于外的生理、病理现象。藏象学说,就是通过对人体生理、病理现象的观察,研究人体各个脏腑的生理功能、病理变化极其相互关系的学说。这一学说的形成,虽有一定的古代解剖知识为基础,但其发展主要基于"有诸内,必形诸外"的观察研究方法,因而其观察、分析的结果,必然大大超过了人体解剖学的脏腑范围,形成了独特的理论体系。因此,藏象学说中的脏腑名称虽与现代人体解剖学的脏器名称相同,但在生理、病理的含义中,却不完全相同。藏象学说中的一个脏腑的生理功能,可能包含着现代解剖学中几个脏器的生理功能;而现代解剖生理学中的一个脏器的生理功能可能分散在藏象学说的某几个脏腑的生理功能之中。藏象更重要的是概括了人体某一系统的生理和病理学概念。

（四）经络

经络,是经和络的总称。经,又称经脉,有路径之意。经脉贯通上下,沟通内外,是经络系统中纵行的主干。故曰:"经者,径也。"经脉大多循行于人体的深部,且有一定的循行部位。络,又称络脉,有网络之意。络脉是经脉别出的分支,较经脉细小。故曰:"支而横出者为络。"络脉纵横交错,网络全身,无处不至。

经络相贯,遍布全身,形成一个纵横交错的联络网,通过有规律的循行和复杂的联络交会,组成了经络系统,把人体五脏六腑、肢体官窍及皮肉筋骨等组织紧密地联结成统一的有机整体,从而保证了人体生命活动的正常进行。所以说,经络是运行气血、联络脏腑肢节、沟通内外上下、调节人体功能的一种特殊的通路系统。

经络是运行全身气血、联络脏腑肢节、沟通上下内外的通路。正常生理情况下,经络有运行气血,感应传导的作用,而在发生病变情况下,经络就成为传递病邪和反映病变的途径。由于经络有一定的循行部位和络属脏腑,可以反映所属脏腑的病证,因而在临床上,就可根据疾病症状出现的部位,结合经络循行的部位及所联系的脏腑,作为疾病的诊断依据。在治疗上,无论是针灸、推拿或药物治疗,都是通过调整经络气血的功能活动,进而调节脏腑功能,达到治疗疾病的目的。

（五）气、血、津液

1. 气　是构成人体和维持人体生命活动的最基本物质。气具有活力很强的不断运动着的特性,对人体生命活动有推动和温煦的作用,因而中医学以气的运动变化来阐述人体的生命活动。

2. 血　基本上是指血液。它是构成人体和维持人体生命活动的基本物质之一,具有营养和滋润的作用,是机体精神活动的主要物质基础。

3. 津液　是机体一切正常水液的总称。同气和血一样,是构成人体和维持人体生命活动的基本物质,具有滋润和濡养的作用。

三、病因

导致人体发生疾病的原因,称之为病因,又称作"致病因素""病原"(古作"病源")、"病邪"。

中医学认为,无论外感六淫,还是内伤七情、饮食劳逸,在正气旺盛、生理功能正常的情况下,不会导致人体发病。只有在正气虚弱、人体功能活动不能适应诸因素的变化时,才会成为致病因素,使人发病。

对于病因的分类,历代医家提出不同的分类方法。如《黄帝内经》的阴阳分类法,汉代张仲景、宋代陈无择的三因分类法。

三因学说,对病因的分类比较系统、明确,对后世医家影响较大。古人这种把致病因素和发病途径结合起来的分类方法,对临床辨证确有一定的指导意义。把六淫外感归为外所因,七情内伤归为内所因,饮食劳倦虫兽金刃归为不内外因。

(一)外感病因

指由外而入,侵入机体,引起外感疾病的致病因素。外感病是由外感病因而引起的一类疾病,一般发病较急,病初多见寒热、咽痛、骨节酸楚等。外感病因大致分为六淫和疫疠2类。

1. 六淫　所谓六淫,是风、寒、暑、湿、燥、火6种外感病邪的统称,又称"六邪"。

2. 疠气　疠气是一类具有强烈传染性的病邪。又名戾气、疫疠之气、乖戾之气等。疠气通过空气和接触传染。疠气与六淫不同,是一种人们的感官不能直接观察到的微小的物质,即"毒"邪,经过口鼻等途径,由外入内,故属于外感病因。由疠气而致的具有剧烈流行性传染性的一类疾病,称之为疫、疫疠、瘟疫(或温疫)等。

(二)内伤病因

泛指因人的情志或行为不循常度,超过人体自身调节范围,直接伤及脏腑而发病的致病因素,如七情内伤、饮食失宜、劳逸失当等。

1. 七情　七情是指喜、怒、忧、思、悲、恐、惊7种正常的情志活动。中医学认为心主喜,过喜则伤心;肝主怒,过怒则伤肝;脾主思,过思则伤脾;肺主悲、忧,过悲过忧则伤肺;肾主惊、恐,过惊过恐则伤肾。

2. 饮食失宜　饮食是健康的基本条件。饮食所化生的水谷精微是化生气血的来源,维持人体生长、发育,完成各种生理功能,保证生命生存和健康的基本条件。

正常饮食,是人体维持生命活动之气血阴阳的主要来源之一,但饮食失宜,常是导致许多疾病的原因。饮食物主要依靠脾胃消化吸收,如饮食失宜,首先可以损伤脾胃,导致脾胃的腐熟、运化功能失常,引起消化功能障碍;其次,还能生热、生痰、生湿,产生种种病变,成为疾病发生的一个重要原因。

饮食失宜包括饥饱无度、饮食不洁、饮食偏嗜等。饮食失宜能导致疾病的发生,为内伤病的主要致病因素之一。

（三）劳逸

劳逸,包括过度劳累和过度安逸2个方面。正常的劳动和体育锻炼,有助于气血流通,增强体质。必要的休息,可以消除疲劳,恢复体力和脑力,不会使人致病。只有比较长时间的过度劳累、或体力劳动、或脑力劳动、或房劳过度、过度安逸完全不劳动不运动,才能成为致病因素而使人发病。

四、病机

病机,指疾病发生、发展及其变化的机制,又称病理,包括病因、病性、证候、脏腑气血虚实的变化及其机制,它揭示了疾病发生、发展与变化、转归的本质特点及其基本规律。

疾病的发生、发展和变化,与患病机体的体质强弱和致病邪气的性质密切相关。病邪作用于人体,人体正气奋起而抗邪,引起了正邪相争。斗争的结果,邪气对人体的损害居于主导地位,破坏了人体阴阳的相对平衡,或使脏腑气机升降失常,或使气血功能紊乱,并进而影响全身脏腑组织器官的生理活动,从而产生了一系列的病理变化。

病机学是根据以五脏为中心的脏象学说,把局部病变同机体全身状况联系起来,从机体内部脏腑经络之间的相互联系和制约关系来探讨疾病的发展和转变,从而形成了注重整体联系的病理观。中医病机学认为,人体脏腑之间,不仅在生理上而且在病理上,存在着相互联系和相互制约的关系。五脏相通,移皆有次。疾病发生时,各脏腑病变按一定规律互相影响。中医学用五行生克乘侮理论来解释脏腑之间病理上的相互影响以及疾病的传变规律。

总之,中医病机学说,不仅坚持了唯物主义的病因观,而且还通过阴阳五行学说和脏象学说等把人体同外界环境及人体内部各脏腑经络之间的相互联系、相互制约的关系结合起来,既强调了正气在发病过程中的决定作用,又重视邪气的重要作用,把疾病看成是人体内外环境邪正斗争的表现,是人体阴阳相对平衡状态受到破坏的结果。既注意到病变局部与整体的联系,又注意到疾病的发展和传变;既看到疾病传变的一般规律,又看到疾病传变的特殊情况,从整体联系和运动变化的观点来认识疾病的发生、发展和变化过程,坚持了唯物辩证的病理学观点。

第三节 | 中西医结合的发展

中西医结合是我国首创的新兴的医学学科。它是在我国长期贯彻中西医结合方针的条件下迅速成长起来的。

一、中西医结合的早期阶段

自 16 世纪(明朝万历年间)起,西方医学传入中国,与中国传统中医学相互接触及交流,在中医界便产生了中西医"汇通"的思想。至 19 世纪中叶,西方医学在中国广为传播,呈现出中、西医并存的竞争局面,在中国医学史上诞生了"中西医汇通派"。1840 年鸦片战争后,面对现代医学势不可挡的冲击,中医学的发展在此阶段遇到了前所未有的挑战和危机。庆幸的是,中医学深深扎根于中华大地的沃土中,以其疗效肯定、不良反应少而深受中国人民的喜爱。这也为中西医汇通直至中西医结合的发展提供了必要的群众基础。

二、中西医结合方针的提出及发展

中国共产党早在新中国成立之前就十分重视中西医结合。中华人民共和国成立后,1950 年召开了"第一届全国卫生会议",党和政府即把"团结中医"作为我国四大卫生工作方针之一。1958 年 10 月 11 日,毛泽东在对《卫生部党组关于组织西医离职学习中医班总结报告》的批示中提出,"中国医药学是一个伟大的宝库,应当努力发掘,加以提高",并对组织西医学习中医,培养中西医结合的高级医师等,提出了具有重要指导意义的设想。1960 年,在卫生部的官方文件中第一次提出"中西医结合"概念。从此,"中西医结合"成为我国医学上一个专用术语被广泛应用。1971 年初,在北京召开了第一届全国中西医结合工作会议。周恩来语重心长地说:"中西医结合仅仅是开始,是序幕,不要吹得不得了,应该谦虚,实事求是。"1980 年,卫生部召开了"全国中医和中西医结合工作会议",重申了党的中医政策和中西医结合方针,强调必须团结依靠中医、西医、中西医结合3 支力量。这 3 支力量都要大力发展,相互并存。1982 年,第三届全国人民代表大会第五次会议通过了《中华人民共和国宪法》,其中第 21 条为:"国家发展现代医学和我国传统医药……"2003 年,国务院正式颁布了《中华人民共和国中医药条例》,其中第 3 条为:"国家保护扶持、发展中医药事业,实行中西医并重的方针,鼓励中西医相互学习、相互补充、共同提高,推动中医、西医两种医学体系的有机结合,全面发展我国中医药事业。"

三、中西医结合的突出成就和发展前景

在中西医结合方针的正确指引下,我国中西医结合事业获得蓬勃的发展,短短几十年时间,已取得的成就在国内外都是令人鼓舞的。

(一) 中西医结合方针深入人心

尽管在具体细节方面对中西医结合的理解还有这样那样的分歧,但是无论在医务

界、学术界还是在社会舆论方面,中西医结合的大政方针已经深入人心。中西医结合是促进我国医学事业繁荣发展的重要途径,已经成为大势所趋,人心所向。

（二）中西医结合人才培养得到保证

1955 年,卫生部在北京组织举办了首届全国西医离职学习中医研究班。这是全国最早开始的有组织地进行中西医结合人才培养的壮举。这次开始的有组织的办班,以及在这前后各地实行的西医学习中医、继承老中医宝贵经验的"师带徒",造就了新中国成立以后第一批中西医结合的专家。正是这样一大批长期从事中西医结合各领域研究的专家,成为这一新兴学科发展的奠基力量。

（三）中西医结合教学事业蓬勃发展

1981 年,我国正式建立学位制度,中西医结合被确认为与基础医学、临床医学、预防医学、药学、中医学等相并列的一级学科,内设中西医结合基础和中西医结合临床 2 个二级学科,并以此在全国有关高等医学院校及科研单位内设立博士点、硕士点及博士后流动站。另外,已在一批医学院校中开设了中西医结合方面的五年制或七年制的本科生教育。

（四）中西医结合的医疗、科研及学术交流机构走向正规化

随着中国中西医结合事业的不断发展,从 20 世纪 80 年代初起,经各省、市、自治区政府批准,全国陆续创办了中西医结合医院、中西医结合研究所等医疗和科研机构。为促进和繁荣中西医结合事业,中国中西医结合学会于 1981 年成立,标志着我国中西医结合学术交流发展到一个新的阶段。

（五）中西医结合的学术成就令人瞩目

几十年来,由于广大中西医结合工作者的共同努力,中西医结合的学术成就在国内外产生了很大的影响。限于篇幅,这里仅择要列举一部分。

（1）西医辨病和中医辨证相结合的诊断、治疗模式和方法的创立。实行病证结合宏观辨证（传统中医辨证）和微观辨证（结合现代诊断学中相对特异性指标进行）相结合,提倡病证诊断和疗效评估的标准化、规范化。

（2）中西医结合研究对现代医学的发展起了重要的促进作用。例如,在中西医结合治疗骨折方面采用"动静结合"的原则;在中西医结合治疗外科急腹症方面采用"专攻难病""抓法求理"的策略;在中西医结合针刺麻醉中采用针药复合麻醉的方法等。

（3）对传统中药进行深入研究,开发出具有重要医学价值的新药这方面的成就也屡见不鲜。例如,治疗急性早幼粒细胞白血病的癌灵 1 号注射液就是将砒霜（砷剂）注射到血管或椎管,对癌细胞进行分化诱导和促凋亡。

（4）中西医结合基础研究取得了显著进展。在研究中医的脏象学说、四证技术、辨证的客观化指标（包括电脑技术的应用）等方面中西医结合研究不但推动了中医现代化,而且也丰富了现代基础医学的知识。在深入研究针刺镇痛和针刺治病原理方面,大量有关针刺调整效应的神经-内分泌-免疫机制学说的研究工作将有力推动神经生物学、生理

学及病理生理学等基础学科的发展。

四、中西医结合针刺研究的世界性影响

(一)针刺疗法逐步走向世界

针刺疗法是我国古代医学家的一项源头创新。由于安全、有效、简便、经济,针刺疗法长期来一直受到民众的欢迎。而针刺疗法从中国走向世界的"破冰"之举,则是 1971年中国宣布用针刺代替麻醉药物(针刺麻醉)开展外科手术取得成功,以及美国著名外交家基辛格博士秘密访华后周恩来总理公开邀请尼克松总统访华 2 件大事。据 1998 年著名医学杂志《美国医学会杂志》(*Journal of American Medical Association*,*JAMA*)的一篇调查报告介绍,美国公众使用以针刺作为主要内容之一的替代医学(alternative medicine)疗法的人数,从 1990 年的 4.27 亿人次增加到 1997 年的 6.29 亿人次,已经超过使用主流医学的人次(1990 年为 3.88 亿人次,1997 年为 3.86 亿人次)。总之,针刺疗法及针刺研究是中国真正对西方科学技术产生一定影响的少数领域之一,成为中国传统医学逐步走向世界的先锋。

(二)针刺研究产生世界性影响的若干标志性事件

源于中国的针刺疗法已经开始堂堂正正地迈向现代医学的大殿堂。首先,世界卫生组织(World Health Organization,WHO)一直高度关注着中国针刺疗法走向全世界的进程。其次,随着针刺疗法逐步走向全世界,各国的针灸学术团体不断涌现。1987 年,在世界卫生组织的帮助下,世界针灸学会联合会在北京成立。再次,众所周知,美国国家卫生研究院(National Institude of Health,NIH)是在全世界享有盛誉的美国联邦政府的医学权威机构。1997 年,NIH 在总部召开针刺疗法听证会,我国学者韩济生院士介绍了针刺镇痛原理研究,俞瑾教授介绍了针刺治疗女性生殖系统疾病的临床及机制研究,曹小定教授介绍了针刺改善机体免疫功能抑制的实验研究及临床验证。大会最后通过结论性报告,明确指出针刺疗法对一些疾病确有疗效,不良反应极少,可以应用。这是美国历史上由权威性医学机构第一次对源于中国的针刺疗法所作的肯定,在世界范围产生了很大的影响。

(三)我国针刺疗法成功走向全世界的原因

创造这一奇迹的原因:①千百年来针刺疗法等传统医学疗法在中华大地千锤百炼,具备疗效确切的鲜明特色;②针刺疗法确有科学基础。针刺镇痛的神经生理学机制研究表明,针刺信息能在中枢各级水平对抗疼痛信息,从而产生强有力的调整作用,激活了中枢痛觉调制系统而实现镇痛。针刺镇痛的神经化学机制揭示了阿片肽(包括脑啡肽、β-内啡肽、强啡肽等)和一些其他的神经肽及经典神经递质都是实现针刺镇痛的化学物质基础。因此,针刺原理研究也推动和促进了我国神经科学的迅速发展。这方面许多科学实验也能在国外实验室得到印证,针刺原理研究已经在中西医结合理论方面迈出了历

史性的一步。总之,针刺疗法能走向世界,是我国中西医并重、中西医结合方针的胜利。

五、中西医结合的发展前景

(一) 补充和替代医学的世界性潮流

世界卫生组织文件指出,所谓传统医学(traditional medicine)是中医学、印度医学、阿拉伯医学等传统医学系统以及各种形式的民间疗法的统称。传统医学疗法包括药物疗法(如使用草药、动物器官、矿物)和非药物疗法(在基本不使用药物的情况下进行,如针刺疗法、手法治疗及精神治疗)。而涉及欧洲、北美或澳大利亚时,则使用"补充和替代医学"(complement and alternative medicine)一词。

那么,在现代科技日新月异、现代医学高速发展的时代,为什么传统医学又会引起高度兴趣、不断获得重视呢? 首先,随着时代的发展,一方面许多严重危害人类健康的疾病继续存在;另一方面,由于人类疾病谱的变化,许多"现代文明病"的发病率不断升高。与此同时,现代临床医学科学面临的任务也出现了历史性的转变,已经从单纯治疗转变为预防、治疗、康复、保健相结合。在这种条件下,从各个方面寻找疾病防治的最佳疗法,成为当今医学界的大势所趋。而传统医学在长达数千年的医疗实践中积累了丰富的经验,因而成为千万民众所寄托的希望。其次,随着社会的发展,医疗保健及医疗保险事业成为社会文明发展和社会安定的重要环节。因此,从传统医学中寻找经济、简便、有效的防治方法,也是众望所归。在许多发展中国家,大力发展行之有效的传统医学,对于走出贫困也有着十分积极的意义。即使在发达国家中,针刺疗法及其他传统医学方法已经被称为"补充或替代医学"。这就为我国中西医结合事业的发展提供了世界性的最佳机遇。中西医结合事业已经跃出国门,走向世界。

(二) 中西医结合的发展前景

1. 中西医结合是我国医学发展的重要趋势　　中、西医之所以能够结合,不仅因为中医和西医都是同一门类的科学(医学),而且具有研究对象、目的和任务等方面的同一性,这些构成了中西医结合的基础和前提。最终实现中西医结合的过程,是一个长期、艰巨、复杂,有时甚至是"痛苦"的过程。因为中、西医学在其产生、发展、研究历程、研究方法、概念术语、理论体系等方面有着明显的差异。目前,我国的中西医结合尚处于幼年时期或初级发展阶段。但经过了几十年的努力,中西医结合研究正在继续不断深化发展。新的中西医结合增长点、医学观点、医学理论以及新的综合等不断出现,显示着中西医结合是不以人们主观意志为转移的医学客观发展规律。

2. 中西医结合正在走向世界　　中西医结合临床实践和理论研究是 20 世纪我国卫生界伟大的科学探索和实践,对全世界产生了广泛的影响。弘扬我国传统医药学,应当首先立足国内,同时还应该加强国际交流,走向世界。我国中西医结合学会作为中西医结合事业的全国性学术团体,已经义不容辞地担当起这项重任。

　　1997 年，中国中西医结合学会在北京主办了首届世界中西医结合大会，大会以"继承、发扬、结合、创新"为主题，交流在中西医结合理论、临床、教育及政策管理等各方面的经验；对危害人类健康的主要疾病的防治、传统医学走向未来、中西医结合的思路方法等重大命题进行广泛研讨；22 个国家和地区的 1 000 多名专家代表出席了会议，充分反映了世界中西医结合领域的学术水平及研究进展。大会盛况空前，引人注目。

　　此后每 5 年召开一次世界中西医结合大会。2002 年，第二届世界中西医结合大会主题为"结合医学和人类健康——和谐结合，创新发展"；2007 年，第三届世界中西医结合大会主题为"传承、创新、和谐、发展"；2012 年，第四届世界中西医结合大会的主题为"结合创新，持续发展"；2017 年，第五次世界中西医结合大会以"弘扬结合医学成果，服务人类健康"为主题。为了更有效地开展国际交流及对外宣传，在 2002 年召开的第二届世界中西医结合大会上确定中西医结合的英文译名采用结合医学这种形式。

　　历届大会展示了结合医学包括中西医结合领域所取得的新成就、新经验和新趋势，探索结合医学在基础研究、临床研究和药学研究等方面促进学术创新和成果转化的特点与模式，研讨结合医学持续发展的途径、方法和前景，并对推动结合医学可持续发展的政府干预、政策引导、医疗体制改革、社会认知等支持因素进行讨论。会议客观、真实、全面地展现了近年来结合医学的发展成果，全面肯定了结合医学经历了一个甲子年的发展与壮大，已成为我国中医药事业、卫生与健康事业不可或缺的组成部分，成为助推健康中国建设的重要力量。

　　中西医结合以"源于中医、西医，高于中医、西医"为宗旨，通过传统医学与现代医学的碰撞融合，集百家之长，荟萃精英，在争鸣中探索，在困境中突破，在实践中创新，成长为中国创造、影响世界的新兴医学，获得了广泛的国际关注。

（田占庄）

第二篇

医学教育与医学人才培养

第三章　医学教育模式及改革趋势

第一节 | 医学教育模式

一、中国医学教育模式

人类在与疾病斗争的过程中建立了医学,为了把长期积累起来的医疗经验传给下一代,便产生了医学教育。起初是以师带徒的形式,随着知识量的扩大和对医务人员需要量的增加,学校形式的医学教育便应运而生。中国的医学教育始于南北朝,至今已有1 500多年的历史。19世纪以后,西方医学传入中国,外国教会在我国各地陆续兴办医院,进而招收学徒,创办医学校,西方新医学教育引入中国。新中国成立70多年来,我国的医学教育事业有了很大的发展,取得了显著成绩,医学教育质量的提升为我国卫生事业输送了一大批合格的医药卫生人才,每千人口医师数已接近世界平均水平。医学教育的发展为满足人民群众的卫生服务需求,保证人民的身体健康,促进我国社会主义事业发展做出了重要贡献。经过70多年来对医学教育规律和特点的实践和探索,我国逐步形成了医学教育的管理体制和运行机制,初步建立了包括院校医学教育、毕业后医学教育、继续医学教育的连续统一的医学教育模式,医学教育的规模、质量、效益均有了明显提高。

（一）院校医学教育

院校医学教育是整个医学教育连续体中的第一阶段,这一时期受教育者的身份为学生,其根本任务是为卫生保健机构培养完成医学基本训练,具有初步临床能力、终身学习能力和良好执业素质的医学毕业生,为学生毕业后继续深造和在各类卫生保健系统执业奠定必要的基础。医学院校的毕业生作为一名医学从业人员,必须有能力从事医疗卫生服务工作,必须能够在日新月异的医学进步环境中保持其医学业务水平的持续更新,这取决于医学生在校期间获得的教育培训和科学方法的掌握,通过院校医学教育,医学毕业生必须要达到思想道德与职业素质、理论知识和专业技能等培养目标。

目前,我国各院校医学教育的学制和培养模式是以五年制临床本科为主、辅以三年制专科、八年制本硕博一贯制、三年制临床型或科研型硕士、三年制科研型博士等培养模式。我国的院校医学教育中的本科教育一直沿用"以学科为中心"、按照公共基础教育、基础医学教育和临床医学教育的三段式教学模式来培养医学生,通过对公共基础课、普通基础课、医学基础课及医学临床课的课程学习,着重奠定基本医学知识与临床技能的基础。医学研究生教育是研究生教育中的一个门类,通常由高等医学院校或医学科研机构组织实施,大多数医学研究生和所有的临床医学研究生的教育和培养是在医院内进行,因此医院在医学研究生的教育中承担着重要的任务。1997 年,国务院学位委员会第十五次会议审议通过了《关于调整医学学位类型和设置医学专业学位的几点意见》,针对医学不同学科对人才培养要求的不同,将授予医学研究生的学位分为"临床医学科学学位"和"临床医学专业学位"2 种类型,相应的研究生教育也分成 2 种类型。

根据我国国情,医学院校采用多种体制的办学模式,如与其他科类大学合作、联合、合并等,形成综合性大学医学院与独立设置的医学院校并存的管理与办学体制,既可以充分发挥综合性、多科性大学的学科优势,形成文、理、医结合的模式,又可以很好地保持医学教育的特点,同时也为医学教育的发展,提供了良好的机遇和广阔的空间。

新时期院校医学教育采取各项有力措施改善医学教育的办学条件。建立了高素质的师资队伍,加强师资培养培训工作,建立优化教师队伍的有效机制,提高教师队伍的整体教学水平;提供优质的教学设备,提高教育技术手段,完善实验室建设,改革实验教学的组织、内容和方法。加强教材和图书建设,为提高学生创新意识和自学能力创造条件。加强临床教学基地建设,建立一批相对稳定、形式多样、水平较高的教学基地,继续完善和严格执行高等医学院校临床教学基地评审认可制度。建立高等医学院校的经费制度,优先保证人才培养工作,尤其是本科教学工作和教学基本建设需要。

（二）毕业后医学教育

国内外医学教育实践充分证明:毕业后医学教育是医学教育体系的重要组成部分,是医学生成长为合格临床医师的重要阶段,也是培养医学人才的重要手段,是医学毕业生成长为合格临床医师的必经之路,是培养同质化临床医师、加强医疗卫生人才队伍建设、提高医疗卫生工作质量和水平的治本之策。我国毕业后医学教育主要由住院医师规范化培训和专科医师规范化培训 2 个紧密衔接的部分组成。

国家一直高度重视毕业后医学教育制度建设。2009 年,《中共中央国务院关于深化医药卫生体制改革的意见》明确指出,要建立住院医师规范化培训制度。2011 年,卫生部印发《医药卫生中长期人才发展规划（2011—2020 年）》,提出要实施医师规范化培训工程,目标是到 2020 年培训 50 万名住院医师。2013 年,国家卫生与计划生育委员会等七部门印发《关于建立住院医师规范化培训制度的指导意见》（国卫科教发〔2013〕56 号）,标志着我国住院医师规范化培训制度开始正式建立,在中国医学教育史上具有里程碑式的意义。文件对住院医师规范化培训制度内涵、招收对象、培训招收、培训体系、培训基地、培训内容、考核认证等作出了一系列顶层设计,并将其作为深化医改、建立分级诊疗制度、推进健康中国建设的重要任务,在全国 31 个省(区、市)全面实施。2015 年,国家卫生与计划生育委员会等八部门印发《关于开展专科医师规范化培训制度试点的指导意见》(国卫科教发〔2015〕97 号),按照"试点起步、逐步推开"的原则,逐步建立专科医师规范化培训制度,形成完整的毕业后医学教育制度。到 2020 年,国家基本建立住院医师规范化培训制度,所有新进医疗岗位的本科及以上学历临床医师均需接受住院医师规范化培训。

住院医师规范化培训是指医学专业毕业生在完成医学院校教育之后,以住院医师的身份在认定的培训基地接受以提高临床能力为主的系统性、规范化培训。其招收对象为拟从事临床医疗工作的高等院校医学类专业(指临床医学类、口腔医学类、中医学类和中西医结合类,下同)本科及以上学历毕业生,或已从事临床医疗工作并取得执业医师资格证书,需要接受培训的人员。"5+3"是住院医师规范化培训的主要模式,即完成 5 年医学类专业本科教育的毕业生,在培训基地接受 3 年住院医师规范化培训。培训内容包括医德医风、政策法规、临床实践技能、专业理论知识、人际沟通交流等,重点提高临床诊疗能力。

根据国家要求,住院医师规范化培训必须在国家审核通过的培训基地完成,即培训基地是承担住院医师规范化培训的医疗卫生机构,依据培训需求和基地标准进行认定,实行动态管理。原则上设在三级甲等医院,并结合当地医疗资源实际情况,将符合条件的其他三级医院和二级甲等医院作为补充,合理规划布局。区域内培训基地可协同协作,共同承担有关培训工作。全科医师规范化培训基地除临床基地外还应当包括基层医疗卫生机构和专业公共卫生机构。

作为毕业后医学教育的重要组成部分,专科医师规范化培训的对象为已完成住院医师规范化培训并取得住院医师规范化培训合格证书的临床住院医师。培训科目设置经过严格论证,力求科学合理,使住院医师规范化培训和专科医师规范化培训 2 个阶段能有机衔接。专科医师规范化培训基地均为三级甲等医院和博士授予点,培训内容按照专科医师规范化培训细则要求完成,以从事临床实践技能训练为主。根据各学科的特点,培训时间基本为 3～4 年,旨在培养具备专科科学诊疗能力及积极创新思维的专科医师,在完成培训后达到专科低年资主治医师水平。

(三) 继续医学教育

为实施"科教兴国"战略,适应社会主义卫生事业发展需要,国家对卫生技术人员实行继续医学教育制度。继续医学教育是继毕业后医学教育之后,以学习新理论、新知识、新技术、新方法为主的一种终生教育。其教育对象是完成毕业后医学教育培训或具有中级以上(含中级)专业技术职务从事卫生技术工作的人员。旨在使卫生技术人员在整个职业生涯中,保持高尚的职业道德,不断提高专业工作能力和业务水平,提高服务质量,以适应医学科学技术和卫生事业的发展。

参加继续医学教育是卫生技术人员应享有的权利和应履行的义务,全国和各省、自治区、直辖市继续医学教育委员会负责对继续医学教育工作的指导、协调和质量监控。继续医学教育需要适应医学科学技术的发展和社会的实际需要,充分利用各地区的卫生和医学教育资源,按照专业技术人员继续教育的总体要求,面向现代化,面向世界,面向未来。继续医学教育的内容,应以现代医学科学技术发展中的新理论、新知识、新技术和新方法为重点,注意先进性、针对性和实用性,重视卫生技术人员创造力的开发和创造性思维的培养,根据学科发展和社会需求,开展多种形式的继续医学教育活动,要注意加强政治思想、职业道德和医学伦理学等有关内容的教育,培养高素质的卫生技术人员,坚持理论联系实际,按需施教,讲求实效的原则。经审批认可的继续医学教育项目分为国家级和省级,可以根据学习对象、学习条件、学习内容等具体情况的不同,采用培训班、进修班、研修班、学术讲座、学术会议、业务考察和有计划、有组织、有考核的自学等多种方式组织实施,各地区、各单位根据不同内容和条件,采取灵活多样的形式和办法,开展以短期和业余学习为主的继续医学教育活动。

接受继续医学教育的卫生技术人员应根据本人的实际情况和工作需要,选择参加与本人专业和岗位工作相关的继续医学教育活动,活动主办单位负责考核,卫生技术人员所在单位负责审核。考核、审核的具体办法由各省级卫生行政部门会同人事行政部门共同制定。我国的继续医学教育实行登记制度和学分制度,由继续医学教育活动主办单位对参加活动的卫生技术人员发放本单位签章的包括活动名称、编号、形式、日期、考核结果、学分类别、学分数等内容的登记证或学习证明;学分的授予和登记应严格执行继续医学教育学分授予的有关规定,各单位建立继续医学教育档案,对本单位卫生技术人员每年参加各种继续医学教育活动和获得的学分进行登记。继续医学教育合格作为卫生技术人员聘任、技术职务晋升和执业再注册的必备条件之一。

二、国外主要医学教育模式

近年来,社会经济发展、疾病模式改变对医疗服务提出了更高的要求,为培养适合新时代要求的医学精英,满足社会发展和人民生活水平提高的需要,医学教育质量的提升势在必行。美国、英国、法国、日本等发达国家和地区的医学教育走在了世界医学教育的前列,分析借鉴它们优秀的医学教育模式,对于解决我国医学教育所面临的问题,拓宽医学教育的视野,提高教学质量以及深化医学教育改革有着重要意义。

(一) 美国

美国现代医学教育主要实行"4+4"医学教育模式,有着自身的独特性和优越性,已经形成了一系列多层次、多规格的学位制度和完善的教学、培养、管理体系。其高等医学教育是本科后教育,报考医学院的考生须在完成 4 年的本科教育获得学士学位且修过医学预科教育课程,通过医学院入学考试后才能接受高等医学教育。美国的医学院校为四年制,成绩合格者授予医学博士学位(doctor of medicine,MD),博士的学习课程与医师执照考试挂钩。医学院的前 2 年为学习医学基础理论知识,医学生在完成相关课程学习后,可以参加医师执照考试的第一部分,后 2 年则是在上级医师的指导下,进入教学医院病房或社区门诊实习,内容包括临床课程、临床见习和临床实习,结束后方可参加医师执照考试的第二部分,医师执照考试的 2 个部分均合格后才具备申请进入住院医师规范化培训阶段的资格。医学博士毕业后须经过 1 年毕业后培训,通过医师执照考试的第三部分后获得行医执照,然后才能参加经认可的住院医师培训项目,继续完成 3～7 年包括住院医师培训和专科医师培训等医师培养。

(二)英国

英国的医学教育的院校教育采用医学学士学位培养模式,即高中或大学预科毕业后,经过严格的入学考试,根据考生成绩、学业意向、推荐信及专门为英联邦国家医学生设计的语言与智商测试(the undergraduate medicine and health sciences admission test,UMAT)的成绩录取进入高等医学院校学习,经过 5 年的规定课程和临床实习后,即可获得医学学士学位。就其本科医学教育而言,其课程体系和教学安排大体上与我国现行的五年制医学本科教育相似。最大的不同在于,尽管医学也属于本科教育形式,但英国的医学教育是精英教育,具有一整套高等教育质量保障证机制,各医学院的招生标准非常高,对招生名额进行严格限制。英国 5 年制的医学学制中,前 2 年为基础医学,后 3 年为临床医学。毕业后区分全科医师和专科医师的就业岗位。全科医师的培训是从注册前住院医师训练开始,由皇家全科医学学院来管理,为期 3 年。而专科医师的培养由皇家内科学院、皇家外科学院等各专科性皇家学院承担,从高中毕业进入医学院学习直到完成专科医师培训共计需要 12～14 年的时间,其中医学院校毕业后尚需经过 3 个阶段的医学教育:先经过 1 年的初步培训成为注册前住院医师;随后经过 2～3 年的专业培训,合格后成为高级住院医师;再通过 4～6 年的注册专科医师培训才能成为一名正式的专科医师。这种精英培养模式,为英国输出了许多优秀的医学人才,也确保了从业医师的医疗水平。近年来,英国部分医学院校开始了"4＋4"的医学教育培养模式。

(三)法国

法国的医学教育是淘汰式的精英培养模式,学制分别为 6 年和 11 年,分 3 阶段完成。第一阶段为 1 年的医学预科阶段,开展健康教育,学习结束后参加全国统一考试,医学院会根据会考成绩挑选 10％～20％的学生进行第二阶段的学习,其他人转入其他专业;第二阶段为 2～6 年,学生需要完成全部在校医学课程的学习并参加第二次全国医学会考,仅有 50％的学生可通过该考试并获得《临床与治疗综合证书》后进入下一阶段的学习;第三阶段分为 2 个方向,进全科医师培训和专科医师培训,进入全科医师的培训不需要通过考试选拔,经过 2～2.5 年的全科医师培训,通过考核者被授予全科医学博士并颁发全科医师证书,从事基本医疗保健工作,而进入专科医师培训必须通过由大学组织的专业考试,通过 4～5 年的专业学习和培训,通过考核和论文答辩,被授予专科医学博士,颁发专科医师证书,之后可从事专科医疗和教学工作。

(四)日本

日本本科医学教育的标准学制为 6 年,包含 2 年文化教育、2 年基础理论教育和 2 年临床实践教育。医学生完成所规定的课程的学习后,在本科毕业前参加国家医师资格考试,考试合格者获得医师资格。医学院毕业后要在医学院校的附属医院或指定的教学医院中接受为期 2 年的临床研修教育以获得独立行医资格,这 2 年的临床研修教育相当于我国的住院医师规范化培训阶段。在此之后,医师可根据学科选择接受 2～6 年的专科医师培训,并在考试或审查合格后获得专科医师资格。近年来,日本亦有部分医学院校开始探索"4＋4"的医学教育培养模式。

第二节 医学教育改革与发展

一、新时期医学教育的要求

(一)医学教育目标

百年大计,教育为本。新中国成立 70 余年以来,我国的医学教育事业取得了瞩目成就,遵循医学教育的规律,逐步形成了医学教育的管理运行机制,建立了院校医学教育、毕业后医学教育和继续医学教育连续完整的医学教育体系,医学教育的规模、质量、效益有了显著提高。21 世纪,随着医学科技的迅猛发展、疾病谱的不断变化、服务模式的重大变革以及人民群众对服务要求的日益增高,医学教育的发展面临着新形势和新问题,包括教育的理念、模式、方法等关键问题,都需要努力改进与不断完善,以适应社会发展的需求。

医学教育的根本目标是为社会培养合格、优秀的医疗卫生人才,新时期的医学教育要按照面向现代化、面向世界、面向未来的要求,适应全面建设小康社会、建设创新型国家的需要,以质量为核心,改革创新,推动医学教育事业在新的历史起点上科学发展。中共中央政治局常委、国务院总理李克强在 2017 年召开的"全国医学教育改革发展工作会议"上的批示指出:人才是卫生与健康事业的第一资源,医教协同推进医学教育改革发展,对于加强医学人才队伍建设、更好保障人民群众健康具有重要意义。围绕办好人民满意的医学教育和发展卫生健康事业,加大改革创新力度,进一步健全医教协同机制,立足我国国情,借鉴国际经验,坚持中西医并重,以需求为导向,以基层为重点,以质量为核心,完善医学人才培养体系和人才使用激励机制,加快培养大批合格的医学人才特别是紧缺人才,为人民群众提供更优质的医疗服务,奋力推动建设健康中国。

医学教育的核心是提高人才培养的质量,根据新时期医学模式和我国卫生服务的发展要求将德育和职业素质培养列为医学教育人才培养的重要内容,加强道德责任感,强化人际沟通能力和人文关怀精神的培养,要用科学发展观统领教育改革与发展,将以人为本的理念贯穿于教育的全过程,要改革医学教育的培养模式、课程体系、教学方法手段,加强毕业后教育和继续医学教育。国家新的医疗改革方案也体现出对医学教育的高度重视,加大医学教育投入,完善住院医师规范化培训制度,大力推进临床医学教育的规范化、标准化,同时,要重视发展面向农村、社区的高等医学教育,为我们新时期医学教育的发展指明了方向,为医学人才的培养明确了目标。

(二)新时期医学教育模式变革要求

尽管我国医学教育取得了较大的进步,但与社会的进步、科学技术的发展、卫生事业改革的需要仍不相适应。存在的主要问题是:对医学教育在社会经济发展中的重要作用及其特殊规律认识不足;医学教育的结构不合理,层次偏低,不能适应人民群众日益增长的卫生服务需求;医学教育现有办学条件与发展规模不符。

卫生服务体系和卫生服务模式的深刻变革,医学模式的转变,社区卫生服务的发展,人民群众日益增长的卫生服务需求,人口数量增长和老龄化的趋势,生态环境失衡等问题的出现,都将对医学教育的培养目标、培养模式、课程体系、教学内容、教学方法、教学手段的改革产生深刻的影响。随着全面推进素质教育和高等医学教育一系列改革计划的实施,对医学教育专业口径过窄、素质教育薄弱、教学模式单一、教学内容陈旧、教学方法过死等状况进行了有效的改革,注重医学生基础理论、基本知识、基本技能的培养,促进了医学生在知识、能力、综合素质和创新思维等方面的发展,使医学教育质量稳步提高。为适应 21 世纪医学教育改革与发展的需要,必须转变教育思想,更新教育观念,形成以邓小平教育理论为指导,具有时代特征、中国特色、医学特点的医学教育思想和教育观念,并以此为先导,深化医学教育改革。尤其是中国加入世界贸易组织(World Trade Organization,WTO)后,我国医学教育在教育思想、教育观念、教育管理等方面均需要进行深层次的改革,从而加快医学教育国际化的进程。

(三)新时期医学教育改革要求

党的十八大以来,医学教育改革取得重大进展,住院医师规范化培训制度启动建立,院校教育、毕业后教育、继续教育三阶段连续统一的医学教育模式逐步健全,人才培养体系基本建立,为保障人民健康培养了大批医学人才。要贯彻党的教育方针和卫生与健康工作方针,坚持育人为本、立德树人,强化临床实践能力培养,培育医术精湛医德高尚的高水平医学人才。要把质量作为医学教育的生命线,突出医教协同,办好医学院和综合性大学医学院(部),实现临床、预防、药学、护理等学科有机融合,理论教学与临床实践有机融合,构建成熟完整的教学体系。要围绕生命全周期、健康全过程,加快培养实用型人才和全科、儿科等紧缺人才,深入实施住院医师规范化培训,健全传承与创新并举的中医药人才培养体系。要健全适应行业特点的人事薪酬制度和科学的人才评价体系,吸引更多优秀人才投身卫生健康事业。2017 年 10 月 18 日,习近平总书记在十九大报告中指出,实施健康中国战略。要完善国民健康政策,为人民群众提供全方位全周期健康服务。更是为医学教育改革指明了方向。

二、医学教育改革措施与发展方向

(一) 医学教育改革成就

医学教育涉及教育和医疗2个民生问题,关系到千家万户,关系到每个人的幸福安康,是大民生。中华人民共和国成立后,基本上确立了初等、中等、高等、研究生和进修教育等形式的教育结构,形成了一套完整的多层次的医学教育体系。在发展现代医学教育的同时,又奠定了中医药教育基础,发展了边疆和少数民族地区的医学教育。党的十八大以来,在党中央、国务院的坚强领导下,各有关部门、各地认真贯彻落实教育规划纲要和深化医药卫生体制改革的意见,加快推进医学教育改革发展,初步建立了中国特色标准化、规范化医学教育体系。中国特色医学人才培养体系的基本建立,为维护和提升人民群众的健康水平提供了有力人才保障。

进入新世纪,特别是党的十八大以来,在党中央、国务院的正确领导下,教育、卫生健康等部门通力协作,广大医学教育工作者不懈努力,医学教育改革发展在一些重点领域和关键环节取得了重大进展。具体成果有:①构建了以"5+3"为主体的标准化、规范化临床医学人才培养体系,奠定了中国特色医学教育的制度基础。②主动服务行业需求,适时动态调整专业结构,重点加强了社会反响强烈、行业人才短缺问题突出的儿科、精神科等紧缺专业。③创新全科医师人才培养模式,为中西部乡镇卫生院培养了4万名定向本科医学生,探索了基层卫生人才"下得去、用得上、留得住、有发展"的有效途径。④同时,医学教育质量保障体系建设步伐加快,区域协调发展不断加强,为卫生健康事业发展培养输送了大批合格人才,夯实了人才基础。

党的十九大对全面建成小康社会,全面建设社会主义现代化国家,明确了奋斗目标,作出了新的战略部署。一要紧紧抓住全面实施健康中国战略的重大机遇。实施健康中国战略,人民健康已成为民族昌盛和国家富强的重要标志,医学教育的地位更加凸显、发展领域更加广阔、质量提升更加紧迫。二要紧紧抓住科技革命的重大机遇。以信息技术、人工智能和新材料等为代表的新一轮科技革命迅猛发展,多学科深度交叉融合,必将推动医学发生全面、深刻的变革,势必对医学教育产生巨大影响,医学教育必须"迅跑"与时代发展同频共振。三要紧紧抓住医教协同发展医学教育事业的重大机遇。

新时代,新征程,医学教育界要共同努力,再出发,再创业,开拓创新,推动医学教育实现新发展,为健康中国建设作出新的更大的贡献。

(二) 推进医教协同新模式

近年来,教育部、国家卫生健康委员会、国家中医药管理局等加强医教协同,推动医学教育改革取得了重大进展。多学科、多层次的医学教育格局基本形成,医学教育规模不断扩大，人才结构层次不断优化升级。"医、药、护、技、管"多学科并进，"中、高、本、硕、博"多层次办学，医学教育规模不断扩大，构建了全世界规模最大的医学教育体系。

医学教育模式创新持续推进。将七年制医学教育调整为"5+3"一体化培养，促进硕士专业学位研究生教育与住院医师规范化培训有机衔接，以"5+3"(5 年临床医学本科教育+3 年住院医师规范化培训或 3 年临床医学硕士专业学位研究生教育)为主体、"3+2"(3 年临床医学专科教育+2 年助理全科医师培训)为补充的临床医学人才培养路径基本形成，中国特色标准化、规范化医学教育体系基本建立。中医药教育得到传承与发展，积极推进中医药师承教育制度建设和具有中医药特点的毕业后教育、继续教育体系建设，为构建我国独具特色的医学人才培养体系发挥了重要作用。

（三）医学人才培养模式改革

医学人才培养结构更加优化，多类型人才培养模式改革取得积极进展。实施卓越医师教育培养计划，支持近 200 所高校开展不同类型人才培养改革试点，改革取得阶段性成果。2010—2018 年，连续 8 年开展以"尚医德、精医术"为主题的大学生临床技能竞赛，每年有 110 多所医学院校 4 万多名本科临床医学专业学生参与，初步建立了校内、省域和全国三级竞赛体系，研究制定了《中国医学生临床技能操作指南》，有效推进了临床实践教学改革。重点加强紧缺人才培养，将儿科学专业化人才培养前移，扩大精神医学专业布局，加快培养妇产、助产、老年医学、康复治疗、养老护理、健康管理等方面专门人才。医学教育区域协调发展取得新进展。加强对西部少数民族地区医学教育的支持力度，教育部、国家卫生健康委员会与省级人民政府共建新疆医科大学、西藏大学医学院等，在人才培养、科学研究等方面给予政策倾斜。

（四）医学教育政策制度改革

医学教育相关政策制度更加完善，教育部、国家卫生健康委员会等围绕医学教育规范管理、改革发展等重大问题进行系统部署，发布了《实施临床医学教育综合改革的若干意见》《关于加强医教协同实施卓越医师教育培养计划 2.0 的意见》等系列政策文件，医学教育宏观管理协调机制不断巩固，有力推进了医学教育系统性、协调性改革发展。医学教育质量保障体系建设步伐加快，研究制定了医学类专业教学质量国家标准。2008 年，教育部与国家卫生和计划生育委员会、中医药管理局联合颁布实施临床医学、中医学专业认证标准，开展 90 个专业点的认证，其中有 12 所高校开展国际认证，初步建立具有中国特色、国际实质等效的医学教育认证制度，对提高医学人才培养质量起到积极推动作用。同时，积极探索开展分阶段执业医师资格考试改革，促进人才培养与医师执业准入资格制度相衔接。建立住院医师规范化培训基地动态管理机制，2015—2017 年，共抽查评估了 131 个培训基地、517 个专业基地。2017 年，继续委托中国医师协会组织第三方评估，对 47 家基地开展了评估，推动住院医师培训期间待遇和培训质量的落实。

（五）医学教育改革方向

在接下来的医学教育改革中,坚持以民生为中心的发展思想,紧紧围绕推进健康中国建设,贯彻党的教育方针和卫生与健康工作方针,始终坚持把医学教育和人才培养摆在卫生与健康事业优先发展的战略地位,遵循医学教育规律和医学人才成长规律,立足基本国情,借鉴国际经验,创新体制机制,以服务需求、提高质量为核心,建立健全适应行业特点的医学人才培养制度,完善医学人才使用激励机制,为建设健康中国提供坚实的人才保障。要进一步深入贯彻落实教育规划纲要和医药卫生体制改革意见,遵循医学教育规律,推进临床医学教育综合改革,着力于医学教育发展与医药卫生事业发展的紧密结合,着力于人才培养模式和体制机制的重点突破,着力于医学生职业道德和临床实践能力的显著提升,全面提高医学人才培养质量,加快面向基层的全科医师培养,为发展医药卫生事业和提高人民健康水平提供坚实的人才支撑。按照"整体设计、分步实施、重点突破、大力推进"的工作原则实施改革。必须着重于优化临床医学人才培养结构,建立医学人才培养规模和结构与医药卫生事业发展需求有效衔接的调控机制;继续实施"卓越医师教育培养计划",更新教育教学观念,改革人才培养模式,创新教育教学方法和考核评价方法,加强医学生职业道德教育,加强全科医学教育,加强临床实践教学能力建设,提高人才培养水平;加强医学教育质量保障体系建设,建立医学教育专业认证制度;深化综合性大学医学教育管理体制改革,加快世界一流和高水平医学院建设,为医药卫生事业又好又快发展培养高素质医学人才。

第三节 | 住院医师、专科医师规范化培训制度及其探索

一、住院医师规范化培训制度

（一）住院医师规范化培训目标

住院医师规范化培训的目标是为了各级医疗机构培养具有良好职业道德、职业精神和人文情怀,扎实的医学理论知识、缜密的临床思维和过硬临床基本能力,能独立、规范地承担相关专业常见多发疾病诊疗工作的临床医师。其目标主要体现在以下6个方面。

1. 职业素养

（1）职业道德:守法、爱国、敬业,遵守职业道德;自觉遵守各项医疗法律法规及制度;恪守维护健康与健康促进的职业宗旨和救死扶伤的职业责任。坚持以人为中心的服务理念,尊重生命、平等博爱;真诚守信、精进审慎、廉洁公正、主持正义,具有为医疗事业付出的敬业精神,秉承人道主义的职业精神。

（2）医学人文：住院医师在医疗实践活动中应具有一定的人文社科学等领域的知识和素养，并能将之有效地应用于临床诊疗实践等过程中。

2. 专业能力

（1）知识技能：熟练掌握临床医学基础理论、基本知识和基本技能；学习并能运用医学基本理论和基本方法解决临床实际问题；对患者全面、耐心、准确、有效的医疗照护中，逐渐提高临床决策、患者管理的能力。随着规范化培训年度递进，逐渐承担起相应的医疗管理责任。

（2）临床思维：充分运用所学医学知识，在临床实践中强化基础知识与临床知识的融合，通过反复的实践和训练，培养临床思维能力，做出合理决策。

3. 患者照护（患者管理）

（1）患者照护（患者管理）：能及时收集、分析、整合患者具有诊断意义的各种信息，做出合适的医疗诊断和诊疗方案，并对患者病情进行全程观察、照顾和处理。

（2）爱伤观念：不仅需要治疗患者，同时需要关心患者、尊重患者，在一定程度上体会患者的痛苦，理解疾病对患者造成的困扰；将患者的利益放在首位，具有强烈的责任心、同情心和爱心。

4. 沟通合作

（1）医患沟通：能够与患者、家属及相关人员建立互相尊重与和谐的人际关系，能够听取患者及其他相关人员的意见，进行有效的人际沟通，具备协商和解决问题的能力。

（2）团队合作：能够有效地融入医疗团队，与其他医疗人员团结合作，协调和利用各种卫生资源，为患者提供优质的医疗服务。

5. 教学能力

（1）临床教学：积极参与见习生医师、实习医师、低年资住院医师的临床带教工作；同时参与向护理、药剂、检验等相关医疗人员传授医疗知识以及学科相关进展的教学活动，培养和提高教学能力。

（2）健康科普：逐步建立"预防为主，防治结合"的理念，了解疾病预防和医学科普的基本知识，能够在临床医疗实践中开展针对人群的医学科普教育宣传和针对患者的个性化健康指导。

6. 学习提升

（1）学习能力：在临床实践过程中，结合患者实际情况，不断更新知识和技能，主动应用循证医学（evidence-based medicine，EBM）的理论和方法解决临床实际问题，为患者提供最优化的诊疗服务。

（2）诊疗质量提升：通过临床实践总结规律，提高认识；能够主动发现临床诊疗中存在的缺陷，促进医疗质量的持续改进和提升。

（二）住院医师规范化培训组织管理

为了确保住院医师规范化培训的整体质量，必须建立完整的组织管理构架，各级管理部门充分合作,各司其职,建立了分级分层管理机制。

1. 卫生行政部门　包括国务院卫生健康行政部门、省级卫生健康行政部门及省级以下卫生健康行政部门,负责对住院医师规范化培训实行全行业管理,充分发挥相关行业协会、专业学会和有关单位的优势和作用。

国务院卫生健康行政部门负责全国住院医师规范化培训的统筹管理,健全协调机制,制订培训政策,编制培训规划,指导监督各地培训工作,根据需要组建专家委员会或指定有关行业组织、单位负责全国住院医师规范化培训的具体业务技术建设和日常管理工作。主要职责为研究提出培训专业设置建议、提出培训内容与标准、培训基地认定标准和管理办法的方案建议、对培训基地和专业基地建设、认定和管理工作进行检查指导、建立住院医师规范化培训招收匹配机制、对培训招收工作进行区域间统筹协调、对培训实施情况进行指导监督、对培训效果进行评价、制定考核标准和要求、检查指导考核工作及承担国务院卫生健康行政部门委托的其他相关工作。

省级卫生健康行政部门负责本地住院医师规范化培训的组织实施和管理监督。按照国家政策规定,制订本地实施方案和措施,编制落实培训规划和年度培训计划;按照国家规划与标准,建设、认定和管理培训基地、专业基地,并报告国务院卫生健康行政部门予以公布;根据需要组建专家委员会或指定有关行业组织、单位负责本地住院医师规范化培训的具体业务技术建设和日常管理工作。

省级以下卫生健康行政部门根据各自职责,配合做好当地住院医师规范化培训有关工作。

2. 培训基地　培训基地是承担住院医师规范化培训的医疗卫生机构。国务院卫生健康行政部门根据培训需求及各地的培训能力,统筹规划各地培训基地数量。培训基地原则上需为三级甲等医院,达到《住院医师规范化培训基地认定标准(试行)》要求,经所在地省级卫生健康行政部门组建的专家委员会或其指定的行业组织、单位认定合格并接受上级卫生健康行政部门监督指导,具体做好培训招收、实施和考核及培训对象的管理工作。根据培训内容需要,也可将符合专业培训条件的其他三级医院、妇幼保健院和二级甲等医院及基层医疗卫生机构、专业公共卫生机构等作为协同单位,发挥其优势特色科室作用,形成培训基地网络。

培训基地必须高度重视并加强对住院医师规范化培训工作的领导,建立毕业后医学教育委员会、管理部门、专业基地、轮转科室、教学小组、带教师资等各层面的住院医师规范化培训组织管理体系,切实使住院医师规范化培训工作落到实处。毕业后医学教育委员会全面统筹领导和协调医院的住院医师规范化培训工作;主要行政负责人作为培训工作的第一责任人全面负责基地的培训工作,分管院领导具体负责住院医师规范化培训工作;专业基地应当具备满足本专业和相关专业培训要求的师资队伍、诊疗规模、病种病例、病床规模、模拟教学设施等培训条件,需由本专业科室牵头,会同相关科室制订和落实本专业培训对象的具体培训计划,实施轮转培训,并对培训全过程进行严格质量管理。

教育培训管理职能部门作为协调领导机制办公室，具体负责培训工作的日常管理与监督；承担培训任务的轮转科室实行科室主任负责制，健全组织管理机制，成立教学小组，切实履行对培训对象的带教和管理职能；临床带教师资应当严格按照住院医师规范化培训内容与标准的要求实施培训工作，认真负责地指导和教育培训对象，确保培训工作有序开展。

培训基地应当建立健全住院医师规范化培训协调领导机制，制订并落实确保培训质量的管理制度和各项具体措施。培训基地需要落实培训对象必要的学习、生活条件和有关人事薪酬待遇，做好对培训对象的管理工作。培训基地必须选拔职业道德高尚、临床经验丰富、具有带教能力和经验的临床医师作为带教师资，其数量应当满足培训要求。培训基地要将带教情况作为医师绩效考核的重要指标，对带教医师给予补贴。培训基地需要按照国家统一制定的《住院医师规范化培训内容与标准(试行)》，结合本单位具体情况，制订科学、严谨的培训方案，建立严格的培训管理制度并规范地实施，强化全过程监管与培训效果激励，确保培训质量。培训基地应该依照《执业医师法》相关规定，组织符合条件的培训对象参加医师资格考试，协助其办理执业注册和变更手续。

对培训基地及专业基地实行动态管理。培训基地、专业基地应当定期向所在地省级卫生健康行政部门或其指定的行业组织、单位报告培训工作情况，接受检查指导。根据工作需要遴选建设部分示范性的培训基地、专业基地，发挥引领作用。对达不到培训基地认定标准要求或培训质量难以保证的培训基地及专业基地，取消其基地资格，并视情况削减所在省(区、市)培训基地分配名额。

（三）住院医师规范化培训招录管理

住院医师规范化培训招录对象是具有本科及以上学历、拟在医疗机构从事临床工作的医学专业毕业生。我国探索建立国家住院医师规范化培训招收匹配机制，逐步推进区域间招收统筹协调。省级卫生健康行政部门会同相关部门依据本地医疗卫生工作对临床医师的培养需求和住院医师规范化培训能力，制订年度培训计划，向培训基地下达培训任务，并在培训名额分配方面向全科、儿科、精神科等紧缺专业以及县级及以下基层医疗卫生机构倾斜。省级卫生健康行政部门或其指定的行业组织、单位应当及时将培训基地基本情况、招收计划、报名条件、招收程序、招收结果等信息通过网络或其他适宜形式予以公布，向申请培训人员提供信息，接受社会监督。有关情况同时报告国务院卫生健康行政部门或其指定的有关行业组织、单位。单位委派的培训对象由培训基地、委派单位和培训对象三方签订委托培训协议；面向社会招收的培训对象与培训基地签订培训协议。培训基地要做好培训档案资料的管理工作。申请培训人员根据省级卫生健康行政部门或其指定的行业组织、单位公布的招收信息，选择培训基地及其专业基地，填报培训志愿，并按要求提交申请材料。单位委派培训对象填报培训志愿，应当取得委派单位同意。培训基地对申请培训人员的申请材料进行审核，对审核合格者组织招收考核，依照公开公平、择优录取、双向选择的原则确定培训对象。培训基地要及时向当地省级卫生健康行政部门或其指定的行业组织、单位报送招收录取信息,各省(区、市)可在招收计划剩余名额内对未被录取的申请培训人员进行调剂招收,重点补充有名额空缺的全科、儿科、精神科等紧缺专业。国家统筹协调发达地区省(市)支援欠发达地区省(区、市)的住院医师规范化培训工作。各有关省级卫生健康行政部门之间应当签定对口支援协议,发达地区的培训基地及专业基地,每年应当面向欠发达地区招收一定数量的培训对象,培训招收重点向边远地区、民族地区、集中连片特殊困难地区及其地市级以下医疗卫生机构倾斜。在起步阶段,年招收数量原则上不低于发达地区培训招收数的 10%,随着培训工作的推进,适当增加招收规模。招收对象培训期满后依协议回原派出地区工作。

(四)住院医师规范化培训过程管理

住院医师规范化培训的培训对象是培训基地住院医师队伍的一部分,在培训基地接受以提高职业素养及临床规范诊疗能力为主的系统性、规范化培训。培训年限一般为3年,已具有医学类相应专业学位研究生学历的人员和已从事临床医疗工作的医师参加培训,由培训基地根据其临床经历和诊疗能力确定接受培训的具体时间及内容。在规定时间内未按照要求完成培训或考核不合格者,培训时间可顺延,顺延时间一般不超过 3年,顺延期间费用由个人承担。住院医师规范化培训以培育岗位胜任能力为核心,依据住院医师规范化培训内容与标准分专业实施,主要以临床实践培训模式开展,执行严格的临床轮转培养,根据各专业基地住院医师规范化培训细则要求制订轮转计划。培训内容要以培育胜任力为核心,依据住院医师规范化培训内容与标准,分专业实施。具体内容需包括专业理论和临床实践,专业理论学习应以临床需求为导向,内容主要包括公共理论和临床专业理论,融会贯通于临床实践培训的全过程。需在临床实践中学习并掌握本专业和相关专业常见病、多发病的病因、发病机制、临床表现、诊断与鉴别诊断、处理方法和临床路径,熟悉危重症的判断与紧急处理等基本技能,掌握临床通用的基本知识和技能,熟悉并规范书写临床病历,了解突发性疾病院前急救、重点和区域性传染病的防治知识与正确处理流程和舒缓医学等相关知识。培训基地需要制定严格的培训管理制度,对轮转计划变更的申请,制定严格的审批制度,杜绝擅自更改轮转计划的现象,对住院医师的日常培训加强监管,重视住院医师的出勤管理,确保住院医师规范化培训工作的顺利开展,为保证培训质量奠定基础。住院医师规范化培训实行培训信息登记管理制度,国家建立住院医师规范化培训信息管理系统,逐步实现住院医师培训招收、培训实施、监测评估、培训考核等全过程的信息化管理。培训基地和培训对象应当及时、准确、翔实地将培训过程和培训内容记录在住院医师规范化培训登记和考核手册并妥善保存,同时将有关信息及时录入信息管理系统,作为培训考核的重要依据。运用现代化移动通信技术,建立多渠道的住院医师规范化培训管理平台,相互联合贯通,形成集培训、调研、考核、管理、办公、咨询、通知、交流为一体的多元信息化管理模式,与传统医学教育管理模式相结合,有效提高住院医师培训质量,提高管理运行效率,降低管理运作成本,促进住院医师培训工作系统化、科学化、规范化开展,探索住院医师规范化培训管理新模式。

(五)住院医师规范化培训考核要求

住院医师规范化培训考核包括过程考核和结业考核,以过程考核为重点。过程考核合格和通过医师资格考试是参加结业考核的必备条件。过程考核是对住院医师轮转培训过程的动态综合评价,由培训基地依照各专业规范化培训内容和标准,严格组织实施,主要包括日常考核、出科考核、年度考核,内容包括医德医风、临床执业素养、出勤情况、临床实践能力、培训指标完成情况和参加业务学习情况等方面。日常考核和出科考核主要由培训轮转科室负责。出科考核原则上应当在培训对象出科前完成,并由专业基地审核其真实性和有效性。年度考核由培训基地组织实施,应当在培训对象完成第一年度培训后进行。过程考核合格和通过国家医师资格考试是参加结业考核的必备条件。培训对象申请参加结业考核,须经培训基地初审合格并报省级卫生健康行政部门或其指定的行业组织、单位核准。结业考核包括理论考核和临床实践能力考核,国务院卫生健康行政部门或其指定的有关行业组织、单位制订结业考核要求,建立理论考核题库,制订临床实践能力考核标准,提供考核指导,各省级卫生健康行政部门或其指定的行业组织、单位负责组织实施结业考核,从国家建立的理论考核题库抽取年度理论考核试题组织理论考核,安排实施临床实践能力考核。对通过住院医师规范化培训结业考核的培训对象,颁发统一制式的《住院医师规范化培训合格证书》。

(六)住院医师规范化培训质量评估体系

住院医师规范化培训的目标是通过全面、系统、严格的住院医师规范化培养,使受培训医师在完成培训计划以后,能够系统掌握相关的专业基础理论、专业基础知识和专业基本技能,掌握本学科常见疾病的诊疗常规(包括诊疗技术),能在上级医师的指导下,承担疑难疾病的诊治以及危重症患者的抢救工作,并具有一定的临床科研和教学能力,成为具有良好的职业道德、扎实的医学理论知识和临床技能,能独立、规范地承担本专业常见多发疾病诊疗工作的临床医师。为了达到培训目标,必须建立完善的培训及质量评估体系。

建立基于岗位胜任力的住院医师规范化培训质量评估体系。根据住院培训工作的教学目标,制订质量评估体系,包括对常见病及多发病诊治能力、专业知识掌握水平、临床基本技能操作能力、医学人文素养等进行综合的评估。基于住院医师规范化培训质量评估体系的建立,强调住院医师不断提升岗位胜任力,日常工作考核包括管理病种数和病例数、诊治能力、参加培训讲座;临床技能考核包括病历书写能力、体格检查、技能操作等;医德医风如接诊态度、沟通能力、责任心、医疗作风、团队协作能力等;理论考试包括出科系统理论考试;管理依从性如服从轮转安排、及时完成工作量表、参加学术活动等。通过建立科学的考评体系,做到量化考评指标,完善过程管理,保证客观评价,做到全面的标准化和个性化的考核,努力培养会独立看病的具备综合岗位胜任力的住院医师。

建立住院医师规范化培训 360 度反馈评价体系。360 度反馈评价又称"全方位反馈评价"或"多渠道反馈评价",是爱德华·埃文等在 20 世纪 80 年代提出的,不同于只由上级主管对其下属评价的传统评价方法。它是指与被评价者有密切工作关系的人,包括被评价者的上级、同事、下属和客户等,对被评价者进行评价,被评价者自己也对自己进行评价,然后由专业人员根据有关人员对被评价者的评价,对比被评价者的自我评价向被评价者提供反馈,以帮助被评价者提高其能力水平和业绩。360 度反馈评价的基本思路是针对调查目的以及调查对象的情况进行题目设计,由熟悉受测人的不同层面的群体(如上级、同事、下属、客户)进行评价打分并提供相应事件描述,评价组织者汇总数据后再按一定权重进行统计,从而得到每个被评价者在相关要素上的得分。随着在 360 度反馈评价的发展,在医学教育领域也得到了广泛的运用,运用于住院医师规范化培训,其评价者来源主要包括以下内容。

1. 住院医师规范化培训学员自评　自评是住院医师对自己的学习效果进行评价,增强学员的自我认识,激发对自身工作以及学习情况的认真回顾、思考,可以使得住院医师在后期工作与学习中的达到事半功倍的改进效果。

2. 带教老师　带教老师作为住院医师规范化培训质量的主导者,对基地医院的管理,住院医师的学习情况、整体的培训情况有更深刻的认识,可以从不同的角度评价规培的培训质量,不仅对住院医师进行自上而下的考评,也对自身的带教效果进行自我评价,引导带教老师对教学的思考,达到教学相长的目的。

3. 同行评价　作为科室的其他医护人员,不仅是规范化培训质量的影响者,更是其成果的辅助者和受益人,切身感受培训质量带来的成效,上级医师只能观察到学员的小部分工作表现,而住院医师在科室的大部分表现只有同事以及与之配合的护士知道。

4. 患者评价　患者可以从治疗体检方面对于住院医师的诊疗水平、医患沟通能力、爱伤观念等给予客观的评价,已达到提升住院医师专业知识技能水平和提高服务意识服务质量的培训目的。

由此可见,360 度反馈评价可以全方位调动各个维度的信息来源,从住院医师自身、带教老师、平级同事、护士、患者等多角度对住院医师进行评价,避免了单方面评价所带来的盲点,从而可以调动被评价住院医师的自我发展意识,各评价源对住院医师评价的结果可以使其充分了解自身不足,从而针对存在不足纠正问题,实现自我发展。360 度反馈评价可信度较高,误差小,信息来源广泛,大数据从而减小误差,使评价结果更加准确可靠。

(七) 住院医师规范化培训支撑保障制度

1. 建立完善的住院医师规范化培训组织管理机制　实施院长责任制管理模式,并按规定和要求完善组织机构,按每 100 名住院医师配备 1 名专职管理人员的要求,编配相应管理人员,明确和履行各项职责,严格按照《住院医师规范化培训细则》和学校、医院制订的培训计划开展培训和考核工作。建立常态化督导工作机制,开展全方位、全覆盖、全环节督导,规范过程管理,以督促建,以导促进。提高管理的信息化水平,有效提升管理效率和质量。

2. 规范住院医师规范化培训过程管理　住院医师规范化培训是以提高临床能力为主的培训,培训基地(医院)和各专业基地必须始终把提升住院医师临床能力摆在培训工作的核心位置,渗透在培训工作的全过程,不能只使用、不培养。各轮转科室是培训计划的实施者,是保证培训质量的关键,培训科室主任、教学主任、教学助理、带教医师应按照培训计划落实各项培训任务,每周组织规范化的教学查房、小讲课;定期组织疑难、死亡及教学病例讨论;定期举办学科发展前沿学术讲座等业务学习;规范住院医师出科考核标准、流程及内容。

3. 重视师资队伍建设　住院医师带教老师自身素质、理论知识、临床技能、带教能力等的水平差异对于带教效果有举足轻重的影响。师资队伍建设是一项持续不断的系统工程,应建立健全带教师资准入、激励及退出机制,完善带教师资评价和考核制度;积极举办各级(院、校、市和国家级)住院医师规范化培训骨干师资培训班;定期组织形式多样的业务学习交流和带教能力训练,选派骨干教师出国(境)学习国外先进教学方法、理念;举办专项带教能力比武竞赛,开展评优评先活动,发现优秀,树立典型,提高教师带教积极性,不断提升带教师资的教学能力和教学水平。

4. 保障住院医师培训期间的福利待遇　住院医师的待遇水平关系着住院医师队伍的稳定性,培训基地(医院)应积极贯彻落实国家、各省在住院医师规范化培训方面的人事、财政配套政策,探索建立切实有效的薪酬分配激励机制,提高住院医师的收入及待遇;积极做好住院医师后勤保障工作,不断改善住宿条件,及时解决培训过程中遇到的问题和困难,消除后顾之忧;关注住院医师的身心健康,定期组织各类文体活动,加强交流沟通,增加住院医师的归属感和荣誉感,提高住院医师参加规范化培训的积极性。

二、全科医师规范化培训制度

全科医学又称家庭医学,是临床医学的二级学科。全科医师是身兼医师、教育者、咨询者、健康监护人、卫生服务协调者、居民健康"守门人"等数种角色的综合程度较高的医学人才,主要在基层承担预防保健、常见病多发病诊疗和转诊、患者康复和慢性病管理、健康管理等一体化服务。全科医学符合时代发展的需要,开展全科医疗有利于提高基层医务人员的基本素质,改善医德医风,提高医疗服务水平和质量;有利于合理地使用卫生资源,降低医疗费用,充分满足社区居民的卫生服务需求。因而,全科医学收到各国政府和医学界的高度重视并得以不断发展。在我国,为建立并完善分级诊疗模式,形成科学有序就医格局,提高人民健康水平,进一步保障和改善民生,实现健康中国战略目标,更需要发展全科医学。

2010 年 3 月,国家发展和改革委员会等六部委联合印发《以全科医师为重点的基层医疗卫生队伍建设规划》,将建立全科医师制度确定为一项重大改革和制度创新。建立完善的全科医师培训体系,包括人才评价、培养、职业生涯发展等在内,更加规范、合理、系统、科学的全科医学人才培训体系。全科医师培训必须遵循医学教育规律,必须有稳定的培养模式及完善的规章制度,完善相应的管理规章、准入许可制度、考核、培训、薪酬等各项制度。需要结合社区基层卫生人才现状,强化社区卫生服务中心公共卫生人才队伍建设,以目前推行的住院医师规范化培训为基础,将全科医师规范化培训放在首要地位,不断创造适合全科人才培养的政策环境,从而逐渐建立起一支服务能力较强、社区居民较为信赖的社区全科服务人才队伍。

2018 年,国务院办公厅颁发《关于改革完善全科医师培养与使用激励机制的意见》指出,全科医师是居民健康和控制医疗费用支出的"守门人",在基本医疗卫生服务中发挥着重要作用。加快培养大批合格的全科医师,对于加强基层医疗卫生服务体系建设、推进家庭医师签约服务、建立分级诊疗制度、维护和增进人民群众健康,具有重要意义。

需要建立健全适应行业特点的全科医师培养制度,全科医师规范化培训是该培训体系中重要的组成部分。依托全科专业住院医师规范化培训基地建设一批全科医学实践教学基地,合理分配各专业住院医师规范化培训招收名额,扩大全科专业住院医师规范化培训招收规模,将全科专业招收任务完成情况纳入住院医师规范化培训基地考核。全科专业住院医师规范化培训专业基地培训涉及医院和社区 2 个部分,两者缺一不可,临床基地培训全科医师学习更多的病种病例,训练临床思维,并获得更多的技能操作学习机会,而社区基地的培训则是为其以后的执业做准备,除了相关技能的学习也能加强与患者交流,学习医患沟通的能力,两者相互结合,使全科医师规培学员更为系统、综合、高效地学习全科相关临床知识和基本技能。制定全科医学师资培训标准,实行双导师制,建立全科医学师资培训基地,加强骨干师资培训,提高带教师资的教学意识和带教能力,为提升全科医师规范化培训水平奠定师资队伍基础。

三、专科医师规范化培训制度

专科医师规范化培训是毕业后医学教育的重要组成部分,是在住院医师规范化培训基础上,继续培养能够独立、规范地从事疾病专科诊疗工作临床医师的必经途径。专科医师规范化培训的对象为已经完成住院医师规范化培训,取得住院医师规范化培训合格证书,拟从事某一专科临床工作的医师或需要进一步整体提升专业水平的医师;具备中级及以上医学专业技术资格,需要参加专科医师规范化培训的医师;医学博士专业学位(临床医学、口腔医学、中医)研究生。专科医师规范化培训的目标是为各级医疗机构培养具有良好的职业道德、患者照护能力、人际沟通技巧和专业精神,扎实的专业知识和临床技能,以及临床导向的学习与改善能力,能独立承担本专科常见疾病和某些疑难病症诊治以及危重症患者抢救工作,具备一定的教学和科研能力,能对下级医师进行业务指导的临床医师。专科医师规范化培训必须在培训基地完成,培训基地设在经过认定的条件良好的三级医疗机构,培训基地下设若干专科基地,专科基地有本专科科室牵头,会同相关轮转科室等组成,医疗机构、专科基地及轮转科室都必须经过国家严格遴选、规范认定,具备相应的培训条件和能力。依据专科培训标准与要求,专科医师规范化培训的培训年限一般为2～4年,培训内容以参加本专科的临床实践能力培训为主,同时接受相关科室的轮转培训和有关临床科研与教学训练。参加培训的专科医师需要通过基地组织的培训过程考核,培训结束后要按照规定参加国家统一的结业理论考试及临床实践能力考核,按要求完成培训及通过结业考核者颁发国家统一印制的《专科医师规范化培训合格证书》,并作为从事专科医师工作的重要条件。

四、"5+3+X"临床医学教育模式探索

"5＋3＋X"的临床医学教育模式,即经过5年的医学院校本科教育、3年的住院医师规范化培训后,取得临床医学硕士专业学位;再加若干年的专培后,取得临床医学博士专业学位。2014年11月,教育部、国家卫生与计划生育委员会、国家中医药管理局在北京联合召开"医教协同深化临床医学人才培养改革工作推进会",明确了我国临床医师培养的方向是构建以"5＋3"(5年临床医学本科教育＋3年临床医学硕士专业学位研究生教育或3年住院医师规范化培训)为主体的临床医学人才培养体系。2014年6月30日,教育部等6部委颁发《关于医教协同深化临床医学人才培养改革的意见》,要求积极探索临床医学博士专业学位人才培养模式改革;推进临床医学博士专业学位研究生教育与专科医师规范化培训有机衔接;在具备条件的地区或高等医学院校,组织开展"5＋3＋X"(X为专科医师规范化培训或临床医学博士专业学位研究生教育所需年限)临床医学人才培养模式改革试点。2015年起,我国开始实行以"5＋3"(5年临床医学本科教育＋3年住院医师规范化培训或3年临床医学硕士专业学位研究生教育)为主体、以"3＋2"(3年临床医学专科教育＋2年助理全科医师培训)为补充的临床医学人才培养体系。"5＋3"为主的培训模式即我国医学院校所有新招收的临床医学硕士专业学位研究生,同时也是参加住院医师规范化培训的住院医师,其临床培养按照国家统一制定的住院医师规范化培训要求进行。并在前期成功开展"5＋3"项目的基础上,推行"5＋3＋X"医学人才培养模式,有利于统一临床实践标准,使学位型教育与职业化教育的结合更加密切,切实保障了临床医学专业学位研究生培养质量,解决了研究生教育与从业资格培训脱节等问题,有效地将临床医学专业学位研究生教育与规范化培训进行有机结合,对临床医学专业学位研究生身份进行双重界定,有效节省教育培训资源,改善人才培养机制;又解决了专业学位研究生教育与执业资格认证相衔接的难题,达到共赢的局面。专业型研究生经过严格的规范化培训后,在获得临床医学专业知识和技能的同时,也可获得临床医学专业学位,

真正实现了学位证、毕业证、执业医师资格证、住院医师规范化培训合格证的"四证合一",也体现了医学院校在硕士研究生招生、住院医师培养、学位授予方面的"三结合",即临床医学专业研究生入学招生与住院/专科医师招录相结合、研究生培养与住院/专科医师培训相结合、学位授予标准与临床医师准入标准相结合。2017 年,为深入贯彻落实全国卫生与健康大会精神和《"健康中国 2030"规划纲要》,进一步加强医学人才培养,国务院办公厅关于《深化医教协同进一步推进医学教育改革与发展的意见》,建立完善毕业后医学教育制度,积极探索和完善接受住院医师规范化培训、专科医师规范化培训的人员取得临床医学、口腔医学、中医硕士和博士专业学位的办法,标志着我国的医学教育迈向新的进程。

（余　情　郑玉英）

第 四 章　医学人才的职业素养和核心能力

│第一节│医学人才的职业素养

《西塞尔内科学》里有这样一句话:"医学是一种职业,它不仅包涵了医疗科学知识,还包括个人品质、人道主义和专业能力。"医学需要高素质的工作人员,因为医学涉及患者的生死,关乎患者的生存状态。作为未来的医师,每位医学生要明白这不仅是一种职业,更是一种高尚的职业、关乎生命的职业、需要高层次综合素质人员的职业。

在其职业生涯中,每位医师将多次面对患者的生离死别,面对患者及其家属的艰难人生抉择。患者所需要的不仅是高超的医疗技术,还包括温暖的人文关怀。所以医学也被称为最科学的人文,最人文的科学。这个职业是终身学习,终身提高的职业,每位医学生都应该在整个职业生涯中努力提高自己的职业素质。

目前,医师面对着比较突出的医患矛盾。在医患矛盾下,医师和患者之间的配合度、信任度遭到损害。因此,很多年轻医师在工作中难以展露自己的爱心。他们从入行开始,就对患者保持戒备之心,而这样的状态并不利于年轻医师的成长。

我们需要思考这样一个问题:为什么在我们的医疗技术不断提升的同时,医患矛盾越来越突出? 医患矛盾的根源在哪里?

医患矛盾的根源,一方面是民众维权意识提升;另一方面,则是医务人员的人文关怀不足。在繁忙的医疗工作中,医师缺乏人文关怀的时间和实践。但是在社会不断进步的时代,患者及其家属对医疗过程则提出了更高的要求。换句话说,这是患者及其家属日益增长的人文关怀需求和医务工作者相对匮乏的医学人文素养之间的矛盾。在医患矛盾的大环境下,大批年轻医师处于困惑的状态。同时,他们也在努力寻找摆脱这一困境的方向,重视提高医患沟通的水准。

我们必须认识到,一开始改变的不可能是患者,改变应该从医师做起,从全面提升医务工作者的综合素质开始。

首先,医学生对职业应该有充分认识,这是一个和生命息息相关的职业,需要医师具备高尚的品格和换位思考的能力。目前,我国存在医疗资源紧缺的问题,主要缺乏的不是医师的数量,而是高素质的医师。不同等级的医院医疗水准的差异较大,造成患者对基层医院诊疗水平缺乏信任,导致大量的患者进入三级甲等医院等进行诊疗。患者普遍期待具有较高临床水平的医师为他们诊治。在这种趋势下,三级医院的工作量日益增加,医师的工作强度越来越大,他们便很难有时间和精力同患者沟通,这也进一步导致了医学人文的缺失。

其次,传统的医学院教育中医学人文教育大多停留在理论学习上,缺乏在临床场景下教学的基础,医学生的医学人文理念进入临床后被繁忙的工作影响,这一切都成为医学人文缺失的诱因。这些问题的根源是医疗教育系统的不完善和基层医院的医疗信任尚有不足。

作为医学生,在成为一名职业医师之前,一定要对自己的综合素质有清晰的认识,要充分认识自己具备的各种能力和素质的水准;同时也要了解医师这个职业所需要的能力和素质,在医学院学习的同时,通过各种训练,逐步提升自我,为未来的医学事业打下扎实的基础。

一、职业精神

医师的职业精神体现在对生命的关注,对生命的尊重。医师需要关注他所面对的每位患者;医师所关注的不应仅仅是患者的疾病,同时还要关注患者对疾病的认识和他的社会需求。医师需要了解患者对疾病的看法,患者如何考虑自己的疾病,患者相关的社会背景和经济基础,这些都会影响患者对治疗方案的选择。充分的沟通带来充分的理解,这样制订的诊疗方案才能更好地被患者及其家属接受。

为了能够更好理解患者的需求,医学生要努力突破自己对世界认识的局限性。医学生相对欠缺社会经验,对不同阶层的人群生存方式了解有限。医学生应努力去理解人性。医疗的价值并不是纯粹为了攻克疾病,与此同时,也希望减少对患者生活、工作的影响。一个好的医师必须学会充分理解他的患者,而这个理解是建立在对人性的了解之下。

医学生应该有意识地去"研究"人,积极地参加各种社会活动,去了解各种人的不同观点、性格、习惯以及生活方式。医学生也可以与他所负责的患者进行闲聊,可以谈论患者的工作、生活等,交流的目的不仅是了解患者的生活状态,同时也是了解不同的人生。医学生通过接触不同职业、不同年龄、不同性格的人,渐渐提高自己对人性的认识;慢慢摆脱以自己为主的思维模式;逐步认识到因为社会地位和经历不同,患者对疾病的认识和治疗需求是不一样的。当一名医学生的思维方式从以自己为中心转变为以他人为中心,他的职业精神就会逐步建立起来。

除了进行更多的社会实践以及与患者沟通,医学生在学有余力的时候,还要加强医学人文相关理论的学习,多读些书籍,如社会学、心理学、哲学、伦理学、人类学以及宗教等方面的著作。社会人文知识的积累可以帮助医学生更好地认识自己的患者。

比如了解不同的宗教信仰。现实社会中,患者中会有各种宗教信仰的人,当医师面对这些患者时,便需要从宗教的角度去理解他们。笔者在藏区参与医疗工作时,碰到一名因为外伤需要立即急诊手术的患者,当我们提出手术建议时,患者家属提出要去寺庙找活佛来做决定。最初我们也有些不理解,但是当面对得到活佛指示的家属时,发现他们对于治疗的选择非常坚定,后期与医师的配合非常积极。宗教给了他们坦然面对困难的勇气和决心。当我们尊重患者及其家属的宗教信仰时,医患的沟通变得融洽,医患之间的配合变得协调,这对于疾病诊治来说都是有价值的。

医学生不断提升自己对于人文知识的学习,可以帮助自己更好地理解社会中形形色色的人生,理解他们的生理及社会需求。在人文素养提升的过程中,医学生也能够提升自己对于医学的理解,未来能够更好地帮助患者。

二、职业习惯

医疗是一个需要医师高度自律、医师之间密切配合的行业。为了达到这种高效的工作状态,医师需要养成良好的职业习惯,其中包括:穿着、礼仪、沟通方法、时间观念、团队合作、学习意识等。穿着要整洁,举止要得当,沟通要使用敬语,这些都为了增加患者对医师的信任度。患者更易信任那些善于自我管理的医师,因为患者会认为这样的医师对疾病的诊疗也是一丝不苟的。

医师需要严格的时间观念。如果每位医务人员都能准时,就可以保证医疗小组、科室乃至整个医院的工作效率。笔者曾经在美国梅奥医学中心肝胆外科进修,令人印象深刻的是那里医师的职业习惯和素质。他们为了进行不影响临床工作的学习活动,大多将其安排在上班之前,一般从早晨 6 点开始。尽管很早,但是参加的人员都会准时到现场。这其实就是一种职业习惯的体现。

在梅奥医学中心的另外一件事也令人记忆犹新。笔者跟从的老教授年过 60 岁,他擅长的是胰十二指肠切除术。有一天发现他独立进行腹腔镜胰体尾切除术,他的腹腔镜技术非常生涩,但是他还是努力将手术完成。术后询问他为什么要学习腹腔镜技术,他回答说这是职业需要。虽然腹腔镜技术对他而言是困难的,但是当出现任何新技术时,作为医师的他都有义务去学习。这些都是一位职业医师应该表现出的素质。

医学生应该从入行开始努力培养自己的职业素质,严格要求自己。

三、临床思维

随着"沃森医师"等一系列医疗认知计算机系统的开发,未来的医务人员将不得不面对人工智能的挑战。传统的医学知识记忆功能将被部分人工智能系统替代,常规的思维套路和传统医师所依赖的临床经验将部分被人工智能系统替代。因此,医学生必须要在学习期间努力锻炼自己的高级临床思维。

医务工作者的价值将体现在如何对病情进行更精准的判断,对每个患者的异常表现有深入的探究,对罕见的病情有全面且符合逻辑的分析。这些都是医学生必须努力培养的成熟临床思维。当医师面对疾病的变化时,他必须突破经验对自己的束缚。换句话说,无论临床经验多么丰富,当面对解决不了问题的时候,医师需要运用全面的临床思维去解决所面对的一切困难。当医师遇到疑难杂症时,更需要用临床思维,从而帮助找到诊疗患者的突破口。

完整的临床思维包括非逻辑思维和逻辑思维,特别是逻辑思维,这是成熟临床思维的重要组成。非逻辑思维又称模式识别,是指医者通过患者的疾病表现迅速做出机制判断或诊断,无须机制推理。常常是通过学习其他医者经验总结或者自身的从医经验而获得。逻辑思维又称假设—演绎推理思维,包括获得案例重要信息,提出机制假设,对假设进行演绎推理,以及通过进一步检查和观察病情来验证假设,最终获得疾病的诊断。

在医学教育中有很多锻炼临床思维的方法。如以问题为导向的学习(problem-based learning, PBL)。这是配合课程整合的教学模式,同时也是一种以小组讨论为主的教学方法。参与的医学生主动发现病例中存在的问题,并且通过自学来解决,这个过程可以很好地训练医学生如何应用医学知识的临床思维。

此外,还有传统的教学方法,如教学查房、病例讨论等方法同样对临床思维的训练有帮助。在参与所有教学活动的过程中,医学生要关注自己临床思维的训练。好的临床思维是反复训练而获得的。临床思维是临床工作的重要基础,也是医师水平的重要体现对于医学生来说,一定要有意识努力提高自己的临床思维。

四、自主学习能力

在这个大数据时代,知识的更迭日新月异。临床上,各个学科的指南每年都在修订,新的检查和治疗方法不断出现。对于医学生来说,必须具备自主学习能力以适应信息化的时代。

自主学习能力是现在教育的重要组成,每位医务工作者都应该成为自主学习者。具备自主学习能力的特点是,当在实践工作中遇到问题时,能够通过检索资料等各种途径学习最新的知识和方法,然后将新知识整合到自己的思路和工作中,解决实际问题。相关的医学教育理论,是西方很早就提出了的建构主义理论。其含义是,学习者必须自己去发现,转换复杂的信息,从而构建出自己的理论框架和思维方式。在不断实践中锻炼自己解决问题的能力以及临床思维,而这个过程其实就是自主学习能力的培养。

当医学生对病例产生困惑时,要学会从不同的来源获得相关知识,尤其是其他医师的经验,并且学会整合这些知识和经验,做出进一步的诊疗计划,然后在不断诊疗中建立自己的思路,从而解决问题。如果在临床工作中缺乏这种自主学习能力,就缩减了进步的空间。即使医务工作者可以通过接触大量患者而不断积累,但是如果缺乏学习的能力,很快就会落伍,不能为患者提供最有价值的治疗方案。自主学习能力是医师在职业生涯中用以不断提升自己的重要能力。医学生在踏上工作岗位之前更要努力培养这种能力,从而保证以后能够从临床工作中汲取经验,保持不断提升自己的状态。

五、敏锐的感受力

一个优秀的医师需要对外部世界具有很强的感受力。医师看到患者的第一眼,患者的一声咳嗽,一个动作,都应该引起医师的关注,增加对病情的感受。记得有一次笔者跟老教授查房时,他身后病床上的患者轻轻地咳嗽了一声。这位老教授立刻停止了面前患者的分析。他对主治医师说,后面那张床的患者可能有肺炎,马上做一下检查。后来 X 线胸片的结果也证实了那位患者确实有肺部感染。一位好医师会对患者的一举一动都非常敏感,都会和病情结合起来分析。

医学生要努力培养自己对患者疾病变化的感受力,特别是当患者出现既往没有出现的情况时。这种感受力除了表现在视觉、听觉以外,非常重要的是触觉,主要体现在医师的体格检查上。比如,一位经验丰富的医师触摸淋巴结时,可以区分出哪个是肿瘤的转移,哪个只是淋巴结的慢性炎症;外科医师在急腹症的腹部触诊时,他会明确感受到腹部炎症发展到了什么程度。这些都是通过长期训练才能达到的。对于医师来说,他在临床工作中,无论和患者沟通还是读取体格检查报告,都需要用心去体会患者的每个表现,关心相应检查的差异性。一位医师长期关注患者的变化,结合患者对病情进行判断,就会慢慢了解这些细微变化体现出的疾病本质,逐步培养出超强的感受力。

六、强健的体魄

医师这一职业需要从业者具备良好的体能。医师将不得不面对持续工作的状态,没有良好的体力很难坚持下去。如果体力跟不上,一个人的判断力会明显下降,从而影响其对疾病的判断和决策。

比如,对于外科医师而言,良好的体力可以使其在手术过程中保持比较充沛的精力,有利于整个手术顺利进行。当一名外科医师在手术中陷入疲劳状态,往往会引发烦躁的情绪,可能导致手术的动作不准确,并不断地责备他的助手和护士。这不仅是情绪问题,对于一台手术来说也是非常危险的。一些优秀的医师非常注重锻炼身体,他们会坚持健身,从而可以在工作中拥有更好的体力和精力。当外科医师进行复杂困难的手术时,良好的体能可以保证医师坚持到底,取得手术的成功。这种成功不仅是因为他们的技术过关,同样也因为他们的体力保障。所以说,良好的身体和体力对于医师这个职业来说是非常重要的。

对于医学生来说,在年轻的时候就要养成定期锻炼的习惯,从而可以提升身体素质,强化心肺功能,塑造坚忍的意志力。成为一位优秀的医师,强健的体魄和耐力是必须具备的素质。所以,医学生应该加强锻炼,比如跑步、游泳等,都是很好的锻炼方式。

七、灵巧的双手

医疗工作包含多个动手操作环节。动手能力也是医学生需要训练的项目。现代医学领域中,无论内科、外科,都有一些需要操作的内容,这些操作都依赖于医师的动手能力。特别是对于外科手术来说,医师的手、眼、脑协同是相当重要的,优秀的动手能力可以使手术过程更加流畅,可以在更少损伤的情况下完成治疗目的。当然,目前内科各种内镜和介入的方法也需要医师具备同样的能力。

双手的训练,在传统的医学教育体系中是不太充分的。医学生在学习期间会做一些动物实验,以及一些基本的操作技能训练。医学生需要的不仅是完成操作,更需要的是在此过程中训练双手的灵活性以及手、眼、脑的协调性。很多外科前辈都会在日常生活中寻找机会,加强自己双手的训练。比如,在业余时间做木工活,做一些手工艺品,练习织毛衣、刺绣等。

此外,要保持双手的平衡,加强相对薄弱那只手的训练。如果一名医师是右利手,那么他除了对自己的右手进行锻炼外,还要特别加强左手的训练,使左手具有和右手同样的灵巧度。在日常生活中,要训练自己用左手或右手都能正常地吃饭、写字;更重要的是进行双手同步的外科基本操作的训练。比如,打结、用手术器械,包括现在利用腹腔镜器械进行训练,都是为了提升双手的灵活性。

年轻医师非常渴望能够多参加手术,并且在手术中训练自己。但是这种机会是非常少的,在患者身上练习基本功更是不现实。因此,医学生需要利用业余时间,找到各种方法,加强对自己双手的训练,每天定时定量进行手的锻炼。比如,练习打结、缝合、腹腔镜模拟器的操作等,每天坚持训练,可以逐步提高自己的双手灵巧度。

八、良好的修养

"医乃仁术",这是同时需要医疗技术和人文素养的职业。医学生要始终保持提升自己修养的状态。一个人不可能在很小的时候就具备高层次的修养,他需要在做事中对自己有所要求,不断提升自己对医学人文的理解。复旦大学附属华山医院外科医师吴树强教授曾经说过:"每台手术对外科医师来说都是一次修行。"对于年轻医师来说,对每个患者的诊疗都是自己的一次修行,不仅是医学技术能力的修行,也是医学人文的修行。

医学生需要努力提升自己的医疗水平和人文素养。在诊疗过程中,医学生需要加强和患者的沟通,获得相关的信息,密切观察病情变化,观察诊疗后患者的改变,当患者出院后,要回顾整个诊疗过程。比如,临床决策有没有差误,是否顾及了患者的人文需求等。在临床工作中,医学生需要具备反思的精神,养成反思的习惯,使自己不断提高,而不是仅仅成为一名医匠。

九、职业信仰

每位临床医师都应该具备职业信仰,这种职业信仰就是救死扶伤。每个医学生在医学学习之始,内心就应该建立"救死扶伤"的理想信念。当面对患者时,都应尽己所能,为解除患者的疾苦而努力。在医疗过程中,医师不但努力提供给患者更好的医疗方案,同时也要提供给患者更好的人文关怀。

医学是一门需要有过硬心理素质的职业,在执业过程中,医师会碰到这样、那样的挫折,例如诊疗的失败、患者的不理解,甚至是患者的投诉。当碰到这些情况时,年轻医师常常会产生极大的挫败感,特别是当医师的初衷完全是为了帮助患者的时候。但是经历了这一切以后,年轻医师会明白,是自己临床技艺不够精湛造成了患者更多的痛苦。医学生必须具备这种在逆境中成长的勇气和决心,这是一个长期成长的过程。医学生需要在这些挫折中学会自我反思,增强自己的意志力,学会换位思考,理解患者对自己的不满,坦然面对自己的不足。而支撑自己的就是对医学事业的信仰,对"救死扶伤"的追求。在困境中历练,将帮助医学生成长为一名成熟的医师。

第二节 | 医学人才的核心能力

一、职业态度

作为一个高层次的职业,医学需要高层次的医学道德和伦理水平。医学道德并不属于医学知识的范畴,但是它是医学过程的另一个方面的表现。对于医学生来说,需要具备一些基本的职业素质,包括诚实、守时、责任心和同理心等。

医师要建立医患共同决策的意识,并且付之于行动。医师具有诊疗经验丰富的特点,可以给患者有关疾病的解释,诊疗方案的介绍,后续治疗的建议,但是我们需要培养患者不断认识自己的疾病,并且能够客观认识自己的状态。医师要明白,可以给他们各种治疗方案,最后的方案决定权还是患者自己,因为是患者自己要去面对疾病带来的工作、生活上的各种改变,他应该有对疾病的知晓权和决策权。

医师要具有诚实的品德,在医患沟通中,最好的方式就是实事求是。医师不应该有关乎自己的利益考量,应该从疾病本身,从客观上对疾病进行认识,并告诉患者。

医师要有保护患者隐私的意识,患者不希望别人知道自己的病情。患者面对医师时,是毫无保留的,这是对医者的信任。医师也应该知道这些隐私是属于患者的,医师必须保护这些隐私,这也是对患者的基本尊重。此外,在诊疗过程中,如果患者的身体有被无关人员看到的可能时,医师也需要采取关门、遮挡等方法来保护患者。

二、医学知识

作为医务工作者,医师必须具备扎实的医学相关知识,包括基础医学知识、临床医学知识以及社会学、法律、伦理、预防等知识。基础医学知识是认识医疗工作的基础,使医师能够明白人体功能的正常运行方式,认识人体的复杂性。同时理解疾病的发生造成了机体功能上何种改变,对机体的影响以及疾病的发展等。

医师要懂得不同年龄段的人具有怎样的特点。能够结合疾病特点和患者的生理特点,充分认识疾病对患者的影响程度,为确定诊疗方案打下基础。同时医师要对自己的治疗手段,比如药品、器械等有充分的应用经验,在疾病治疗中能够选择最适合患者的方案。此外,医师也要对人群中疾病的流行、流行性疾病的预防和控制都有所认识,懂得如何识别流行性疾病,并有上报意识。

储备人文医学知识是医师在职业生涯中提高自己人文素养的基础。如何理解人,如何沟通,如何保持理性和感性的平衡,需要医师在实践的同时,积累大量的相关知识。

三、沟通技能

无论是医师和患者,还是医务人员之间都需要良好的沟通。只有参与疾病诊治的医患双方好的沟通才能对疾病的治疗形成合力。治疗疾病是一个复杂的过程,可能诊疗需要一系列的步骤,这也特别需要医疗小组的团结协同。

良好的沟通可以帮助医师收集疾病的信息。医师要具备收集信息的技巧,包括清晰的收集信息思路及沟通技巧,其中特别重要的是倾听。倾听是沟通的重要基础,倾听也不仅是听对方的表达,还包括理解对方表达的深层次意图等。医学生在与人沟通中要留意自己倾听能力的培养,倾听对方的表述,理解对方表述背后的情感、动机等,这种能力是医务工作的一个核心能力。

医师要学会如何与团队成员沟通,这里面包括上下级医师、医师与护士、医师与护工、医师与管理人员之间的沟通。特别是当我们组成医疗团队的时候,如何互相清晰地表达信息和观点,如何使每个人做好自己应该做的事情,形成合力,把任务完成。团队成员之间如何互相尊重,如何能够互相坦诚地沟通,如何在沟通后达成共识,这需要团队成员对医疗工作的敬意,每个成员的个人素质。疾病的诊疗是团队成员的共同目标,相互的协同配合是重要的原则。医学生在进入临床工作时要努力融合入医疗团队,在临床中发现问题后主动和团队成员汇报,使自己成为团队的一员。

医师需要具备宣传教育的能力。当患者及其家属面对疾病时,需要充分认识疾病本身,知道如何控制和治疗这种疾病。在这个认识过程中,需要医师不断宣传教育,这些宣教非常重要,能够让患者及其家属清晰的认识疾病的状态,认识疾病诊疗的过程和困难,以此帮助患者在疾病的诊治中保持理性。

医师还要学会对患者文化的认同。医师面对社会上各不同文化背景的人,而患者的文化背景将决定了他们面对疾病的方式,如果在文化上缺乏理解,可能会导致沟通的问题,从而影响疾病治疗的结果。医师只有充分理解了患者的文化,才能更好地帮助他们。

同时,医师要学会如何进行书面的沟通,如何撰写文章,表述自己的研究,分享自己的经验。医学的进步需要同行之间进行信息交流,需要学习其他医师的成功经验。因此,医师要善于总结经验,反思教训,并把这些想法汇总,转化成文字,与同道分享,这样才能更好地促进整个医学行业的进步。

良好的沟通可以提高医疗行为的顺利进行。医学生和患者及其家属良好的沟通,可以增加对患者的了解,获得疾病相关的信息,同时良好的沟通可以获得患者的信任。除此之外,良好的沟通对医疗人员之间的协同工作也非常重要。作为下级医师,及时有效地向上级医师汇报,可以帮助上级医师及时准确地了解医疗工作的进展,并且对病情变化进行判断和处理。在临床工作中充分与下级医师沟通,准确表达自己的观点,让下级医师表达自己的理解,会更有利于上级医师决策的贯彻。医师与护士的充分沟通,对于医疗小组诊疗决策的贯彻也非常重要。

四、临床技能

医师必须具备过硬的临床技能,包括操作能力和相应的技巧。这些技能将帮助整个医疗工作的进行,帮助医师发现疾病、治疗疾病,同时帮助医师协调整个医疗过程。医师应该不断提升临床技能的水准,这样才能做好自己的临床工作。

比如如何询问病史。良好的病史询问技能,能够帮助医师获得更多更准确的症状学信息。这些信息可以帮助医师更好的做出临床诊断。同样,体格检查的能力、辅助检查的分析能力都能够帮助医师对病情做出精准的判断,并进行综合分析和解释,直至发现疾病发生的根源,从而获得疾病的诊断。

医师需要有诊疗的决策能力。目前我们所强调的是应用循证医学原则,对疾病的诊治进行决策,但是随着医学的进步,我们越来越倾向于有根据的个体化治疗。精准医学的发展,给医师提出了更高要求的决策水准:能够结合病症的特征进行临床决策,结合患者的诊断类型及其状态,最终设计出一套最适合、最有效的治疗方案。对于外科医师来说,他需要有娴熟的手术技能,才能更好地为患者治疗。

医师还需要具有对急症的判断力和处理能力。在临床工作中,常常会遇到患者因为潜在的身体特质,在疾病的打击下出现一些威胁生命的突发事件。这时医师应具备很强的急诊诊疗能力,迅速对患者的病情做出判断,并予以紧急处理。

医师还要充分认识疾病的转归及预后,准确评估患者的恢复状况以及进一步关注的问题,并且知道如何做好后续治疗。

五、社会健康理念

社会健康问题虽然不是某位医师的工作任务,但是医师个人必须具备社会健康的意识。医师要明白自己在整个社会卫生系统中的作用。他要掌握一种疾病的特征,包括遗传学、人口学、环境、社会经济、心理、文化等因素的相关知识。医师需要熟悉当出现一些疾病伤害和意外的情况下,他应该如何处理,如何将这些信息反映给上级卫生管理部门,以避免产生更多类似的情况;需要熟悉一些传染性疾病、社会性疾病的特征,避免这些问题会有更恶劣的影响;需要了解整个卫生系统的体系,包括相关的政策、组织、资源等,然后了解如何进行工作,如何保证医疗行为的公正性、公平性以及质量。

医师需要学会如何在信息库和相关的资源中获得有用信息,包括如何去查询、检索、收集资料,并进行汇总,从而获得所面对的疾病相关信息和他人的经验。医师要学会适应医疗单位的信息系统,包括如何保存医疗的数据,包括如何提取相应的信息,从而促使临床工作更好运行。

六、批判性思维

医师的成长不能完全依靠医学知识和经验。社会在变化,疾病谱也在变化,医师必须具备良好的思维方法和学习方法。在临床工作中,医师需要展示批判性思维,能够分析疾病的特殊表现,找到进一步科学研究的方向。医师要善于去分析、解释不同来源的资料的局限性,包括他们对疾病的病因治疗以及预防等特点。当临床上发现一些不能解释的现象时,医师要学会去分析,努力寻找根源,从而解决问题。在这个过程中,也许就能发现新的诊疗方法,所以,医师不能被固有的思想所局限。

当医师面对比较复杂的病例时,要善于和其他同事进行讨论,找到问题的本质,从而为解决问题找到方向。医师要学会反思自己,认识到自己的不足,当疾病的变化出现不可预知性的改变时,要努力从调整自己的认识入手,突破原有的局限性,进行深入地学习和思考。

医师要学会适应整个医疗系统的运行规律,在医疗体系中努力工作。医疗系统是医疗行为的有利保障,医师首先要学会遵守医疗机构的规则。在医疗活动中如果碰到一些制度的不足,也要有反思精神,及时通过正常的渠道向管理部门汇报,从而帮助医疗系统的进步。

　　总之,医师这个职业需要从业者具备非常全面的素质和能力。医学生在成长的过程中,一定要对自己的综合素质和能力有所认识,在参与医疗工作的过程中不断突破自己,全面成长。

(向　阳)

第 五 章　医患关系的人文审视

| 第一节 | 医患关系的特点及现状

一、医患关系的本质及特点

当人类在生存和种族延续方面的基本需求得到满足后，就会进一步追求生命的长久和质量，于是之前被更迫切的生存需要所掩盖的疾病和健康问题就顺应民意浮出水面，成为人类长期关注、持续投入、不断寻求突破的一门学问。

随着生产力水平的提高、科学技术的进步以及对生命的认知拓展，有些人自主自愿、有些人懵懂被动地脱离一般的社会劳动，利用口口相传或自身经验所得到的技术、知识和手段，专门从事医疗活动，帮助人们缓解甚至解决疾病与健康问题，逐渐形成了特定的职业——医疗工作者，而与医疗职业伴生的特殊的社会关系就是医患关系。

医患关系本质上就是在医学实践活动中产生的人际关系。著名医史学家西格里斯曾经说过："医学的目的是社会性的，它不仅要治疗疾病，使某个机体康复；它还要使人康复后能够适应他周围的环境，成为一个有用的社会成员。每种医学行动始终涉及2类当事人：医师和患者，或者更广泛地说，是医学团体和社会，医患关系无非是这两群人之间多方面的关系。"

医患关系可分为狭义的和广义的。狭义的医患关系就是指医师与患者之间的关系。广义的医患关系是指医务人员（包括医师、护士、医技人员、医疗行政和后勤人员等）与患者一方（包括患者、亲属、监护人及单位组织等）之间的关系。

患者往往会把在整个诊疗过程产生的各种不适、质疑统归咎于医师这个个体，但其实整个医疗团队都在诊疗过程中产生影响、发挥作用，这些影响和作用可以是通过和患者直接接触产生的，也可以是在操作器械、调配试剂等辅助工作中间接影响到患者的诊疗效果。因此，想要真正改善医患关系，必须更重视广义的医患关系。

医患关系的内容表现为 2 个方面。

（1）医患关系的非技术方面：即与医师诊疗技术和方法无关的医师与患者最单纯的人际关系。更确切地说，是医务人员的职业态度、职业素养在医疗过程中的具体表现而引发的医患关系。众所周知，三角形是最稳定的几何结构，而平等、尊重和信任则构成了社会人际关系中最基本、最稳定的三角原则，所有其他人际关系都是在这个三角原则的基础上第次建构起来的。因此，医患关系的基础当然也是平等、尊重和信任。

古希腊最著名的医学家希波克拉底曾经明确指出，一些患者在清楚地意识到自身病况险恶之后还能恢复健康，除了得到正确的诊疗之外，患者对医师德行的满足也在很大程度上影响了诊疗效果。现代很多临床实践研究也证明了这一点。医务人员在诊疗过程中表现出的平等、尊重和信任的职业态度让患者对自身所接受的诊疗手段更有信心、配合度更高，因此诊疗效果也会更好。

所以，让医患关系的非技术方面成为医患关系的主体是大势所趋。

（2）医患关系的技术方面：这是指在诊疗过程中，医务人员与患者（及其家属）围绕诊疗技术性的问题所建立的关系。如征求患者对治疗的意见、讨论治疗方案等，它是医患关系的重要组成部分。

二、医患关系的历史及现状

（一）医患关系的历史

从中国神话传说中的神农到古希腊神话中的阿斯克勒庇俄斯，"医师"这个称谓曾经和诸神一样自带万丈光芒。但即便在医师被神化的古希腊时期，患者的重要地位也从未被忽视，医患之间良好互动关系的建立也一直被视为达到诊疗效果所必需的。

希波克拉底在颇有权威的《希波克拉底文集》的 60 篇论著中，多次论述医患关系和医患交流的意义与技巧。如，在《希波克拉底誓言》中说："凡入病家，均一心为患者，切忌存心误治或害人，无论患者是自由人还是奴隶，尤均不可虐待其身心。我行医处世中之耳闻目睹，凡不宜公开者，水不露，视他人之秘密若神圣。"他还在《格言医论》中写道："医生之责，非一己可完成，无患者及他人合作，则一事无成。"

到了罗马时期直至中世纪，医师从高山仰止的神坛走下来。尽管医师仍受到社会普遍尊重，但已经在事实上变成世俗职业的一种，医师行医更多是为了赚钱谋生。出于吸引并稳定患者的实际需求，医师通常会按照患者的不理性的意愿行事，因此这个时期医师并不都是绝对高尚的。但是由于职业的稀缺性和患者期待值较低，这时的医患关系仍处于一种相对和谐状态。

到了 19 世纪，这种和谐关系随即被迅猛而来的工业革命打破。工业科技裹挟着相关领域进入快速发展期，而徘徊在大工业领域边缘的医学则不可避免地显得和缓滞后，这一阶段医学的功能焦点仍然停留在收集人类机体的有关科学信息，而不是聚焦、直指治愈疾病。但这个时期出现的治疗怀疑论已经开始视患者为独立的个体,要求医师以理解和同情的心态平等地接近患者,并创造机会和患者建立一种亲密友好的关系,医务人员开始发自内心地尊重患者,把患者放在一个很特殊的地位上。而此时,社会对救死扶伤的医务人员仍然怀有最淳朴的敬意。

但是到了现代社会,一切都发生了改变。

欧洲中世纪以来持续不断地对朴素的医学哲学观和疾病机制的反省和批判,促成了现代医学理论的建立。随着各领域科技的不断发展,研究手段变得更多样而有效,人类对疾病本质的认识得以不断深入,再加上丰富的治疗经验的积累,有效而安全的药物的开发,越来越多的疑难杂症成为历史上被翻页的篇章。社会普遍认为医学已经有能力战胜长期以来困扰人们的很多疾病,并能依靠药物、技术、设备等多样化的手段最大程度地减轻痛苦。

但医学的高度发展也带来了一系列让人始料未及的矛盾和问题。除了医疗开支大幅增加之外,信息技术的应用扫除普通民众获取医疗专业知识障碍的同时,也使增长的医疗需求和相对短缺的医疗服务之间的矛盾日益凸显。而本该在治疗过程中起主导作用的医师则主动或被动地陷入不作为的失职状态。社会的多数群体认为,医师正在停止给予患者想要的东西,过去享受顶礼膜拜的职业渐渐失去它的神圣光环。

这些科技发展带来的负面影响直接造成患者期待的提升和医者压力的增长,于是医患关系的要求和内容也发生变化,矛盾和问题随之升级。

一方面,患者对新的药物、检查设备和治疗机器感激不尽的同时,对医师的不满和质疑也在日益加剧。既然网络上能查到一切病症信息和相关治疗药物,既然病情病况要依靠检查设备来进行确诊,既然改善或治愈疾病可以通过电子机器来完成,那还要医师做什么?于是患者对医师医疗不当的控诉接连不断,部分激进者甚至认为医师这个行业必将被电脑机器取代。另一方面,当患者因掌握了部分信息而在诊疗过程中对医师指手画脚、因正常范围内的偏差医疗效果而攻击甚至威胁医师人身安全的时候,医师也开始与患者保持安全距离。

医师与患者就这样渐行渐远。"理想的医患关系——充满同情心的医师和对医师充满信任的患者——已经不再存在。"

在这样的医患环境中,患者从自愿被动的求助者转向积极寻求信息的消费者,他们要求更平等地参与保健过程。而在掌握了越来越多信息和主动权以后,患者会更加反感原本经由医师的手花出去的高额保健费用,此时许多医师的高收入和高姿态就成了压垮医患关系的最后一根稻草。

但就像人类在其他领域孜孜不倦的研究一样,全世界仍在努力尝试,试图重塑出适合当今社会的医患关系。

随着心理学、社会学、行为学、伦理学以及循证医学的逐步建立,西方发达国家的医患关系经过长期磨合,最终在荆棘中谋出一条血路,形成了现在与市场经济及社会发展相适应的医患关系：借助发达的经济、现代文明的认识和健全的法规，来保证医患双方受到必要的制约，也让公民在医疗卫生方面享有较高的社会福利，最终使医患关系重新回到比较稳定和谐的状态。

以英国为例，20世纪下半叶，英国首先宣布建成公民从"摇篮到坟墓"均有保障的福利国家，实行对所有居民提供免费的综合卫生服务，服务费用由政府财政负担，服务过程强调隐私、舒适和尊重。

在这样的制度保障下，英国产生了各种全新的医患关系。

一方面，在社区医疗服务背景下产生了"社区医师与本区患者"的新型关系。每个社区都有自己的社区卫生服务中心，实现全科门诊，承担全体居民的各项初级卫生保健工作；若有特殊情况，社区公民也可以随时找到需要的医师，获得更进一步的专业诊疗。这样的措施使患者的利益在最大限度上得到了保障，也使医务人员增强了责任心，有效优化了传统的医患关系。

另一方面，全科医师与患者的关系也应运而生。在英国，每位居民都可在自己选择的社区注册，并与之建立稳定的医疗保健关系。负责全体家庭成员健康的全科医师是由患者自己精心挑选的，因此从起步阶段就能较好地获得患者的认可和信赖。而长期、稳定的合作关系，使医患情感更加融洽相得，也使医患交流和沟通更为顺畅，为患者诊疗提供了既全面又准确的信息。同时，全科医师与专科医师的转诊也减少了患者就诊的负担，促使医患关系向良性发展。

相对于西方的医患关系的发展，我国的医患关系既有相似之处，也有基于我国文化和发展的特殊之处。

和古希腊一样，中国对医患关系的重视古已有之。

中国历史上首部医学经典巨著《黄帝内经》中说："医患相得，其病乃治。"明确指出医患合作的目的就是治病。《灵枢·师传篇》说："人之情，莫不恶死而乐生，告之以其败，语之以其善，导之以其所便，开之以其所苦，虽有无道之人，恶有不听者乎？"就是说诚恳热心地对待患者，善言疏导，可以解除患者的思想顾虑，使他们配合医师的治疗。

（二）医患关系的现状

一直到现代之前，医师在中国始终是受到社会尊敬的职业，"不为良相，便为良医"。但到了20世纪90年代中期，随着我国市场经济发展速度的明显加快，医患纠纷的发生率也开始大幅度持续上升。直至今日，医患矛盾已经成为中国社会矛盾的一个重要焦点。

1. 宏观层面

（1）医疗卫生经费投入不足、卫生改革及医院管理滞后：20世纪90年代初，中国开始施行以公费医疗制度改革为核心的卫生体制改革，尽管国家做了大量的探索和实践，但中国人口多、底子薄的现状使得医疗保障体系难以有效建立，国家对医疗卫生经费投入不能满足公立医院医疗服务公益性的要求。同时，与之相关的医疗卫生改革和医院管理体制改革不能有效地实施,使全国的公立医院不得不以市场经济的方式服务社会,陷入公立医院"不公立"的尴尬境地。医患关系不和谐的主要根源由此而生。

（2）医疗卫生相关法规不完善：我国第一部用来调整医患关系、解决医患纠纷的专门法规是 20 世纪 80 年代初制定的《医疗事故处理办法》。受当时社会经济、政治、法制及思想文化等方面的局限,该法规难以规范医患双方的权利和义务,难以调节医患矛盾。2002 年颁布的《医疗事故处理条例》和 2010 年实施的《侵权责任法》基本弥补了《医疗事故处理办法》的缺陷,对调整医患关系,妥善处理医患矛盾开始发挥出一定的法律功能。但相较于大步向前跑的中国社会发展局面,现行医疗卫生法规仍然捉襟见肘。

2. 微观层面

（1）医患思想观念滞后于经济社会发展：从医者而言,市场经济的快速发展不仅改变了政治经济和科技文化的面貌,也使得社会对医疗卫生保健需求发生变化。但新中国成立 70 多年来生物医学模式的强大惯性,把很多医务工作者拖浸在因循守旧的泥潭,认识不到患者的新需求,也无法适应环境的大变化。某些传统医学观念的桎梏和一成不变的经验论把医者推到了患者的对立面。

对患者而言,医药高科技创造的医疗奇迹给他们带来希望,但难以承受的医疗费用又让他们只能望梅止渴、隔岸观景。这种对于生的希望看得到摸不到的焦灼感积聚内化成愤懑,于是具象化的医者成了实打实可以发泄怒火的标靶。众所周知,"看病归国家管"是计划经济时代的模式和观念,理应随着社会的进步而发生变化。但许多患者,尤其是低收入的患者群拒绝接受新模式、新观念,坚持把"国家管"看成是道德高地,用"只认钱不认人"的铁钉将医者挂上职业操守耻辱柱。

（2）医患双方缺乏有效沟通：近些年来,有关调查资料显示:医患纠纷数量增长迅猛,但真正构成医疗事故的仅占 3％ 左右。剩余的绝大多数医患纠纷都是因为医患沟通不够。而关于医患关系紧张的原因,48％ 的医师认为医患沟通不够,50％ 的患者认为缺少沟通（医师看病时间太短）。缺失有效沟通也就妄谈相互理解,对立情绪随之而来。

（3）整体国民人文素质教育不足：我国的中小学教育以及高等教育长期以来忽视人文素质教育,没有在实际操作中把教育放到提高全体国民整体素质的重要位置上来。从医者来看,最需要人文素养的医学人才纷纷因现行医学教育而表现出"人文缺乏症",导致在医疗服务中出现"冷漠大处方"及"辣手小回扣"等现象,使医者的正面形象坍塌,进而严重损害了医患关系。从患者来看,发生医患矛盾后,少数患者和家属人文素质不高、法律意识不强,采取暴力伤害医务人员、破坏医院设施等违法行为,让医务人员对原本是弱势群体的患者产生抗拒心理,使原本就岌岌可危的医患关系雪上加霜。

三、和谐医患关系的建立

（一）和谐医患关系的根本

和谐医患关系建立的根本是平等、尊重和信任。其中，如何建构医患的相互信任又是重中之重。而信任的建立不能仅仅依靠政府投资和宣传，医者和患者都必须在认清问题的基础上从我做起。

（二）医患关系中双方的期待

研究发现，医师期待听话的、配合的患者；患者要求知情权、参与决策并得到尊重。

曾经有一个调查询问患者"什么样的医师是值得你信任的?"共给出了 3 个备选答案：①替患者着想，能给患者省钱的。②从医多年，有丰富的临床经验的。③现在的医师都不值得信任。调查结果显示，其中"替患者着想，能给患者省钱的"的认同度只有15%；认为"现在的医师都不值得信任"的占 22%；剩余 63% 都选择了"从医多年，有丰富的临床经验"。由此可见，医德和医技双高的医师从来都是患者的首选。

（三）医患信任建立的要件

对患者的研究发现，从患者的角度来讲，医患信任要件有以下几个：①诚实；②公开；③责任心；④患者利益；⑤愿意接受批评；⑥不计较个人得失。细思可知，其实这6 个要件广泛地适用于各种社会关系。所以和谐的医患关系的建立，医师是完全可以并且有责任做到的。

（四）医患关系与医学教育

几千年来，医学的传承和教育离不开 4 种模式：①前辈言传身教；②同仁私相授受；③广泛阅读自主钻研；④经验积累自成绝学。医学知识和技能始终在以家族、宗教为代表的小范围人群中流转。直到近代才出现了系统化、规范化的医学教育，并向全社会开放提供学习的机会。

但不论古今，医学教育从来都没有忽视医患关系的建构，都把沟通能力作为能否胜任医师这个岗位的核心要求。到了近代，医患关系更成为医学伦理和医学人文学科的核心内容。

一方面，提升医务工作人员的沟通能力是实现高质量医疗的关键；另一方面，全世界范围内医患矛盾的加剧也使得改善医患沟通成为当务之急。

教育要从娃娃抓起，医患关系的认识要从教育抓起。近几十年来，医患沟通教育逐渐成为医学院的主流课程之一。如何令未来的从医者掌握临床沟通技巧，更好地适应当前的医患需求，已经成为各大医学院校学习研究的主要内容。不仅相关课程被全面、持续地开发，课程的数量和占比也在不断增加，沟通技能的培训内容还被整合入其他课程框架，力图实现将医患沟通这门学问 360 度无死角地融入医学教育各个领域。

实践证明，医患沟通教育可以和所有与患者互动的教学环节相整合；而且这样的整合模式较之过去孤立的课程更加生动和受欢迎。而在整合的模式中，与病史采集或实践技能操作相结合的情况最为多见,用还原真实场景的方式,有效实现全方位知识、技能和态度的获得。

第二节 | 基本医患沟通技能

一、影响医患沟通的因素

每名医师在他们的行医生涯中会经历平均 20 万次的医患沟通过程。这些医患沟通包括问诊,病情解释,与患者讨论诊疗计划,进行医疗咨询等。有效的医患沟通能够提高诊疗的效率如患者的依从性、复诊率以及提高对医师行为差错的宽容度。虽然以患者为中心的诊疗模式已经成为医患关系的主旋律,但是绝大部分的医患沟通过程都或多或少的存在不同的问题,这些问题往往可以归纳为与医师有关的、与患者有关的,以及与对话环境有关的因素。

（一）与医师有关的因素

医师首先要重视与患者沟通中任何的问题,即使存在很多合理的因素作为借口。我们会发现,总有些医学生和医师更容易与患者沟通。医患沟通时,很多因素影响医师的行为。比如,为比我们年长很多的患者看病是件很困难的事,特别是当涉及一些如性行为等敏感问题时。更多的情况和医师自身情境有关:一个面临期末考试的医学生,一个即将完成漫长的规范化培训的住院医师,一个上午看了三四十位患者的主治医师,等等。在这些情况下,他们在看某个患者时不愿说太多的话,疲劳、焦虑及占据头脑的其他事情都可能妨碍与患者的沟通。因此,要认识到这些制约因素,需要清楚看到自己认识和技巧的不足,并且不要让这些问题妨碍与患者的沟通。即使出现再不合乎常理的事情,例如,老年女性患者持续某个症状,但是似乎没有体征及辅助检查等可以支持时,医师都必须严肃对待,不能嗤之以鼻或置之不理。

与医师有关影响沟通的因素包括以下几方面。

1. 沟通技能训练不足　即本章节主要叙述的内容,如何通过行为训练,就像体格检查那样,使得医师掌握正确的应对策略。

2. 对自己的沟通能力缺乏信心　医患沟通时,医师往往处于掌控者的位置,这需要丰富的医学知识,冷静的头脑以及足够的自信,才能给患者可以信赖的感觉。一旦医师对自己的沟通能力缺乏信心,不是让患者盲目的取得沟通的主动权,就是变相的通过伤害患者来树立自己的权威。足够的信心并不是天生的,这就需要经过专业的训练、拥有丰富的经验才能够正确地进行医患沟通。

3. 性格特征　很多医师会抱怨不良医患沟通是因为自己的某些性格特征引起的。

但其实作为沟通的主要参与者，医师是具有职业人格的一种工作，多项研究表明，个人的性格特征对于医师的职业经历是没有很大影响的，而是否能够控制自己的情绪，既保持理性的思维又能够对患者抱有同理（情）心才是最重要的。

4. 身体或心理因素　多个医学沟通的指南或者指导手册都提到，在医患沟通之前，医师的自我调整非常重要。身体的不适不止会影响患者的情绪，医师的不良情绪也会因为自身的不适而产生。疼痛、眩晕、里急后重或者尿急的感觉都有可能造成倾听不良。过度疲劳、睡眠不佳、情绪不良有可能是医患沟通失败的隐患。

由此可以看到，我们往往说的医师的性格特征和沟通习惯在医患沟通交流中并不是决定因素。对于失败的沟通，我们并不可以用所谓的"本色"，即个人性格来解释。如同基础知识、体格检查和临床思维能力，沟通技能与前三者共同构成了重要的临床技能的要素。既然是技能，就如同体格检查的每个步骤，沟通技能也是可以被分解和习得的。本章就临床上医学生常用的沟通技能结合案例进行教学。

沟通技能分类的方法，有的是按照技能的行为属性分类的，如语言类技巧、非语言类技巧和共情；有的是按照行为目的进行分类的，如提问、明确目的、谈话和体格检查。同时许多测评量表由于评分的时间顺序必须符合沟通的顺序，因此目前更多的技能分类都按照沟通的时间顺序来进行，从访谈准备和开始访谈，到信息采集阶段，然后是对患者问题（包括诊疗计划）的解释以及与患者构建融洽的关系，最后是结束医学访谈。无论是SEGUE 量表（set elicit give understand end framework，SEGUE framework）还是Calgary-cambridge 指南均采用这种结构模式。因此，本书关于医患沟通最基本的技能也将按照沟通中的时间顺序而展开。

（二）与患者有关的因素

除了与医师有关的因素外，患者自身的问题，也将影响到医患沟通的效果，对医患关系起到作用。医患关系是特殊的人际关系，可以说人际关系沟通的原理以及相关的心理学原理就是医患沟通的骨架原理，没有一种独立于正常人际关系之外的正常医患关系。研究医患沟通也就是将普通的人际沟通原理与医患沟通时所需要的学科，如法学、伦理学、社会学相结合，在特定的医学背景下进行研究。

因此就像人际沟通一样，会有很多因素对沟通的双方产生影响，而与患者有关的因素包括以下几方面。

1. 症状　精神疾病的症状本身就会引起患者的行为问题，比如，患有躁狂症的患者在沟通时就容易出现愤怒的情况。如何在门诊识别具有精神问题的患者是门诊中容易被忽视的一个环节。再比如，继发于生理性疾病的精神问题，如肝硬化失代偿期的重要并发症肝性脑病，即使前驱期，患者也会有精神表现的异常。而这些不理性的行为就会被缺乏经验的医师误认为冒犯或者不配合，从而影响医患沟通的质量。

2. 与疾病本身和（或）治疗有关的心理因素　比起疾病的症状，更多影响医患沟通的患者不良情绪来自躯体不适、对预后的恐惧或者诊疗过程带来的不适，如化疗、麻醉时候的不适感觉或者肠镜检查前的肠道准备。因此，当我们整理患者的基本情绪时更多的都是负面的，如焦虑、沮丧、愤怒、抑郁等。这些情绪不仅会影响患者的行为，也会投射到医师的行为上。对于患者和家属来说，疾病的信息不对称足以引起他们的焦虑和忧思。他们会非常急切地想知道的关于疾病的诊断、治疗、预后、康复、费用等信息，以做好充分的心理和物质准备。医师同样也应该对这些有一定的了解，对于患者或者家属可能提出的问题及表现的行为有一定的心理预期。

3. 就医经历　除了疾病本身带来的情绪和行为会影响医患沟通，医院的环境和就医的经历都会对患者产生不良的影响。轻者诱发不良的情绪，重者会引起疾病加重。不良的就医经历一半产生于医院环境、就医流程、医务工作者的态度或者其他患者的影响。不只是本次的就医经历，更隐秘的是曾经的就医经历对患者情绪的影响，过去的委屈、不满或者误解，因为当时的情况并未暴露，但是有可能会投射到本次就诊中。

4. 需要关爱　患者的脆弱不止来自身体的伤病，往往还伴随着心理脆弱或异常，患者从原来自主、自立的强势状态跌入身不由己的弱势中，特别需要获得亲友和别人的同情及关怀，也会渴望得到医师的关心。

5. 信息不对称　信息在医患之间呈不均匀、不对称的分布状态叫做信息不对称。医师所掌握疾病的信息比患者多。患者对医疗信息的相对匮乏及对医学专业用语的不了解与医师形成鲜明的对比，这种医患信息的不对称势必会影响医患沟通的效果。

为了达到取得患者信任的目的，也为了能够不影响医患沟通主要目的，掌握有效沟通技巧、建立良好医患关系的方法就非常重要。但这之前，医师需要更多的专业知识，包括识别精神症状的训练，从而达到早期识别、早期干预、早期分诊的目的。同时，需要利用沟通技巧在病史采集、解释和建议以及共同计划的多个环节进行有效的沟通。还需要学习犯错以后的处理态度和技巧。更重要的是医务人员要对患者抱有更大的同情心和耐心，对于患者的情绪需要探究原因，有些客观现实很难解决，但这不能成为不援助患者的理由，而是更需要医务人员学习如何建立良好的医患关系。

（三）与谈话环境有关的因素

由于现有诊室的条件和技术的限制，很多时候诊室的整体环境对于一个健康人来说也是不舒适的。比如嘈杂的声音、令人害怕的场景、座位的不适应、令人反感的气味。因此，在进行沟通前，关注患者的身体是否舒适尤为重要。

在取得患者信任，建立良好医患关系的过程中，我们始终鼓励患者参与进来，倡导医患合作。然而合作的前提是医师释放出足够多的意愿，否则之后的一系列建立信任的努力都会大打折扣。环境因素会影响身体以及心理的舒适程度。不舒适的环境会影响患者体位、坐卧的姿势，是否能有效进行目光接触等，在潜意识中对我们的认知、态度以及我们关注的能力产生影响。因此，除了表现尊重和兴趣之外，使患者处于一个舒适安全的环境中就至关重要。

1. 温度和灯光　室内温度直接影响了患者的舒适感受。例如，冬天室内温度过高是否使穿着过多的患者感觉太热？夏天，当医师穿着长袖白大褂的时候是否考虑过穿着清凉的患者的感受？诊室内的灯光不能耀眼，也不要太昏暗，因为环境灯光可以影响人的觉醒和睡眠机制，同时对于交流的安全感也会产生刺激。

2. 患者和医师的位置　医师和患者所坐的位置需要能够让双方处于非常舒适的心理距离。座位的安排很重要，因为它会影响人与人之间的沟通，并且会暗示人怎样看待自己及他人在这次接触过程中所起的作用。在医院诊室中，通常有椅子和桌子。以下有3种安排座位的方法(图5-1)。

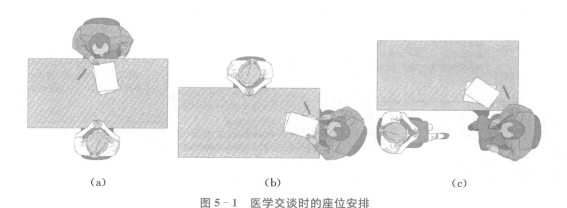

（a）　　　　　　　　　（b）　　　　　　　　　（c）

图 5-1　医学交谈时的座位安排

方法(a)，患者与医师隔着桌子面对面坐。尽管这样医师会感到对谈话的控制作用，但这会让患者感到不舒服，并不利于谈论病情。研究发现，让医师和患者分坐桌子对面会有一种威胁、竞争或者屏障效应。人们都希望自然地产生目光交流，但不是无法"逃避"的目光直接接触。方法(b)和(c)更轻松，也就有利于良好的医患沟通。不同的是，有的医师对于面对面也会产生心理不安全的感觉。总之，这样的座位安排需要同时兼顾患者和医师双方的需求。

另一个要注意的问题是谈话时医师与患者的距离。如果距离太近会让医师和患者都感觉受到威胁，离得太远又会让患者觉得医师对他说的话没兴趣。在大多数交流中，比较合适的距离是 1.25～2.75 米。当然，在沟通过程中，这个距离是可以随着需求而改变的。当医师为了增强患者的信心，解除疑虑，就可以把椅子适当拉近患者。

如果是与诊疗床上的患者交流，同样需要考虑位置因素。大多数患者都会觉得坐在椅子上比躺着或者把腿悬挂在诊疗床边谈话更舒适。如果医师也坐着就更好了，居高临下地站着同患者谈话可能会增加患者的不安全感，这样一来就把双方参与者放在更平等的位置上，并且会让患者产生一种印象，即医师愿意花费时间全心地关注自己。所以，如果条件允许，医师可以拉把椅子坐下来，这样就使双方在同一高度上了。

3. 关于隐私　尽可能在患者穿着齐全的时候和他们谈话。如果要讨论敏感问题或者隐私问题，就要关上门并避免旁人在场。如果没有隐私的问题，至少要使患者感到踏实,避免因环境不适而使患者拘谨或分心,从而给出不准确和不完整的信息。最后要切记,所有这些环境因素也会像影响患者一样对医师产生影响。

有诸多因素会影响医患之间的交流(表5-1),那就更需要有一种可以学习的技术。

表5-1 影响医患沟通的因素

类　别	具体因素
与医师有关影响沟通的因素	在沟通技能方面受到的训练不足
	对自己沟通的能力缺乏信心
	性格特征
	身体或心理因素
与患者有关的因素	症状
	与疾病本身和(或)治疗有关的心理因素
	就医经历
	需要关爱和归属身体的伤病往往伴随着心理的脆弱或异常
	信息不对称
与谈话环境有关的因素	温度和灯光
	患者和医师的位置是否合适
	关于隐私

二、医患沟通的基本条件

(一) 专业水平

患者在就诊时不可避免地要与医师打交道,然而不同的医师所具备的医学知识和素质或多或少会有不同。精湛的专业知识是医患沟通的基础,是患者信任医师的前提,是医师在与患者交流中自信的来源。因此,作为医师首先业务精湛、经验丰富,并且不断学习进步,才能在临床工作中厚积薄发。

(二) 以患者为中心

随着生活水平的提高和民众健康意识及自我保护意识的提高,促使我们的医疗模式从"以医师为中心"改变为"以患者为中心",这种模式转变能够促进患者和医护人员之间形成合作伙伴关系,意味着患者和医师之间更平等的关系,使力量平衡从家长型移向共同关系型,促进患者更多地参与就诊过程并参与构建更加主动的关系。对于现代医学体系来说,患者的主动参与比医师的单方面告知更有效。

患者不是被动接受者,而是在就诊过程中能发挥主要作用的个体。个体患者能够以不同的方式参与就诊过程,他们能在访谈中发挥更积极的作用。通过合适的沟通技巧就能够使患者在医学访谈中发挥更主动作用的价值,有经验的医师懂得如何运用沟通技巧提高患者在访谈和诊疗中的参与程度。

（三）语气、语速

人们说话时所用的语调、强调的词句、声音的强度、说话的语速以及抑扬顿挫等，都会起到帮助表达情感的效果。医患沟通时的语气包括患者和医师的语气。在与患者沟通时，医师要留意判断其话语的非语言内容，并重视这些信息在交流中隐含的意义。语气、语速等与患者表达的语言在医学访谈中并不是孤立存在的，而是相互渗透、结合，共同发挥作用。医师在与患者沟通时要注意，以亲切的语气和平缓的语速与患者沟通。飞快的语速与过于响亮的声调都会给患者不安全的感觉，尤其是当医患对于某些问题的看法不一致时，此时应该注意控制语气和语速，不要进一步在情感上刺激患者。

（四）非语言沟通技巧（目光、表情、肢体）

非言语沟通是指医患双方利用言语之外的身体表达方式进行沟通，如眼神、手势、面部表情、身体姿势和空间位置等，都在不知不觉中传递着信息。在医患沟通中，非言语沟通的作用是非常重要的。即使一言不发，医师不经意间的行为改变都将对患者的情绪和心理产生潜移默化的影响，在自觉或不自觉中向患者传递着特定的信息。若患者提出了一个并不理性的问题，医师这时候表示的沉默或者轻蔑的眼神都可能引起患者的不满。因此，医务人员在诊疗过程中必须掌握一定的非言语沟通技巧。

1. 面部表情　面部表情是指通过眼部肌肉（主要是眼轮匝肌）、面部肌肉和口部肌肉的变化来表现各种情绪状态。在医患沟通中，如此近的距离足以看清双方面部任何的细微表情，因此表情是使用最为频繁的非语言沟通手段，其中表现力最丰富、使用最广泛的是微笑和目光。

（1）微笑：就医的患者在生理和心理上都是脆弱的，需要他人的关爱。来自医师自然、真诚的微笑，表达着对患者的安慰与鼓励，有助于增强医患间的情感共鸣，帮助患者缓解病痛带来的恐惧与焦虑。但需要注意的是，如果在急危重症的救治过程中，不恰当的微笑可能会引起误解。

（2）眼神：医师对患者应该用目光接触来感染、鼓励和关爱对方，促进双方的良好交往和密切合作，并从与患者眼神对视中来检验和判断其心理状态。不论什么情况下，医师的眼神都应是专注、凝重、友善和亲和的。通过这样的眼神，配合关切的语气，向患者传递和暗示着真挚的情感、真诚的态度和平等的心态。

2. 身体姿势　身体姿势可以反映出一个人的情绪状态、健康情况及其沟通时的定位。符合医师职业的沉着、自然的姿态，除了可以展现稳重、自信的气质，也会给患者留下热爱岗位、积极热情的好形象。在实际工作中，医师的形体动作非常重要。比如，一个手术患者在手术开始的时候看到医务人员诚恳友善地点头鼓励，患者会感受到无尽的温暖和安全感；或者医师在与老年患者交谈时，有意地探出身体保持略微前倾的坐姿，则体现出对老年患者听力障碍的了解及人格的尊重。相反，医师问诊的时候不断地低头书写，焦躁地抖动身体，旋转笔杆，身体瘫软地靠在椅背上都会带给患者被忽视的感觉。

3. 触摸　触摸是一种非常有感染力的非语言沟通方式,平时我们用它来表达包括亲切、关爱和愤怒等各种情感。在医患沟通中,适时的触摸可以传达关心和同情,同时在特殊场合,触摸本身就可以有一定的治疗作用。然而,使用触摸的方式和时间必须合适,要考虑患者的敏感程度和医师的职业行为准则。

医患沟通中什么时候应该触摸,并没有严格的规定。看病开始时与患者握手是被社会接受的。伸出双臂安慰一个痛苦的患者,或者当患者表现出很难表达思想和情感时,把手放在患者的手臂上以表示同情,常有助于患者继续谈下去。以下是给予患者触摸的2条总原则。

(1)触摸前,评估患者对触摸的可能反应。你可以从患者谈话的方式、患者的姿势和其他肢体语言中捕捉暗示。

(2)如果自身对触摸患者感到不自在,建议不要做。不然,你反而可能会让患者发现你的不安。

(五)表现同理(情)心

患者会感恩对他们展现出同情心的医师。同情或者同理心就是设想自己处于别人的位置上。正如 William Osler 爵士提到的:"尽量减轻病人的精神痛苦,走进他的情感世界,温柔地探索他的思想。亲切的话语、热情的问候、同情的注视,病人理解这些举动的含义。"有些医师在训练之初就会比其他医师更富有同情心,这与受训者的个性及经历有关。然而有证据表明,对患者的同情是一种可以学习的技能。表示对患者的同情包括很多我们在本节讨论过的技能:与患者保持良好的目光接触和恰当投递关爱的眼神,采用合适的身体姿势和音调,注意倾听患者的话语,捕捉患者的语言和非语言暗示并予以适当的回应。恰当的表示你对患者的理解。例如:

患者:3 年前,我在外地出差的时候,我妈妈去世了,当时我都来不及赶回家。

医师(抬头注视患者,关切的眼神,低沉的语气):当时您一定很难过吧。

请记住,同情是强有力的治疗手段。

三、医患沟通的基本结构

医师应掌握足够的沟通技能,但更重要的是一名医师与患者的关系。与患者建立互信关系似乎是所有的关于医患沟通的评价及教学体系必不可少的一部分。不同的是,有的人把与患者建立良好关系作为一个医患沟通的额外部分,作为单独的评价体系来完成;而有的人却希望在医师问诊或咨询时,自然而然地构建良好的医患关系,通过一定的沟通技巧来赢得患者的信任。因此,我们按照普通的沟通结构把医患沟通的过程分为以下阶段:开始访谈、采集病史、解释和计划、结束访谈。并且由于医学访谈的专业性质,尤其是门诊问诊的过程,传统医师的目的就是完成基本结构的病史书写或记录,因此我们还将单独把如何在因循问诊结构下构建良好的医患关系单独作为一个阶段来阐述。

与患者建立良好的医患关系以及在问诊或其他医学访谈中体现沟通技巧的关系可见卡尔加里-剑桥指南的示意图(图5-2)。这一结构最早于1983年由Riccardi和Kurtz提出。

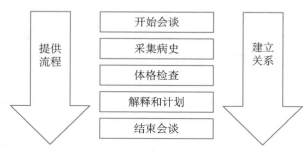

图5-2　卡尔加里-剑桥指南示意图

可以看到,建立关系原则上是可以在正常医学访谈的进行过程中完成的,在时间上并不需要额外的"与患者搞好关系"或者"寒暄"的时间。把建立关系独立出来,反而是为了对应不同层次医学生或医师的沟通技能学习中不同的需求。一开始熟悉问诊的基本结构,能够掌握需要采集的病史内容,同时学习观察患者情绪,做出正确的判断。当这一切熟练之后,更能够取得患者的信任,良好医患关系的技巧就能够被采用了。

下面就让我们来逐一介绍比较重要的基本医患沟通技能。

(一) 开始会谈

(内科门诊)

医师:您好,请坐! 我是黄医师。请问您是×××吗?

患者:是的。黄医师您好!

医师:请问您有什么不舒服吗?

患者:我前几天来看过的,肚子痛,上次看病的病历本和化验结果要看吗?

医师:那最好了,请拿给我看看。

以上是一个在门诊接诊患者的开始会谈的常规对话。好的开始是成功的一半,良好的开端是建立和谐关系、顺利完成医疗任务的基础。医患沟通开始阶段的工作阐述如下。

1. 开始访谈概述　医患沟通根据内容来分类包括:问诊、入院指导、病情告知、诊治方案讨论、术前谈话、出院前指导、会诊等。根据就诊地点,如门诊、急诊、病房、检查室、手术室,会谈双方的熟悉程度,会谈的开始也各有不同。如在急诊,医师可能直接询问:"您好! 有什么不舒服?"碰到熟悉的患者,可能直接打招呼,"李伯伯,您来啦? 出院这一个月情况怎么样? 看着你脸色红润,精神不错啊!"

对待患者既要从生物医学角度关注疾病和身体情况，又要从患者的角度关注其想法、信念和期望等。

开始会谈的目的包括：①构建最初的和谐氛围；②明确就诊（咨询）的目的；③了解会谈对象的情感状态；④与会谈对象发展合作性关系，使其能参与合作过程。

2. 表现尊重和兴趣　医患沟通从开始就需要逐步建立良好的关系，这种重要性需要反复强调，也最容易被忽视。医师应该表现出对患者有兴趣、关心和尊重并且使用恰如其分的非语言行为，这些对于为建设性的合作关系打下基础非常重要。

比如，患者急切地进入诊室，急于知道答案，虽然他忽略了必要的诊疗逻辑和顺序，而且这急躁的行为明显冒犯了医师，这时候如果医师一开始就用自己的强势或者冷漠来控制整个过程的节奏，那么接下来的沟通就会出现问题。患者会抱怨医师缺乏足够的耐心。

因此，医师的行为和态度能否使患者感觉是受到欢迎的、提供的信息是有价值的以及人格上是被尊敬的至关重要。从心理学的首因效应（由美国心理学家洛钦斯首先提出的，指交往双方形成的第一次印象对今后交往关系的影响，即"先入为主"带来的效果），我们知道虽然交流的第一印象并非总是正确和全面的，但却是最鲜明、最牢固的，并且决定着以后双方交流的进程。如果医师在初次见面时给患者留下耐心、亲和的印象，那么与患者彼此也能较快地取得信任，并会影响患者以后的一系列行为和表现。反之，对于一开始引起患者反感的医师，即使继续就诊，患者也会反应冷淡，在极端的情况下，甚至会在心理上和实际行为中产生对抗状态。

当然，建立信任和发展关系，也会促进会谈中有效而准确的信息交流。对信任和发展关系的关注应该贯穿于整个医患沟通的过程而不止是在开始访谈的阶段，在开始访谈时注意不要急于进入主题而忽视了这种良性关系的建立。

3. 确认患者的诉求，倾听，不打断首次陈述　在建立了初始的融洽氛围之后，下一步就是要确定患者想要解决的问题。他们对会谈的期待是什么？今天为何而来？医师需要搞清楚患者想要解决的问题，也要向患者阐述自己的看法。有研究表明，几乎所有患者都有特定的提前准备的问题，接近一半的患者有特定的问题要问医师，55%的患者想要特定的治疗，60%的患者对问题的成因有他们自己的想法，而40%的患者对于他们的症状有特别的担忧。毋庸置疑，患者是带着他们深思熟虑的期待来看医师的。也许这些期待看起来非常幼稚，但是实际上却比我们所想的复杂得多。如果医师不习惯去探究患者希望讨论的问题或话题，结果往往是医师和患者在会谈结束后对主要问题的意见不一致。事实上，医师在访谈初始阶段的行为和方法会对接诊咨询的其他部分产生深远的影响，不仅会造成接诊咨询的结构和时间的差异，而且还会造成他们实际所讨论的问题的不同。如何做到准确了解患者的就诊目的呢？有2点需要注意：倾听和明确目的。

（1）倾听：大量研究指出，大多数医师不是好的听众。如医师经常在患者完成开场陈述之前打断患者,患者陈述平均时间仅十几秒;只有一小部分患者认为完成了他们的开场陈述;绝大多数患者的开场陈述以医师获得话语权而结束。相反的研究却告诉我们,在打断患者陈述之前,医师等待的时间越长,所引述出的主诉就越多。允许患者完成开场陈述会使后期出现的问题明显减少。

在与患者的交谈过程中,患者会对认真听他们诉说的医师心存感激,并对医师的提问给予正面的回应。倾听是沟通过程中最显而易见的组成成分之一。但是,主动、有效的倾听也是最难掌握的技能之一。虽然是被动的沟通方式,但是倾听并不是在"浪费时间"或者"坐在那里无所事事"。有 3 个特殊技巧可以帮助我们发展专心倾听的能力。

1)给予回应时间:患者的反应并没有医生想的那样快,尤其是那些文化层次低,年龄过大或者过小,伴有情绪障碍或者疾病本身引起的听力、反应力减退的患者。医师提出问题后给予患者足够的思考时间,这段时间从 1~3 秒不等,同时等待的时候报以有效的目光接触,能够使患者贡献更多的信息,这样也能使医师从焦躁的情绪中解放出来。

2)非语言技巧:在前文已经详述了如何使用非语言技巧。在倾听的过程中,如使用正确的非语言技巧,医师能够在不打断患者的情况下,直接向患者传递对他们感兴趣的信号,更有效地鼓励他们讲述故事。

3)提取语言和非语言信息:医师通过仔细地观察来了解患者的所想、所忧和所期,这些情绪经常不是通过语言讲述出来的,而是通过非语言表达出来的。这些信息经常从患者一开始讲述就表达了,所以医师要从访谈之初就予以特别的关注。而现实情况下,医师或许完全漏掉了这些信息,或者假定自己已经明白患者的意思,并且这些内容在访谈当时或后期不会向患者核实。

专心倾听而不打断,这对那些对自己健康有疑问和表达不清的患者也非常有帮助。给这些患者一点空间,让他们有时间弄清楚自己到底希望和医师讨论什么或者怎么表达,这样医师接下来的工作也将更顺畅,最后患者的满意程度也会大大提高。值得注意的是,并不是所有的患者都有清晰的目标,他们也许没有明确意识到自己想要什么。这个时候,医师的倾听能够帮助医患双方厘清患者的要求。

既然在访谈开始阶段有那么多内容需要医师获取,为什么不有意识地把第一段讲述留给患者,医师只需专心倾听和助以辅助性的语言,而不是直接而主动提出问题呢?倾听,而不是即刻转移到一系列关于采集病史的问题,可以使医师实现更多目标。若能智慧地利用好接诊的最初时刻,虽然实际上只用了很少的时间,但是往往会获得丰厚的回报。

(2)明确目的:医师倾听的主要目的是从患者那里获得信息。患者表述和传递信息可能并不准确,因为每个患者都依据自己的认知、记忆和理解不自觉地修改所传递的信息。在获取信息的过程中,医师倾向于赋予听到的消息以意义,以使其适应自己以往的经验或经历。那么,如何做才能在获取信息的过程中将信息有效编排并精准地理解呢?包括以下几种方法。

1)适时做记录:对于数据或者客观信息,不建议花费更多的精力去记忆,可以随手记录这些数字、地点、时间或者名称。

2）要求说话人重复或澄清你没听清或没听懂的话：医师的倾听是需要投入精力的，如果患者的表述在第一次没有被医师理解，那么要求他重复或者进行澄清就很有必要，这个过程并不丢人。

3）通过重复或总结核实获得的信息是否准确：阶段性的信息被采集后，医师可以进行一个小结，总结刚才所获得的信息，这个过程既可以最终保证信息的准确性，明确患者的需求和目的，同时也让患者明白医师刚才倾听的有效性，获得被尊重的感觉。

（二）采集病史

1. 采集病史概述　19世纪，法国医师雷奈克（R. Laennec）说："倾听病人的诉说，因为他们在向你提供诊断的证据。"这话强调的是病史对做出诊断的重要性，1975年，英国一项研究也证实了这一观点。该研究发现，在80名患者中有66名患者，医师只根据其病史就做出了正确的诊断。在其余14名患者中，只有7名患者，医师据其体格检查而改变了最初的诊断；另外7名患者，医师则是在拿到检验结果后改变了诊断。由此可见，正确、翔实的病史对于医师快速做出判断至关重要。

医师经常会被要求"向患者采集病史"，此话表明这一过程是单向的，即从患者到医师，患者的信息就像是已经成熟的草莓，医师仅仅需要一些技术去摘取。但是我们已看出医师的行为（如肢体语言、提问和倾听的方式）会影响患者如何讲述他们的问题。所以医师应当学会得到病史而非采集病史，病史就像是一块块的拼图，医师获得以后，主动将其放置于正确的位置进行关联。如果通过学习和实践获得了良好的沟通技能，就会得到更加准确和相关的病史。而不是依照传统病史结构来"采集"（表5-2）。

表5-2　传统病史结构

项　　目	具 体 信 息
患者的基本信息	
主　诉	
现病史	
系统回顾	
既往史	
个人史	
家族史	

2. 合理使用开放式和封闭式问题　从上述结构可以看到，如果本着让患者讲述的倾听原则，有些信息是患者无论如何都不会讲述的，那么必须要有一套直截了当的问题来获得医师所需要的信息。这就是开放式问题和封闭式问题的提问方法，也就是病史采集中使用的最重要的技术。

那么，哪些问题是可以用开放式问题提出的呢？那些能够引出患者叙述自己的故事或者可以获得患者的情感感受的问题。医师的倾听很重要,无论是在信息搜集阶段还是病情解释阶段,都需要倾听。但是在开始倾听之前,如果能够将患者引导至正确的方向,要求患者就每个问题给医师更进一步的信息就能提高效率。这时候在探讨问题的起步阶段,使用开放式提问而不是封闭式提问技巧,显然好处颇多。

医师:"请谈谈您的头痛吧。"

这样的要求远远优于下面的问法:

医师:"您提到头痛? 具体是哪个部位痛?"

用开放式方式搜集信息时,一个特别有效的方法是"让患者叙述",即鼓励患者在一开始就用自己的语言讲述自己的问题。

医师:"从头和我讲讲所有和头痛有关的事吧。"

这是一个了解患者的患病经历的自然方式,并按有序的方式收集到全部您所需要的信息。这种方式让患者按照时间顺序对医师讲述,很像是患者在和一个朋友讲述患病过程。其实,患者通常在来就诊之前,就已经和几个朋友讨论过他们的病情。这种方式好处很多:①从医学的角度看,这可以让医师在问诊之初就能很清楚地把握事情发生的顺序。这是生物医学(病史)观点的重要部分,能提高诊断的准确性。②请患者按时间顺序讲述病史,也可以提供组织性框架,并且可以排除医师的主观看法,更有利于进行临床推理。③使患者和医师更容易将病史的细节牢记于心。相反,如果用封闭式提问来引出事件的时间顺序,想想会有多困难。这可以解释为什么病史中有价值的部分有时常会被忽略。

而涉及患者个人信息,系统回顾或者疾病的鉴别诊断的阴性症状史就需要进行封闭式的提问了。

这部分内容涉及一系列与身体各个系统相关的问题,目的是发现与疾病和患者相关的重要症状。这些症状可能被患者忘记,或者被患者忽略,因为它们可能与现有不适不相关。关于这部分内容,在学习的最初阶段,医学生会感到有困难。首先是因为很难记住所有要问的问题;其次,因为他们担心患者可能怀疑这些问题的必要性和不理解其相关性,并可能对大部分问题给出负面的回答。克服这些困难的方法是:①使用帮助记忆的工具,如在一张小卡片上记下问题,在问诊时进行参考。②或在介绍这一部分问诊时,可以这样说:"现在我要向您问一些有关常见疾病的问题。"

3. 辅助应答　辅助性应答是一组特定技巧,以回声和重复为主。主要在沟通后期使用,一般不在医学访谈的开始阶段应用。在访谈开始时,医师的目的是对患者的整体情况有一个尽可能广泛的了解,然后才是对某些问题进行深入细致的探讨,此时过早应用辅助性应答可能会产生反作用,用在访谈一开始可能会打断患者的思路。

之后,医师开始进一步的信息采集,在这一阶段就能采用辅助性回应了。当医师想鼓励患者,对他们的每个问题都进行更深入的讲述时,重复(随声附和)、重述和解释等这些技能就非常有用了,能够让患者觉得医师依旧对自己感兴趣。同时,关键问题得到辅助性应答后,就是一种鼓励。中性的辅助习语,比如"哦""然后呢""是""嗯"或者"明白了"等,却可以鼓励患者沿着他们自己的思路继续。

4. 澄清的技巧   澄清一些模糊的或者需要进一步深入探索的语言信息,是一种重要的信息采集技巧。在对开放式问题进行最初的辅助性回应之后,医师需要促使患者的叙述得更准确、更清晰或者更完整。患者的叙述常常可能有多层意义,重要的是要确认他所指的是哪一个。

澄清本身常常是开放式的:

医师:"您能说明一下头晕是什么样子吗?"

澄清也可以是封闭式的:

医师:"您说的头晕是好像房子在旋转的那样吗?"

如果患者在叙述病史时没有说明重要事件发生必要信息,比如时间,就必须询问。如果不能确定事情发生正确的时间顺序,也需要向患者核对。为了增加准确性,就要学会给自己的问题框定一些信息范围,比如时间、具体处理方式、位置的描述或者数字的确定。

5. 定期总结   医师采集的病史信息需要准确。定期总结是一种高度有效的方法,可以检验医师是否正确理解了患者,使患者肯定医师已经理解了他们,并纠正误解。这种方法能够确保医患双方在共同的基础上获得相互的理解。定期总结可以比喻为:2 个设计者就同一个作品的草稿来来回回反复讨论,直到双方都满意为止。记住要从疾病本身和患者体验两方面来总结患者的陈述。这种总结有助于满足前面所述访谈阶段的两方面目标:①探讨并理解患者的看法,从而理解患病对于患者的影响;②探讨生物医学观点或疾病框架,从而得到充分的专业性结论。总结可以告诉医师是否真正"搞懂了"他的患者。如果医师之前的理解是正确的,那么患者会用语言或非语言性的赞同征象肯定你的描述。但是,如果医师理解的不准确或不完全,那么患者会告诉你,或者用非语言信号表示他们不满意。如果没有明确的总结,医师就只能依靠推测和假设已经正确理解了患者。或者在进一步的病情解释中出现误解,很多的医患纠纷的原点恰恰就是误解。

6. 避免术语   医患沟通要求语言表达清楚、准确、简洁、条理清楚,避免措辞不当、思绪混乱、重点不突出等情况。要充分考虑患者的接受和理解能力,用符合患者认知水平的通俗易懂的语言表达。尽量避免使用专业术语。

例如,一位肿瘤科医师对患者家属说:"你父亲得的是未分化黏液腺癌,和一般的肿瘤预后不一样。"对"什么癌""怎么不一样",患者家属会感到一头雾水,根本不理解医师在说什么。一项综合资料表明,患者不依从率多在 38.6%～54.6%,其中 30%～60%的患者是对医嘱的内容理解不清和对医师的解释不满意。医患沟通时,尽可能用简单明了的词语谈话,必须使用专业术语或生僻词语时应反复解释,直至患者听懂为止。研究显示,如此方式谈话可以使医嘱依从率提高 5%～20%。

（三）解释及计划

1. 解释和计划的概述　解释患者的病情和他们的疑问，与计划下一阶段医师的行为和策略，称为解释和计划。这一阶段存在诸多实际困难。事实上，有关这些困难的研究结果令人担忧。在此，我们只选择了几个典型情况加以说明。

一项关于加拿大全科医生与患者之间进行的有关用药问题的讨论的研究，在评估了40位资深全科医师接诊462名患者时的录音带后发现，以处方新药为例，在75.9%的病例中讨论了用药方法，但很少涉及对药品不良反应的警告，只有35.4%的病例讨论了复诊的原因，而有关对新处方遵从问题的讨论仅占5%。

医师和患者对医疗信息的重要性的预期也完全不同，患者最为重视疾病诊断、预后、病因等医疗信息，而医师却大大低估了患者对预后和病因信息的期望，反而高估了患者对治疗和药物疗法的期望。患者的个人信息需求基本未被讨论到。

患者对于医师所给予的全部信息不能全部记住，也不可能理解那些困难信息。患者虽然能够记住一半以上的信息，但真正的困难在于患者并不总能理解关键信息的含义，而且并不必然赞同医师的观点。真正能够被理解的有效信息达不到一半。

因此，我们解释与计划的目标可以归结为以下几方面。

（1）评估决定给予每个患者信息的正确数量和类型，提供患者能够理解和记忆的解释。

（2）提供与患者的看法有关的解释。

（3）采用互动方法以保证患者对问题有共同的理解。

（4）让患者参与并共同制订的医疗计划，以达到患者希望的水平，从而增强患者的承诺和对所制定的计划的遵守。

（5）继续建设良好医患关系，提供建设性的氛围。

2. 提供正确数量和类型的信息　这一技巧顾名思义，其目标就是给患者全面而恰当的信息。评估每个患者的信息需求既不限制，也不过量。其方法可分为以下几方面。

（1）形成模块化信息并检查核对：医师提供信息时将信息分成便于理解的模块，分阶段检查核对患者是否理解；以患者的回应作为如何向前推进的指导。

（2）评估患者：医师在提供信息时询问患者先前的知识，确定患者期望获得信息的程度以及其认知水平（包括基本认知水平和与疾病相关的认知水平）。询问患者其他哪些信息会有所帮助。比如病因、疾病预后等。

（3）在适当的时候进行解释：医师应避免过早给予建议、信息或安慰，从而避免产生误会而使自己被动。

3. 帮助患者准确记住并理解　医师应当把信息加以加工，从而使患者更容易记忆并理解。主要的技巧如下。

（1）组织好解释内容：将解释内容分成不同的部分，形成逻辑顺序运用清晰的分类或提示标志。

医师:"我有3件重要事情想跟您讨论,首先……""现在,我们该讨论下这个……"

(2) 运用重复和总结:具体的方法上文已经涉及,以下是经常在解释阶段使用的手段。

1) 语言:使用简洁易懂的陈述,避免术语或用行话解释。

2) 运用可视手段传达信息:图表、模型、书面信息和说明。

(3) 检查核对患者对所提供的信息(或制订的计划)是否理解:例如,让患者用其自己的语言重述,必要时进行澄清说明。

4. 达到共同理解,融合患者的观点　医师在提供与患者对问题的看法相关的解释时,应当努力去发现患者对已经提供信息的想法和感受,鼓励双向交流,而不是医师单向传递信息。具体的方法有以下几种。

(1) 将解释与患者的患病过程相联系:与先前引出的患者的所想、所忧和所期相联系。

(2) 提供机会并鼓励患者发挥作用:提出问题,要求患者澄清或表达疑问,并作适当回应。

(3) 提取并回应语言和非语言线索:比如,患者提供信息或提问的需求信息过量、悲痛。

(4) 引出患者的信念、反应和感受:根据患者提供的信息,用过的词汇引出患者的信念和感受,必要之处予以认可和注释说明。

5. 计划　医师计划阶段最要进行的就是医患共同决策,目标就是提高患者对决策过程的理解,使者参与决策,从而达到他们期望的水平以及增加他们对既定计划的承诺。具体方法有以下几种。

(1) 适当分享患者自己的想法:主张、思想过程和窘境。

(2) 让患者参与决策:给患者提供建议和选择而不是指令,鼓励患者贡献他们的想法、建议探讨治疗选择。

(3) 探知和确定患者希望参与决策制订的程度。

(4) 协商一个医患双方都能接受的计划:在可供选择的方案中,标出自己的平衡点或优先选择确定患者的优先选择。

(5) 与患者进行核对验证:了解患者是否接受该计划,患者的担忧是否得到解释说明。

6. 解释与计划的可选择　以上技巧在不同的解释或计划场景中并不是单独使用的,会有一系列的组合方式。

(1) 如果医师提供一种医疗选择和讨论问题的重要性时:针对正在发生的事情和人名提出意见,尽可能指名道姓;需阐明意见的基本原理;解释因果关系、严重程度、预期结果、短期或长期后果;引出患者的信念、反应、担忧(比如,意见是否符合患者的想法、接受能力、感受)。

（2）如果医师与患者共同协商一个共同的行动计划时：讨论各种可能选项，如：不采取行动，检查，药物治疗或手术，非药物治疗（理疗、行走辅助、流体、心理辅导），预防措施；提供有关行动或治疗的信息：方案名称、治疗步骤，如何获得益处以及可能的不良反应；获知患者对于治疗需求、已知的益处、障碍、动机的观点，接受患者的观点；必要时提出其他看法；引出患者对治疗计划包括可接受度的反应和担忧；充分考虑患者的生活方式、宗教信仰、文化背景和自身能力；鼓励患者参与计划实施，承担责任，自力更生；询问患者的支持系统；探讨其他可能的支持如果讨论临床检查和治疗程序；提供关于程序的清楚信息，如，患者可能经历什么，患者将如何得知结果；把治疗程序与治疗计划相联系，目的是鼓励患者对潜在的焦虑或负面结果进行提问和讨论。

（四）结束访谈

1. 结束访谈的重要性　在医患沟通的末尾遇到的问题，往往是与时间有关的。当你认为你已经圆满地完成了会谈，准备给会谈画上句号的时候，患者却提出了另一个主要议题。当你要开始安排接下来的随诊事项时，患者却提出了一个问题，清楚地表明他对你上面的解释全然没有听懂。医师想结束此次会谈，转入下一个预约患者，而患者却似乎热衷于再次打开话题。这些议程安排上的不匹配很容易导致冲突和挫折感。

我们能够推荐哪些沟通技巧来帮助解决这些问题呢？

造成难于结束会谈这种局面的沟通问题，其实已经潜藏在接诊咨询的初期。如果我们从会谈的开始，到信息采集、病情解释和制订诊疗方案的过程中就注意运用沟通技巧，便可以避免这些问题的产生。一旦注意到这些，问题就会迎刃而解。

此外，在咨询结束阶段也有一些特定的沟通技巧。总结和梳理医患双方已经制订好的诊疗计划以及双方接下来的步骤，告诉患者如果事情没有按计划进展，应该做什么，核对患者对下一步的随诊安排是否满意，这些都是继续建设良好的医患关系的重要因素，都有助于提高患者对医嘱的遵从性、满意度和健康转归。

2. 如何结束访谈

（1）只有当医患双方都准备好可以结束咨询时，医师才可以成功地结束，而在接诊早期倾听并探知患者的信念和担忧，能够为后期顺利地结束就诊做好准备。

（2）对未完成的事情进行筛查应当在启动结束咨询之前。医师应该注意，如果太晚询问患者"您还有其他问题吗？"就别指望对方能有积极的回答。医师应该在结束过程开始之前就询问患者最后有什么担忧，而不是临到结束再问，这样最后的问题才能得到有意义的解答。

（3）会谈不同阶段的清晰提示，有助于患者了解会谈的进程，以及每阶段的内容——这样一来，提出未陈述担忧的最佳时间对双方都显而易见。在我们看来，提示应该贯穿全部诊疗过程，包括移向结束就诊的信号，比如，可以说：

"我想我们的会谈快要结束了……您还有没有其他的问题希望讨论？"

医患关系有其特殊性，但又是基于基本的人际关系原则。医患沟通的过程也不会脱离基本的人际沟通原则。诚然,现在的医患关系正在变化,许多不合理的事件在我们身边发生,正如医学模式的改变,生物、心理、社会三者密不可分,很多时候医患沟通不良所付出的代价,恰恰就是忽视了新时代医患关系特点的结果。因此,很多矛盾的发生,不是拒绝学习构建良好医患关系,拒绝学习医患沟通技巧的理由,恰恰相反,越是如此,我们越要本着以患者为中心的原则,去探究如何避免再次发生。最后借用克里斯·加德纳(Chris Gardner)的一句话:"如果不会沟通,你所知道的一切都无关紧要。"

（黄一沁）

第 六 章　临床医学与法律

| 第一节 | 医疗机构执业相关法律

一、医疗机构概念与类别

1. 医疗机构　医疗机构指依法定程序和条件设立的从事疾病诊断、治疗活动的卫生机构的总称。该定义包括3层含义：①是依法成立的卫生机构，它是依据《医疗机构管理条例》及其实施细则的规定进行设置和登记，取得《医疗机构执业许可证》的单位或者个人才能开展相应的诊断、治疗活动；②是从事疾病诊断、治疗活动的卫生机构；③是从事疾病诊断、治疗活动的卫生机构的总称。

2. 医疗机构的类别　医疗机构包括：①综合医院、中医医院、中西医结合医院、民族医医院、专科医院、康复医院；②妇幼保健院、妇幼保健计划生育服务中心；③社区卫生服务中心、社区卫生服务站；④中心卫生院、乡（镇）卫生院、街道卫生院；⑤疗养院；⑥综合门诊部、专科门诊部、中医门诊部、中西医结合门诊部、民族医门诊部；⑦诊所、中医诊所、民族医诊所、卫生所、医务室、卫生保健所、卫生站；⑧村卫生室（所）；⑨急救中心、急救站；⑩临床检验中心；⑪专科疾病防治院、专科疾病防治所、专科疾病防治站；⑫护理院、护理站；⑬医学检验实验室、病理诊断中心、医学影像诊断中心、血液透析中心、安宁疗护中心；⑭其他诊疗机构。

二、医疗机构的执业登记

1. 执业登记的条件　医疗机构开业应当办理执业登记手续。申请医疗机构执业登记必须填写《医疗机构申请执业登记注册书》，并向登记机关提交下列材料：①《设置医疗机构批准书》或者《设置医疗机构备案回执》；②用房产权证明或者使用证明；③建筑设计平面图；④验资证明、资产评估报告；⑤规章制度；⑥法定代表人或者主要负责人以及各科室负责人名录和有关资格证书、执业证书复印件；⑦省、自治区、直辖市卫生行政部门规定提交的其他材料。

登记机关在受理医疗机构执业登记申请后，应当按照条例规定的条件和时限进行审查和实地考察、核实，并对有关执业人员进行消毒、隔离和无菌操作等基本知识和技能的现场抽查考核。经审核合格的，发给《医疗机构执业许可证》。

2. 执业登记的内容　医疗机构执业应当进行登记，领取《医疗机构执业许可证》，未取得许可证者，不得开展诊断、治疗活动。医疗机构执业登记的事项是：①类别、名称、地址、法定代表人或者主要负责人；②所有制形式；③注册资金（资本）；④服务方式；⑤诊疗科目；⑥房屋建筑面积、床位（牙椅）；⑦服务对象；⑧职工人数；⑨执业许可证登记号（医疗机构代码）；⑩省、自治区、直辖市卫生行政部门规定的其他登记事项。

3. 执业登记的校验　医疗机构校验是指卫生行政部门依法对医疗机构的基本条件和执业状况进行检查、评估、审核，并依法作出相应结论的过程。医疗机构应当按规定的时限办理校验手续。《医疗机构管理条例实施细则》规定：床位在一百张以上的综合医院、中医医院、中西医结合医院、民族医医院以及专科医院、疗养院、康复医院、妇幼保健院、急救中心、临床检验中心和专科疾病防治机构的校验期为三年；其他医疗机构的校验期为一年。医疗机构应当于校验期满前三个月向登记机关申请办理校验手续。办理校验应当交验《医疗机构执业许可证》，并提交下列文件：①《医疗机构校验申请书》；②《医疗机构执业许可证》副本；③省、自治区、直辖市卫生行政部门规定提交的其他材料。

有下列情形之一的，登记机关可以根据情况，给予一至六个月的暂缓校验期：①不符合《医疗机构基本标准》；②限期改正期间；③省、自治区、直辖市卫生行政部门规定的其他情形。

不设床位的医疗机构在暂缓校验期内不得执业。暂缓校验期满仍不能通过校验的，由登记机关注销其《医疗机构执业许可证》。

4. 执业登记的注销　医疗机构歇业，应当向原登记的卫生行政机关办理注销登记手续。经登记部门批准后，收缴《医疗机构执业许可证》。医疗机构非因改建、扩建、迁建原因停业超过1年的，视为歇业。医疗机构注销登记后，不得继续开展诊断、治疗活动。

三、医疗机构执业规则

1. 严格按照登记的诊疗科目执业　医疗机构应当按照核准登记的诊疗科目开展诊断、治疗活动。需要改变诊疗科目的，应当按照规定的程序和要求，办理变更登记手续。未经允许不得擅自扩大业务范围。医疗机构被吊销或者注销执业许可证后，不得继续开展诊疗活动。为内部职工服务的医疗机构未经许可和变更登记不得向社会开放。

2. 加强对医务人员的医德教育和业务培训　医疗机构应当组织医务人员学习医德

规范和有关教材,督促医务人员恪守职业道德。

医疗机构应当经常对医务人员进行"基础理论、基本知识、基本技能"的训练与考核,把"严格要求、严密组织、严谨态度"落实到各项工作中。

3. 全面加强医疗质量管理　医疗机构应当按照卫生行政部门的有关规定、标准加强医疗质量管理,实施医疗质量保证方案,确保医疗安全和服务质量,不断提高服务水平。医疗机构应当定期检查、考核各项规章制度和各级各类人员岗位责任制的执行和落实情况。医疗机构不得使用非卫生技术人员从事医疗卫生技术工作。

4. 规范使用医疗机构名称　医疗机构的印章、银行账户、牌匾以及医疗文件中使用的名称应当与核准登记的医疗机构名称相同;使用两个以上名称的,应当与第一名称相同。

标有医疗机构标识的票据和病历本册以及处方笺、各种检查的申请单、报告单、证明文书单、药品分装袋、制剂标签等不得买卖、出借和转让。

医疗机构不得冒用标有其他医疗机构标识的票据和病历本册以及处方笺、各种检查的申请单、报告单、证明文书单、药品分装袋、制剂标签等。

5. 按规定出具医学证明文件　未经医师亲自诊查,医疗机构不得出具疾病诊断书、健康证明书或者死亡证明书等证明文件;未经医师、助产人员亲自接产,医疗机构不得出具出生证明或者死产报告书。医疗机构为死因不明者出具的《死亡医学证明书》,只作是否死亡的诊断,不作死亡原因的诊断。如有关方面要求进行死亡原因诊断的,医疗机构必须指派医师对尸体进行解剖和有关死因检查后方能作出死因诊断。

6. 按收费标准收取医疗费用　医疗机构应当按照政府物价等有关部门核准的收费标准收取医疗费用,详列细项,并出具收据。

7. 积极救治患者　医疗机构对危重患者应当立即抢救。对限于设备或技术条件不能诊治的患者,应当及时转诊。

医疗机构应当按照有关药品管理的法律、法规,加强药品管理。不得使用假冒伪劣药品、过期和失效药品以及违禁药品。

8. 充分尊重患者知情同意权　医疗机构应当尊重患者对自己的病情、诊断、治疗的知情权利。在实施手术、特殊检查、特殊治疗时,应当向患者作必要的解释。因实施保护性医疗措施不宜向患者说明情况的,应当将有关情况通知患者家属。

9. 切实做好医院感染管理　医疗机构应当严格执行无菌消毒、隔离制度,采取科学有效的措施处理污水和废弃物,预防和减少医院感染。

10. 严格按照法律、法规规定处理特殊疾病　医疗机构对传染病、精神病、职业病、食源性疾病、医疗伤害等患者的特殊诊治和处理,应当按照国家有关法律、法规的规定办理。

11. 服从卫生行政部门的调遣　医疗机构应当承担相应的预防保健工作,承担县级以上人民政府部门委托的支援农村、指导基层医疗卫生工作等任务。发生重大灾害、事故、疾病流行或者其他意外情况时,医疗机构及其卫生技术人员必须服从县级以上人民政府卫生行政部门的调遣。

|第二节|医师执业相关法律

一、医师的概念

医师,是指依法取得执业医师资格或者执业助理医师资格,经注册在医疗、预防、保健机构及计划生育技术服务机构中从业的卫生技术人员。医师,包括执业医师和执业助理医师。

1. 执业医师　执业医师是指依法取得执业医师资格并经注册,在医疗、预防、保健机构及计划生育技术服务机构中,按照其注册的执业类别和范围,独立从事相应的医疗工作的人员。

2. 执业助理医师　执业助理医师是指依法取得执业助理医师资格并经注册,在医疗、预防、保健机构及计划生育技术服务机构中执业医师的指导下,按照其注册的执业类别和范围执业的人员。

二、医师资格考试与医师执业注册

1. 医师资格考试　国家实行医师资格考试制度。医师资格考试分为执业医师资格考试和执业助理医师资格考试。对符合考试条件的考生,分别参加实践技能考试和综合笔试。医师资格考试成绩合格,取得执业医师资格或者执业助理医师资格。

2. 医师执业注册　国家实行医师执业注册制度。取得医师资格的,可以向所在地县级以上人民政府卫生行政部门申请注册。除有以下规定的情形外,即:①不具有完全民事行为能力的;②因受刑事处罚,自刑罚执行完毕之日起至申请注册之日止不满二年的;③受吊销《医师执业证书》行政处罚,自处罚决定之日起至申请注册之日止不满二年的;④甲类、乙类传染病传染期、精神疾病发病期以及身体残疾等健康状况不适宜或者不能胜任医疗、预防、保健业务工作的;⑤重新申请注册,经考核不合格的;⑥在医师资格考试中参与有组织作弊的;⑦被查实曾使用伪造医师资格或者冒名使用他人医师资格进行注册的;⑧国家卫生计生委规定不宜从事医疗、预防、保健业务的其他情形的。受理申请的卫生行政部门应当自收到申请之日起30日内准予注册,并发给由国务院卫生行政部门统一印制的医师执业证书。

医师执业注册内容包括:执业地点、执业类别、执业范围。执业地点是指执业医师执业的医疗、预防、保健机构所在地的省级行政区划和执业助理医师执业的医疗、预防、保健机构所在地的县级行政区划。执业类别是指临床、中医(包括中医、民族医和中西医结合)、口腔、公共卫生。执业范围是指医师在医疗、预防、保健活动中从事的与其执业能力相适应的专业。医师取得《医师执业证书》后,应当按照注册的执业地点、执业类别、执业范围,从事相应的医疗、预防、保健活动。

三、医师执业规则

1. 亲自诊查和按规定填写医学文书　医师实施医疗、预防、保健措施,签署有关医学证明文件,必须亲自诊查、调查,并按照规定及时填写医学文书,不得隐匿、伪造或者销毁医学文书及有关资料。医师不得出具与自己执业范围无关或者与执业类别不相符的医学证明文件。

2. 积极诊治危急患者　对急危患者,医师应当采取紧急措施及时进行诊治;不得拒绝急救处置。

3. 正确使用药品和医疗器械　医师应当使用经国家有关部门批准使用的药品、消毒药剂和医疗器械。除正当治疗外,不得使用麻醉药品、医疗用毒性药品、精神药品和放射性药品。

4. 告知和知情同意　医师应当如实向患者或者其家属介绍病情,但应注意避免对患者产生不利后果。医师进行实验性临床医疗,应当经医院批准并征得患者本人或者其家属同意。

5. 禁止牟取不正当利益　医师不得利用职务之便,索取、非法收受患者财物或者牟取其他不正当利益。

6. 保护患者隐私　医师应当对患者的隐私保密。泄露患者隐私或者未经患者同意公开其病历资料,造成患者损害的,应当承担侵权责任。

7. 服从组织调遣　遇有自然灾害、传染病流行、突发重大伤亡事故及其他严重威胁人民生命健康的紧急情况时,医师应当服从县级以上人民政府卫生行政部门的调遣。

8. 按规定及时报告　医师发生医疗事故或者发现传染病疫情时,应当依照有关规定及时向所在机构或者卫生行政部门报告。

医师发现患者涉嫌伤害事件或者非正常死亡时,应当按照有关规定向有关部门报告。

第三节 | 医疗技术临床应用相关法律

一、概述

国家卫生健康委员会 2018 年 9 月 14 日以部门规章发布《医疗技术临床应用管理办

法》(2018年11月1日施行),旨在通过加强医疗技术临床应用管理顶层设计,建立医疗技术临床应用的相关管理制度和工作机制,强化医疗机构在医疗技术临床应用管理中的主体责任以及卫生行政部门的监管责任,一方面有利于规范医疗技术临床应用管理,保障医疗技术的科学、规范、有序和安全的发展,另一方面,为保障医疗质量和医疗安全提供法治保障,维护人民群众健康权益。

1. 概念　医疗技术,是指医疗机构及其医务人员以诊断和治疗疾病为目的,对疾病作出判断和消除疾病、缓解病情、减轻痛苦、改善功能、延长生命、帮助患者恢复健康而采取的诊断、治疗措施。

医疗技术临床应用是指将经过临床研究论证安全性、有效性确切的医疗技术应用于临床,用以诊断或者治疗疾病的过程。

2. 医疗技术的分类与管理

(1) 医疗技术的分类:医疗技术分为禁止类技术与限制类技术。

禁止类技术是禁止用于临床的技术,此类技术包括：①临床应用安全性、有效性不确切；②存在重大伦理问题；③该技术已经被临床淘汰；④未经临床研究论证的医疗新技术。禁止类技术目录由国家卫生健康委制定发布或者委托专业组织制定发布,并根据情况适时予以调整。

限制类技术是指禁止类技术目录以外并具有下列情形之一的技术：①技术难度大、风险高,对医疗机构的服务能力、人员水平有较高专业要求,需要设置限定条件的；②需要消耗稀缺资源的；③涉及重大伦理风险的；④存在不合理临床应用,需要重点管理的。这类技术由省级以上卫生行政部门严格管理。

国家限制类技术目录及其临床应用管理规范由国家卫生健康委制定发布或者委托专业组织制定发布,并根据临床应用实际情况予以调整。

省级卫生行政部门可以结合本行政区域实际情况,在国家限制类技术目录基础上增补省级限制类技术相关项目,制定发布相关技术临床应用管理规范,并报国家卫生健康委备案。

(2) 医疗技术的管理:限制类技术实施备案管理。医疗机构拟开展限制类技术临床应用的,应当按照相关医疗技术临床应用管理规范进行自我评估,符合条件的可以开展临床应用,并于开展首例临床应用之日起15个工作日内,向核发其《医疗机构执业许可证》的卫生行政部门备案。备案材料应当包括以下内容：①开展临床应用的限制类技术名称和所具备的条件及有关评估材料；②本机构医疗技术临床应用管理专门组织和伦理委员会论证材料；③技术负责人(限于在本机构注册的执业医师)资质证明材料。备案部门应当自收到完整备案材料之日起15个工作日内完成备案,在该医疗机构的《医疗机构执业许可证》副本备注栏予以注明,并逐级上报至省级卫生行政部门。

未纳入禁止类技术和限制类技术目录的医疗技术,医疗机构可以根据自身功能、任务、技术能力等自行决定开展临床应用,并应当对开展的医疗技术临床应用实施严格管理。

医疗机构拟开展存在重大伦理风险的医疗技术,应当提请本机构伦理委员会审议,必要时可以咨询省级和国家医学伦理专家委员会。未经本机构伦理委员会审查通过的医疗技术,特别是限制类医疗技术,不得应用于临床。

3. 医疗技术临床应用的管理与控制

(1) 国家建立医疗技术临床应用质量管理与控制制度:国家建立医疗技术临床应用质量管理与控制制度,充分发挥各级、各专业医疗质量控制组织的作用,以"限制类技术"为主加强医疗技术临床应用质量控制,对医疗技术临床应用情况进行日常监测与定期评估,及时向医疗机构反馈质控和评估结果,持续改进医疗技术临床应用质量。

二级以上的医院、妇幼保健院及专科疾病防治机构医疗质量管理委员会应当下设医疗技术临床应用管理的专门组织,由医务、质量管理、药学、护理、院感、设备等部门负责人和具有高级技术职务任职资格的临床、管理、伦理等相关专业人员组成。该专门组织的负责人由医疗机构主要负责人担任,由医务部门负责日常管理工作,主要职责包括:①根据医疗技术临床应用管理相关的法律、法规、规章,制定本机构医疗技术临床应用管理制度并组织实施;②审定本机构医疗技术临床应用管理目录和手术分级管理目录并及时调整;③对首次应用于本机构的医疗技术组织论证,对本机构已经临床应用的医疗技术定期开展评估;④定期检查本机构医疗技术临床应用管理各项制度执行情况,并提出改进措施和要求;⑤省级以上卫生行政部门规定的其他职责。

其他医疗机构应当设立医疗技术临床应用管理工作小组,并指定专(兼)职人员负责本机构医疗技术临床应用管理工作。

(2) 医疗机构应当建立医疗技术临床应用管理制度:医疗机构应当建立本机构医疗技术临床应用管理制度,包括目录管理、手术分级、医师授权、质量控制、档案管理、动态评估等制度,保障医疗技术临床应用质量和安全。

医疗机构开展医疗技术临床应用应当具有符合要求的诊疗科目、专业技术人员、相应的设备、设施和质量控制体系,并遵守相关技术临床应用管理规范。

医疗机构应当制定本机构医疗技术临床应用管理目录并及时调整,对目录内的手术进行分级管理。手术管理按照国家关于手术分级管理的有关规定执行。

医疗机构应当依法准予医务人员实施与其专业能力相适应的医疗技术,并为医务人员建立医疗技术临床应用管理档案,纳入个人专业技术档案管理。

医疗机构应当建立医师手术授权与动态管理制度,根据医师的专业能力和培训情况,授予或者取消相应的手术级别和具体手术权限。

医疗机构应当建立医疗技术临床应用论证制度。对已证明安全有效,但属本机构首次应用的医疗技术,应当组织开展本机构技术能力和安全保障能力论证,通过论证的方可开展医疗技术临床应用。

医疗机构应当建立医疗技术临床应用评估制度,对限制类技术的质量安全和技术保证能力进行重点评估,并根据评估结果及时调整本机构医疗技术临床应用管理目录和有关管理要求。对存在严重质量安全问题或者不再符合有关技术管理要求的,要立即停止该项技术的临床应用。医疗机构应当根据评估结果,及时调整本机构医师相关技术临床应用权限。

(3) 医疗技术临床应用规范化培训制度:医疗机构应当为医务人员参加医疗技术临床应用规范化培训创造条件,加强医疗技术临床应用管理人才队伍的建设和培养。医疗机构应当加强首次在本医疗机构临床应用的医疗技术的规范化培训工作。

国家建立医疗技术临床应用规范化培训制度。拟开展限制类技术的医师应当按照相关技术临床应用管理规范要求接受规范化培训。国家卫生健康委统一组织制定国家限制类技术的培训标准和考核要求,并向社会公布。

省级增补的限制类技术以及省级卫生行政部门认为其他需要重点加强培训的医疗技术,由省级卫生行政部门统一组织制订培训标准,对培训基地管理和参加培训医师的培训和考核提出统一要求,并向社会公布。

对限制类技术临床应用规范化培训基地实施备案管理。医疗机构拟承担限制类技术临床应用规范化培训工作的,应当达到国家和省级卫生行政部门规定的条件,制定培训方案并向社会公开。

(4) 信息公开制度:医疗机构开展的限制类技术目录、手术分级管理目录和限制类技术临床应用情况应当纳入本机构院务公开范围,主动向社会公开,接受社会监督。

(5) 医疗技术的停止使用:医疗机构在医疗技术临床应用过程中出现下列情形之一的,应当立即停止该项医疗技术的临床应用:①该医疗技术被国家卫生健康委列为"禁止类技术";②从事该医疗技术的主要专业技术人员或者关键设备、设施及其他辅助条件发生变化,不能满足相关技术临床应用管理规范要求,或者影响临床应用效果;③该医疗技术在本机构应用过程中出现重大医疗质量、医疗安全或者伦理问题,或者发生与技术相关的严重不良后果;④发现该项医疗技术临床应用效果不确切,或者存在重大质量、安全或者伦理缺陷。

医疗机构出现以下情形之一的,属于限制类技术的,应当立即将有关情况向核发其《医疗机构执业许可证》的卫生行政部门报告。卫生行政部门应当及时取消该医疗机构相应医疗技术临床应用备案,在该机构《医疗机构执业许可证》副本备注栏予以注明,并逐级向省级卫生行政部门报告:①从事该医疗技术的主要专业技术人员或者关键设备、设施及其他辅助条件发生变化,不能满足相关技术临床应用管理规范要求,或者影响临床应用效果;②该医疗技术在本机构应用过程中出现重大医疗质量、医疗安全或者伦理问题,或者发生与技术相关的严重不良后果。

医疗机构出现"发现该项医疗技术临床应用效果不确切,或者存在重大质量、安全或者伦理缺陷"情形的,应当立即将有关情况向核发其《医疗机构执业许可证》的卫生行政部门和省级卫生行政部门报告。省级卫生行政部门应当立即组织对该项医疗技术临床应用情况进行核查,确属医疗技术本身存在问题的,可以暂停该项医疗技术在本地区的临床应用,并向国家卫生健康委报告。国家卫生健康委收到报告后,组织专家进行评估,决定需要采取的进一步管理措施。

二、器官移植

1. 概念　人体器官移植,是指摘取人体器官捐献人具有特定功能的心脏、肺脏、肝脏、肾脏或者胰腺等器官的全部或者部分,将其植入接受人身体以代替其病损器官的过程。但不包括人体细胞和角膜、骨髓等人体组织移植。

2. 器官捐献的基本原则　任何组织或者个人不得以任何形式买卖人体器官,不得从事与买卖人体器官有关的活动。

人体器官捐献应当遵循自愿、无偿的原则。公民享有捐献或者不捐献其人体器官的权利;任何组织或者个人不得强迫、欺骗或者利诱他人捐献人体器官。捐献人体器官的公民应当具有完全民事行为能力。公民捐献其人体器官应当有书面形式的捐献意愿,对已经表示捐献其人体器官的意愿,有权予以撤销。公民生前表示不同意捐献其人体器官的,任何组织或者个人不得捐献、摘取该公民的人体器官;公民生前未表示不同意捐献其人体器官的,该公民死亡后,其配偶、成年子女、父母可以以书面形式共同表示同意捐献该公民人体器官的意愿。

任何组织或者个人不得摘取未满 18 周岁公民的活体器官用于移植。活体器官的接受人限于活体器官捐献人的配偶、直系血亲或者三代以内旁系血亲,或者有证据证明与活体器官捐献人存在因帮扶等形成亲情关系的人员。

3. 人体器官移植的管理

(1) 医疗机构从事人体器官移植的条件:医疗机构从事人体器官移植,应当依照《医疗机构管理条例》的规定,向所在地省级人民政府卫生主管部门申请办理人体器官移植诊疗科目登记。申请医疗机构应当具备下列条件:①有与从事人体器官移植相适应的执业医师和其他医务人员;②有满足人体器官移植所需要的设备、设施;③有由医学、法学、伦理学等方面专家组成的人体器官移植技术临床应用与伦理委员会,该委员会中从事人体器官移植的医学专家不超过委员人数的 1/4;④有完善的人体器官移植质量监控等管理制度。

(2) 人体器官移植诊疗科目的登记:省、自治区、直辖市人民政府卫生主管部门进行人体器官移植诊疗科目登记,除审定医疗机构是否符合规定的条件外,还应当考虑本行政区域人体器官移植的医疗需求和合法的人体器官来源情况。省、自治区、直辖市人民政府卫生主管部门应当及时公布已经办理人体器官移植诊疗科目登记的医疗机构名单。

已经办理人体器官移植诊疗科目登记的医疗机构不再具备规定条件的,应当停止从事人体器官移植,并向原登记部门报告。原登记部门应当自收到报告之日起 2 日内注销该医疗机构的人体器官移植诊疗科目登记,并予以公布。

(3) 人体器官移植的定期报告与评估:从事人体器官移植的医疗机构应当定期将实施人体器官移植的情况向所在地的省、自治区、直辖市人民政府卫生行政主管部门报告。省级以上人民政府卫生主管部门应当定期组织专家根据人体器官移植手术成功率、植入的人体器官和术后患者的长期存活率,对医疗机构的人体器官移植临床应用能力进行评估,并及时公布评估结果;对评估不合格的,由原登记部门撤销人体器官移植诊疗科目登记。

4. 器官移植前的医学检查、告知与风险评估

(1) 医学检查:医疗机构及其医务人员从事人体器官移植,应当遵守伦理原则和人体器官移植技术管理规范。实施人体器官移植手术的医疗机构及其医务人员应当对人体器官捐献人进行医学检查,对接受人因人体器官移植感染疾病的风险进行评估,并采取措施,降低风险。

(2) 告知同意:从事人体器官移植的医疗机构及其医务人员摘取活体器官前,应当向活体器官捐献人说明器官摘取手术的风险、术后注意事项、可能发生的并发症及其预防措施等,并与活体器官捐献人签署知情同意书。

(3) 查验材料:从事人体器官移植的医疗机构及其医务人员在摘取活体器官前,应当查验活体器官捐献人与接收人按照规定的提交相关材料的真实性,并确认其关系符合规定。

(4) 风险评估:从事人体器官移植的医疗机构及其医务人员在摘取活体器官前,应当确认除摘取器官产生的直接后果外不会损害活体捐献人的其他正常的生理功能。从事人体器官移植的医疗机构应当保存活体器官捐献人的医学资料,并进行随访。风险评估的内容包括:①评估接受人是否有接受活体器官移植手术的必要性、适应证;②评估活体器官捐献人的健康状况是否适合捐献器官;③评估摘取器官可能对活体器官捐献人健康产生的影响,确认不会因捐献活体器官而损害捐献者正常的生理功能;④评估接受人因活体器官移植传播疾病的风险;⑤根据医学及伦理学原则需要进行的其他评估。

5. 人体器官移植的伦理审查　在摘取活体器官前或者尸体器官捐献人死亡前,负责人体器官移植的执业医师应当向所在医疗机构的人体器官移植技术临床应用与伦理委员会提出摘取人体器官审查申请。人体器官移植技术临床应用与伦理委员会不同意摘取人体器官的,医疗机构不得做出摘取人体器官的决定,医务人员不得摘取人体器官。

6. 尸体器官的摘取　摘取尸体器官,应当在依法判定尸体器官捐献人死亡后进行。从事人体器官移植的医务人员不得参与捐献人的死亡判定。

从事人体器官移植的医疗机构及其医务人员应当尊重死者的尊严;对摘取器官完毕的尸体,应当进行符合伦理原则的医学处理,除用于移植的器官以外,应当恢复尸体原貌。

7. 人体器官移植的费用　从事人体器官移植的医疗机构实施人体器官移植手术,除向接受人收取下列费用外,不得收取或者变相收取所移植人体器官的费用:①摘取和植入人体器官的手术费;②保存和运送人体器官的费用;③摘取、植入人体器官所发生的药费、检验费、医用耗材费。

8. 隐私权的保护　从事人体器官移植的医务人员应当对人体器官捐献人、接受人和申请人体器官移植手术的患者的个人资料保密。

三、人类辅助生殖技术

1. 人类辅助生殖技术的概念　人类辅助生殖技术是指运用医学技术和方法对配子、合子、胚胎进行人工操作，以达到受孕目的的技术，分为人工授精和体外受精-胚胎移植技术及其各种衍生技术。

人工授精是指用人工方式将精液注入女性体内以取代性交途径使其妊娠的一种方法。根据精液来源不同，分为丈夫精液人工授精和供精人工授精。

体外受精-胚胎移植技术及其各种衍生技术是指从女性体内取出卵子，在器皿内培养后，加入经技术处理的精子，待卵子受精后，继续培养，到形成早期胚胎时，再转移到子宫内着床，发育成胎儿直至分娩的技术。

人类辅助生殖技术的应用应当在医疗机构中进行，以医疗为目的，并符合国家计划生育政策、伦理原则和有关法律规定。禁止以任何形式买卖配子、合子、胚胎。医疗机构和医务人员不得实施任何形式的代孕技术。

2. 人类辅助生殖技术的审批

（1）开展人类辅助生殖技术医疗机构的条件：申请开展人类辅助生殖技术的医疗机构应当符合下列条件：①具有与开展技术相适应的卫生专业技术人员和其他专业技术人员；②具有与开展技术相适应的技术和设备；③设有医学伦理委员会；④符合卫生部制定的《人类辅助生殖技术规范》的要求。

（2）开展人类辅助生殖技术的申请与审批：申请开展人类辅助生殖技术的医疗机构应当向所在地省、自治区、直辖市人民政府卫生行政部门提交下列文件：①可行性报告；②医疗机构基本情况（包括床位数、科室设置情况、人员情况、设备和技术条件情况等）；③拟开展的人类辅助生殖技术的业务项目和技术条件、设备条件、技术人员配备情况；④开展人类辅助生殖技术的规章制度；⑤省级以上卫生行政部门规定提交的其他材料。

申请开展丈夫精液人工授精技术的医疗机构，由省、自治区、直辖市人民政府卫生行政部门审查批准。对申请开展供精人工授精和体外受精-胚胎移植技术及其衍生技术的医疗机构，由省、自治区、直辖市人民政府卫生行政部门提出初审意见，卫生部审批。

（3）医疗机构执业变更登记：批准开展人类辅助生殖技术的医疗机构应当按照《医疗机构管理条例》的有关规定，持省、自治区、直辖市人民政府卫生行政部门或者卫生部的批准证书到核发其医疗机构执业许可证的卫生行政部门办理变更登记手续。

人类辅助生殖技术批准证书每 2 年校验一次，校验由原审批机关办理。校验合格的，可以继续开展人类辅助生殖技术；校验不合格的，收回其批准证书。

3. 人类辅助生殖技术实施规则　人类辅助生殖技术必须在经过批准并进行登记的

医疗机构中实施。未经卫生行政部门批准,任何单位和个人不得实施人类辅助生殖技术。

医疗机构实施人类辅助生殖技术应当遵循以下规则:①实施人类辅助生殖技术应当符合卫生部制定的《人类辅助生殖技术规范》的规定;②实施人类辅助生殖技术应当遵循知情同意原则,并签署知情同意书。涉及伦理问题的,应当提交医学伦理委员会讨论;③实施供精人工授精和体外受精-胚胎移植技术及其各种衍生技术的医疗机构应当与卫生部批准的人类精子库签订供精协议。严禁私自采精。医疗机构在实施人类辅助生殖技术时应当索取精子检验合格证明;④实施人类辅助生殖技术的医疗机构应当为当事人保密,不得泄露有关信息;⑤实施人类辅助生殖技术的医疗机构不得进行性别选择。法律法规另有规定的除外;⑥实施人类辅助生殖技术的医疗机构应当建立健全技术档案管理制度。供精人工授精医疗行为方面的医疗技术档案和法律文书应当永久保存;⑦实施人类辅助生殖技术的医疗机构应当对实施人类辅助生殖技术的人员进行医学业务和伦理学知识的培训。

4. 人类辅助生殖技术的管理

(1)体外受精-胚胎移植技术及其各种衍生技术的管理。主要包括:①实施体外受精与胚胎移植及其衍生技术的机构,必须遵守国家人口和计划生育法规和条例的规定,并同不育夫妇签署相关技术的《知情同意书》和《多胎妊娠减胎术同意书》;②机构必须预先认真查验不育夫妇的身份证、结婚证和符合国家人口和计划生育法规和条例规定的生育证明原件,并保留其复印件备案;涉外婚姻夫妇及外籍人员应出示护照及婚姻证明并保留其复印件备案;③机构必须按期对工作情况进行自查,按要求向卫生部提供必需的各种资料及年度报告;④机构的各种病历及其相关记录,须按《医疗机构病历管理规定》的要求,予以严格管理;⑤机构实施供精体外受精与胚胎移植及其衍生技术,必须向供精的人类精子库及时准确地反馈受者的妊娠和子代等相关信息;⑥机构应建立生殖医学伦理委员会工作制度,病案管理制度,随访制度,工作人员分工责任制度,接触配子、胚胎的实验材料质控制度,各项技术操作常规,特殊药品管理制度,仪器管理制度,消毒隔离制度和材料管理制度;⑦技术安全符合规定要求。

(2)人工授精技术的管理。主要包括:①实施授精前,不育夫妇必须签定《知情同意书》及《多胎妊娠减胎术同意书》;②供精人工授精只能从持有卫生部批准证书的人类精子库获得精源;③机构必须及时做好不育夫妇的病历书写并按《医疗机构病历管理规定》严格管理,对每位受者都应进行随访;④实施供精人工授精的机构,必须向人类精子库反馈妊娠、子代以及受者使用冷冻精液后是否出现性传播疾病的临床信息等情况,记录档案应永久保存;⑤严格控制每一位供精者的冷冻精液最多只能使 5 名妇女受孕;⑥除司法机关出具公函或相关当事人具有充分理由同意查阅外,其他任何单位和个人一律谢绝查阅供受精者双方的档案;确因工作需要及其他特殊原因非得查阅档案时,则必须经授精机构负责人批准,并隐去供受者双方的社会身份资料;⑦人工授精必须具备完善、健全的规章制度和技术操作手册并切实付诸实施;⑧机构必须按期对人工授精的情况进行自查,按要求向卫生行政审批部门提供必要的资料及年度报告。

5. 人类辅助生殖技术实施人员的行为准则　实施技术人员必须遵循以下行为准则:①必须严格遵守国家人口和计划生育法律法规;②必须严格遵守知情同意、知情选择的自愿原则;③必须尊重患者隐私权;④禁止无医学指征的性别选择;⑤禁止实施代孕技术;⑥禁止实施胚胎赠送;⑦禁止实施以治疗不育为目的的人卵胞浆移植及核移植技术;⑧禁止人类与异种配子的杂交;禁止人类体内移植异种配子、合子和胚胎;禁止异种体内移植人类配子、合子和胚胎;⑨禁止以生殖为目的对人类配子、合子和胚胎进行基因操作;⑩禁止实施近亲间的精子和卵子结合;⑪在同一治疗周期中,配子和合子必须来自同一男性和同一女性;⑫禁止在患者不知情和不自愿的情况下,将配子、合子和胚胎转送他人或进行科学研究;⑬禁止给不符合国家人口和计划生育法规和条例规定的夫妇和单身妇女实施人类辅助生殖技术;⑭禁止开展人类嵌合体胚胎试验研究;⑮禁止克隆人。

6. 人类精子库的设置　人类精子库是指以治疗不育症以及预防遗传病等为目的,利用超低温冷冻技术,采集、检测、保存和提供精子的机构。人类精子库必须设置在医疗机构内。精子的采集和提供应当遵守当事人自愿和符合社会伦理原则。任何单位和个人不得以营利为目的进行精子的采集与提供活动。

(1) 设置人类精子库的条件:申请设置人类精子库的医疗机构应当符合下列条件:①具有医疗机构执业许可证;②设有医学伦理委员会;③具有与采集、检测、保存和提供精子相适应的卫生专业技术人员;④具有与采集、检测、保存和提供精子相适应的技术和仪器设备;⑤具有对供精者进行筛查的技术能力;⑥应当符合卫生部制定的《人类精子库基本标准》。

(2) 设置人类精子库的申请:申请设置人类精子库的医疗机构应当向所在地省级人民政府卫生行政部门提交下列资料:①设置人类精子库可行性报告;②医疗机构基本情况;③拟设置人类精子库的建筑设计平面图;④拟设置人类精子库将开展的技术业务范围、技术设备条件、技术人员配备情况和组织结构;⑤人类精子库的规章制度、技术操作手册等;⑥省级以上卫生行政部门规定的其他材料。

(3) 设置人类精子库的批准:省级人民政府卫生行政部门收到前条规定的材料后,提出初步意见,报卫生部审批。卫生部收到省、自治区、直辖市人民政府卫生行政部门的初步意见和材料后,聘请有关专家进行论证,并在收到专家论证报告后 45 个工作日内进行审核,审核同意的,发给人类精子库批准证书;审核不同意的,书面通知申请单位。

批准设置人类精子库的医疗机构应当按照《医疗机构管理条例》的有关规定,持卫生部的批准证书到核发其医疗机构执业许可证的卫生行政部门办理变更登记手续。人类精子库批准证书每 2 年校验 1 次。校验合格的,可以继续开展人类精子库工作;校验不合格的,收回人类精子库批准证书。

7. 精子的采集与提供　精子的采集与提供应当在经过批准的人类精子库中进行。

未经批准,任何单位和个人不得从事精子的采集与提供活动。精子的采集与提供应当严格遵守卫生部制定的《人类精子库技术规范》和各项技术操作规程。

(1) 精子的采集:供精者必须原籍为中国公民,年龄在 22～45 周岁之间的健康男性。人类精子库应当对供精者进行健康检查和严格筛选,不得采集有下列情况之一的人员的精液:①有遗传病家族史或者患遗传性疾病;②精神病患者;③传染病患者或者病源携带者;④长期接触放射线和有害物质者;⑤精液检查不合格者;⑥其他严重器质性疾病患者。

人类精子库工作人员应当向供精者说明精子的用途、保存方式以及可能带来的社会伦理等问题。人类精子库应当和供精者签署知情同意书。供精者只能在一个人类精子库中供精。

(2) 精子的提供:精子库采集精子后,应当进行检验和筛查。精子冷冻 6 个月后,经过复检合格,方可向经卫生行政部门批准开展人类辅助生殖技术的医疗机构提供,并向医疗机构提交检验结果。供精时应当遵守下述规则:①不得向未取得卫生部人类辅助生殖技术批准证书的机构提供精液;②不得提供未经检验或检验不合格的精液;③严禁提供新鲜精液进行供精人工授精,精液冷冻保存需经半年检疫期并经复检合格后,才能提供临床使用,并向医疗机构提交检验结果;④不得实施非医学指征的,以性别选择生育为目的的精子分离技术;⑤不得提供 2 人或 2 人以上的混合精液;⑥一个供精者的精子最多只能提供给 5 名妇女受孕;⑦人类精子库工作人员及其家属不得供精;⑧设置人类精子库的科室不得开展人类辅助生殖技术,其专职人员不得参与实施人类辅助生殖技术。

8. 建立供精者档案和保密　人类精子库应当建立供精者档案,对供精者的详细资料和精子使用情况进行计算机管理并永久保存。人类精子库应当为供精者和受精者保密,未经供精者和受精者同意不得泄露有关信息。

四、放射诊疗

1. 放射诊疗的概念　放射诊疗,是指使用放射性同位素、射线装置进行临床医学诊断、治疗和健康检查的活动。放射诊疗共按照诊疗风险和技术难易程度分为放射治疗、核医学、介入放射学和 X 线影像诊断 4 类。

(1) 放射治疗:是指利用电离辐射的生物效应治疗肿瘤等疾病的技术。

(2) 核医学:是指利用放射性同位素诊断或治疗疾病或进行医学研究的技术。

(3) 介入放射学:是指在医学影像系统监视引导下,经皮针穿刺或引入导管做抽吸注射、引流或对管腔、血管等做成型、灌注、栓塞等,以诊断与治疗疾病的技术。

(4) X 线影像诊断:是指利用 X 线的穿透等性质取得人体内器官与组织的影像信息以诊断疾病的技术。

2. 开展放射诊疗的条件　《放射诊疗管理规定》要求医疗机构开展放射诊疗工作,

应当具备与其开展的放射诊疗工作相适应的条件,经所在地县级以上地方卫生行政部门的放射诊疗技术和医用辐射机构许可。医疗机构应当采取有效措施,保证放射防护、安全与放射诊疗质量符合有关规定、标准和规范的要求。

(1) 基本要求:医疗机构开展放射诊疗工作,应当具备以下基本条件:①具有经核准登记的医学影像科诊疗科目;②具有符合国家相关标准和规定的放射诊疗场所和配套设施;③具有质量控制与安全防护专(兼)职管理人员和管理制度,并配备必要的防护用品和监测仪器;④产生放射性废气、废液、固体废物的,具有确保放射性废气、废液、固体废物达标排放的处理能力或者可行的处理方案;⑤具有放射事件应急处理预案。

(2) 人员要求:医疗机构开展不同类别放射诊疗工作,应当分别具有下列人员。

1) 开展放射治疗工作的,应当是:①中级以上专业技术职务任职资格的放射肿瘤医师;②病理学、医学影像学专业技术人员;③大学本科以上学历或中级以上专业技术职务任职资格的医学物理人员;④放射治疗技师和维修人员。

2) 开展核医学工作的,应当是:①中级以上专业技术职务任职资格的核医学医师;②病理学、医学影像学专业技术人员;③大学本科以上学历或中级以上专业技术职务任职资格的技术人员或核医学技师。

3) 开展介入放射学工作的,应当是:①大学本科以上学历或中级以上专业技术职务任职资格的放射影像医师;②放射影像技师;③相关内、外科的专业技术人员。

4) 开展 X 线影像诊断工作的,应当是专业放射影像医师。

(3) 设备要求:医疗机构开展不同类别放射诊疗工作,应当分别具有下列设备:①开展放射治疗工作的,至少有一台远距离放射治疗装置,并具有模拟定位设备和相应的治疗计划系统等设备;②开展核医学工作的,具有核医学设备及其他相关设备;③开展介入放射学工作的,具有带影像增强器的医用诊断 X 线机、数字减影装置等设备;④开展 X 线影像诊断工作的,有医用诊断 X 线机或 CT 机等设备。

(4) 安全防护装置、辐射检测仪器和个人防护用品要求:医疗机构应当按照下列要求配备并使用安全防护装置、辐射检测仪器和个人防护用品:①放射治疗场所应当按照相应标准设置多重安全联锁系统、剂量监测系统、影像监控、对讲装置和固定式剂量监测报警装置,配备放疗剂量仪、剂量扫描装置和个人剂量报警仪;②开展核医学工作的,设有专门的放射性同位素分装、注射、储存场所,放射性废物屏蔽设备和存放场所,配备活度计、放射性表面污染监测仪;③介入放射学与其他 X 线影像诊断工作场所应当配备工作人员防护用品和受检者个人防护用品。

(5) 警示标志要求:医疗机构应当对下列设备和场所设置醒目的警示标志:①装有放射性同位素和放射性废物的设备、容器,设有电离辐射标志;②放射性同位素和放射性废物储存场所,设有电离辐射警告标志及必要的文字说明;③放射诊疗工作场所的入口处,设有电离辐射警告标志;④放射诊疗工作场所应当按照有关标准的要求分为控制区、监督区,在控制区进出口及其他适当位置,设有电离辐射警告标志和工作指示灯。

3. 安全防护与质量保证

(1) 配备专(兼)职管理人员：医疗机构应当配备专(兼)职的管理人员，负责放射诊疗工作的质量保证和安全防护。其主要职责是：①组织制定并落实放射诊疗和放射防护管理制度；②定期组织对放射诊疗工作场所、设备和人员进行放射防护检测、监测和检查；③组织本机构放射诊疗工作人员接受专业技术、放射防护知识及有关规定的培训和健康检查；④制定放射事件应急预案并组织演练；⑤记录本机构发生的放射事件并及时报告卫生行政部门。

(2) 符合要求的放射诊疗设备和检测仪表：医疗机构的放射诊疗设备和检测仪表，应当符合下列要求：①新安装、维修或更换重要部件后的设备，应当经省级以上卫生行政部门资质认证的检测机构对其进行检测，合格后方可启用；②定期进行稳定性检测、校正和维护保养，由省级以上卫生行政部门资质认证的检测机构每年至少进行一次状态检测；③按照国家有关规定检验或者校准用于放射防护和质量控制的检测仪表；④放射诊疗设备及其相关设备的技术指标和安全、防护性能，应当符合有关标准与要求。

不合格或国家有关部门规定淘汰的放射诊疗设备不得购置、使用、转让和出租。

(3) 放射治疗场所符合防护要求：放射诊疗场所防护要求主要是：①医疗机构应当定期对放射诊疗工作场所、放射性同位素储存场所和防护设施进行放射防护检测，保证辐射水平符合有关规定或者标准；②放射性同位素不得与易燃、易爆、腐蚀性物品同库储存；储存场所应当采取有效的防泄漏等措施，并安装必要的报警装置；③放射性同位素储存场所应当有专人负责，有完善的存入、领取、归还登记和检查的制度，做到交接严格，检查及时，账目清楚，账物相符，记录资料完整。

(4) 放射诊疗工作人员安全保护：放射诊疗工作人员应当按照有关规定配戴个人剂量计。医疗机构应当按照有关规定和标准，对放射诊疗工作人员进行上岗前、在岗期间和离岗时的健康检查，定期进行专业及防护知识培训，并分别建立个人剂量、职业健康管理和教育培训档案。

(5) 患者于受检者安全保护：放射诊疗工作人员对患者和受检者进行医疗照射时，应当遵守医疗照射正当化和放射防护最优化的原则，有明确的医疗目的，严格控制受照剂量；对邻近照射野的敏感器官和组织进行屏蔽防护，并事先告知患者和受检者辐射对健康的影响。

1) 放射诊断检查安全保护：医疗机构在实施放射诊断检查前应当对不同检查方法进行利弊分析，在保证诊断效果的前提下，优先采用对人体健康影响较小的诊断技术。实施检查应当遵守下列规定：①严格执行检查资料的登记、保存、提取和借阅制度，不得因资料管理、受检者转诊等原因使受检者接受不必要的重复照射；②不得将核素显像检查和 X 线胸部检查列入对婴幼儿及少年儿童体检的常规检查项目；③对育龄妇女腹部或骨盆进行核素显像检查或 X 线检查前，应问明是否怀孕；非特殊需要，对受孕后 8～15 周的育龄妇女，不得进行下腹部放射影像检查；④应当尽量以胸部 X 线摄影代替胸部荧光透视检查；⑤实施放射性药物给药和 X 线照射操作时,应当禁止非受检者进入操作现场;因患者病情需要其他人员陪检时,应当对陪检者采取防护措施。

医疗机构使用放射影像技术进行健康普查的,应当经过充分论证,制定周密的普查方案,采取严格的质量控制措施。使用便携式 X 线机进行群体透视检查,应当报县级卫生行政部门批准。在省、自治区、直辖市范围内进行放射影像健康普查,应当报省级卫生行政部门批准。跨省、自治区、直辖市或者在全国范围内进行放射影像健康普查,应当报卫生部批准。

2) 放射治疗安全保护:开展放射治疗的医疗机构,在对患者实施放射治疗前,应当进行影像学、病理学及其他相关检查,严格掌握放射治疗的适应证。对确需进行放射治疗的,应当制定科学的治疗计划,并按照下列要求实施:①对体外远距离放射治疗,放射诊疗工作人员在进入治疗室前,应首先检查操作控制台的源位显示,确认放射线束或放射源处于关闭位时,方可进入;②对近距离放射治疗,放射诊疗工作人员应当使用专用工具拿取放射源,不得徒手操作;对接受敷贴治疗的患者采取安全护理,防止放射源被患者带走或丢失;③在实施永久性籽粒插植治疗时,放射诊疗工作人员应随时清点所使用的放射性籽粒,防止在操作过程中遗失;放射性籽粒植入后,必须进行医学影像学检查,确认植入部位和放射性籽粒的数量;④治疗过程中,治疗现场至少应有 2 名放射诊疗工作人员,并密切注视治疗装置的显示及患者情况,及时解决治疗中出现的问题;严禁其他无关人员进入治疗场所;⑤放射诊疗工作人员应当严格按照放射治疗操作规范、规程实施照射;不得擅自修改治疗计划;⑥放射诊疗工作人员应当验证治疗计划的执行情况,发现偏离计划现象时,应当及时采取补救措施并向本科室负责人或者本机构负责医疗质量控制的部门报告。

3) 核医学诊疗安全保护:开展核医学诊疗的医疗机构应当遵守下述安全保护规则:①应当遵守相应的操作规范、规程,防止放射性同位素污染人体、设备、工作场所和环境;②按照有关标准的规定对接受体内放射性药物诊治的患者进行控制,避免其他患者和公众受到超过允许水平的照射;③产生的放射性固体废物、废液及患者的放射性排出物应当单独收集,与其他废物、废液分开存放,按照国家有关规定处理。

4. 放射事件的防范和处置　医疗机构应当制定防范和处置放射事件的应急预案;发生放射事件后应当立即采取有效应急救援和控制措施,防止事件的扩大和蔓延。

医疗机构发生下列放射事件情形之一的,应当及时进行调查处理,如实记录,并按照有关规定及时报告卫生行政部门和有关部门:①诊断放射性药物实际用量偏离处方剂量 50% 以上的;②放射治疗实际照射剂量偏离处方剂量 25% 以上的;③人员误照或误用放射性药物的;④放射性同位素丢失、被盗和污染的;⑤设备故障或人为失误引起的其他放射事件。

（陈　　刚）

第三篇

临床基本概念

第七章 临床诊疗思维

　　临床思维是临床医师利用基础医学和临床医学知识,对获取的病史、体格检查和实验室及辅助检查等临床资料,采用综合分析、逻辑推理,从错综复杂的线索中找出主要矛盾,确定疾病诊断并最终实施干预加以解决的过程和方法。临床思维贯穿临床诊断与疾病处理的全过程,故也称为临床诊疗思维。面对临床现象和病情,思维方法正确就可以得到正确的判断和处理;思维方法错误或不合理,就会得出不正确的判断和处理。

　　一个优秀的临床医师不仅需要扎实的医学理论和丰富的临床经验,更需要科学的临床思维方法,需要用循证医学的理念来培养临床思维。没有正确的临床思维就没有正确的诊断和治疗。只要掌握正确的思维方法,就能借助已有的知识和经验有效地探求未知,诊断出自己从未诊断过的疾病,处理好过去未曾遇到过的问题。然而不少医师,尤其是青年医师,他们不重视临床思维,看病不善于动脑筋,忽略了病史询问、体格检查等这些基本但系统的方法,而仅仅依靠患者单方面的叙述或根据某一个体征开列一大堆化验单或辅助检查申请单,期望借助这些现代化的仪器设备求得诊断,其结果往往是事倍功半,不仅造成医疗负担增加,还常常造成漏诊或误诊。这些都是忽视临床思维的表现,由此可见临床思维是多么重要。

第一节 临床诊疗思维概述

　　临床思维不是凭空猜想,需要具备 2 个基本条件,即扎实的医学知识和丰富的临床实践,两者缺一不可。所谓医学知识是指基础医学知识和临床医学知识。前者是指人体解剖学、生理学、生物化学、病理学、微生物学、免疫学、遗传学、药理学等,后者是指内科学、外科学、妇产科学、儿科学、传染病学、心理学等。没有这些知识就不能进行资料分析和逻辑推理;要掌握这些知识就必须不断学习、不断进行知识更新。所谓临床实践,包括直接的和间接的实践。直接实践即深入临床,具体地分管患者,了解病情演变,观察治疗反应,掌握第一手资料;间接实践即通过阅读医学文献、参加临床病理(例)讨论会、在网上进行资料检索等,从别人的临床实践中获取经验和教训。没有大量的临床实践就不可能积累丰富的经验,就无法培养科学的临床思维。因此,临床医师绝对不能脱离临床实践。

进行临床思维需要具备必要的前提。疾病的诊断是建立在病史、体检、实验室和辅助检查等这些资料基础上的,获取真实、系统、完整、准确的临床资料是临床思维的必要前提,包括努力获取翔实而可靠的病史,仔细认真的体格检查,正确判断实验室和辅助检查的临床意义,从而为干预治疗提供决策依据。临床诊疗思维,体现了在观察病情、分析病情、判断病情和处理疾病时的思考过程中所用的思维逻辑和方法。

一、临床思维的基本原则

总结临床诊治的经验,并将其高度概括,就会发现它遵循着一定的原则,这些原则在诊断和治疗疾病时都是必须严格遵守的,如有病与无病、器质性与功能性、全身与局部、主要与次要、常见与少见、共性与个性、良性与恶性、动态与静态、一元论与多元论、对因与对症等。包括中医学思想中的哲学思维的精华,可以恰当引用。

1. 从事物的连续性和整体性看问题   整体由相互联系着的个体构成的,人的机体也是由相互联系的不同部位的脏器、组织、细胞构成的。医学研究一直在逐步阐明机体内的各个部分是如何相互联系的。临床上,一个脏器异常引起另一个脏器失常是很常见的,如肺性脑病、肝性脑病、肝肾综合征、多脏器功能衰竭等,无不说明一个脏器、一种组织、一种损伤可以累及其他部位。中医学有"肺与大肠相表里"的说法,临床实践中有时可以用通泄的方法退热,为何通便可以退热,至今没有很好的解释,但事实说明这两者之间是相关的。机体整体中的一个脏器、一个部位、一种组织有病,往往不是孤立的,因为它可以累及其他脏器。从机体的整体性和事物的联系性看,一个患者有多方面的表现和多种病状时,要分析各种表现和病状之间的关系,考虑他们是否有因果关系或者相关性,即都是某个共同原因或因素的影响结果。治疗上,同样见于诸多病症表现可能都有连带关系,若能对主要疾病和共同病因给予治疗,或许其他病症可随之解决,而无须个个给予处理。由于疾病可波及其他范围,所以临床观察应有预见性,以便能够早期发现可能受累的部位。

2. 以矛盾统一的观点,善用分析综合的思维方法   事物都有其对立面,机体的功能也有对立面。中医学的"阴阳"学说就是说明事物的矛盾统一的关系。对立面相依存在,不能有此无彼,也不可永远一强一弱,总要彼此消长,保持动态平衡,实现"内稳态",如中医学所说的"阴平阳秘,精神乃治;阴阳离决,精气乃绝"(《素问·生气道天论》)。实际上,功能活动上的对立平衡比比皆是,细胞的增生与死亡、体内物质的代谢转化、免疫功能的调控、脏器功能的亢进与减退,无不包含着矛盾,随时随处要求平衡。再微观一些,有抗原就会产生抗体,有作用物就要有受体,作用物与受体的结合才能产生效应。按中医学的说法,疾病的发生、发展就是正邪相争的结果。"邪"是致病因素,"正"就是机体的抗病能力。因此,在观察疾病时,应分清哪些是疾病侵袭的表现,哪些是机体抗衡疾病的反应,看到缺陷或不足的现象时要想到是否有亢进或增高的一面;反之,看到亢进的现象时要找有无减低的一面,机体总是希冀保持平衡和稳态的。另外,要注意平衡失调后的其他后果和连锁反应。例如,细菌引起感染,要想到是由于细菌致病性很强,还是机体的抗病力很差。常在菌或条件致病菌引起感染,更要考虑免疫的抗病能力极差。若患者呈现多种异常表现,有的可能是致病因素的直接表现和结果,而另一些可能是代偿性的或者机体自我保护性的。例如,细菌感染后外周血中性粒细胞增多,后者就是机体的保护性反应。所以在分析病情时要分清哪些是反映病情发展的,哪些是有利于机体复原的,哪些是可预料的正常反应,哪些又是过分的。同样在治疗上,根据"阴阳消长"的原理,制订处理疾病的方针方法,更是在日常工作中屡屡运用的。药物中的兴奋剂、拮抗剂、阻断剂、补充疗法以及杀伤治疗目的都是使"阴阳平衡",达到正常统一。所以,对每个现象,每个措施都要加以分析,判明这些现象和措施在机体诸多矛盾中的作用和意义。

3. 注意时空的连续性和扩展性,动态的观察和看待问题　由于时间是前后连续的,所以应该动态地看问题;由于事物是可以扩展的,因此应该发展地看问题。疾病不是静止的,而是变化着的,先后发生的疾病应连贯起来考虑,两者是否有因果关系或连带关系。原来只是一处疼痛的疾病,以后邻近部位也痛,要考虑是否病变向邻近扩展。例如,心脑血管病引起一时性缺血,可以进展为完全性血管阻塞;淋巴瘤引起的淋巴结肿大,一般不伴有疼痛,但是急剧肿大的淋巴结则可发生疼痛;肿瘤的原发部位可能不痛,但若向邻近部位扩展也可引发疼痛。可见,一时没有呈现的表现,不一定今后不发生;今天出现的病症,几天以后也可以转为其他。要学会动态地看问题,对早期诊断、注意随访、预防疾病转变复发、判断预后、增强预见性,都是十分有益的。

4. 注意事物的共性和个性,学会对比分析、综合推理　一种疾病的临床表现有一定特点和规律,但发生于具体患者时,受患者个体情况和不同因素影响,每个人的表现就可能不一样。疾病的临床表现并不能千篇一律,常常因人而异。医师在识别疾病时,要重视共性的典型表现,但也要结合患者的具体情况来分析。既要熟悉各种疾病应有的典型表现,也应了解在不同患者中的特殊现象,认识一种疾病可能有的个性表现,需要长期的经验积累。假如一个患者总体上像是某种病,而在诊断条件上尚缺少一两项,甚至有些地方又不太符合。在排除这种疾病诊断之前,要进行细致分析,考虑到疾病的共性和个性、异常表现的主次。例如,同样是肺炎,有多种原因,也可有多种不一样表现。有的患者受细菌感染,有的患者则遭病毒侵袭;前者可能表现为痰多甚至黄脓痰,后者则可能无痰或少痰。有些心绞痛患者不表现心前区痛,而是上腹痛,但都有胸闷。所以,一定要注意疾病表现的共性和个性,抓住疾病的关键,考量其是否具有诊断上不可少的特点,即这类患者都有的共性。对一些非共性的表现,要找出合适的解释。当然,这里也要注意若有实在无法解释、但又比较突出的孤立表现,也不能轻易放过,因为经验证明这里往往蕴藏着一些预料不到的问题,因此需要追查。疾病表现不典型也要追究原因,因为"不典型"往往也有其机制,或叠加了其他因素或疾病。所以,重视共性,也不能忽视个性。对疾病表现,要抓住关键、分清主次,认清疾病的共性和个性,进行正确的对比分析,综合理解。治疗上也要处理好共性和个性的关系。同一种病,在不同患者身上可能需要不同的治疗方法,因为患者之间会有体质强弱、年龄大小、病程长短、起病急缓、对药物敏感程度和不良反应大小之不同。这就需要在一定的治疗原则下,灵活决定治疗措施。

5. 观察与思维的关系　事物的客观存在是思维的基础。对事物的观察要真实可靠,思维才不致走向歧途。临床思维也是要以临床观察结果为依据。一定要对病情有最严密、最仔细、最正确的观察,才可能有合理的思维。患者的主诉或主观感觉,常常能为思考诊断提供线索,但对患者症状的了解必须客观,有无某些感觉或不适,要靠患者主动叙述,不能用任何方式诱导。对形形色色的检查,要注意辨其真伪,明其意义,不能先入为主或以点带面,过分评价。另外,要分清表面现象与本质,对诸多表现要明辨主次,思维是医师主观的,但病情是客观的,医师必须真实无误地明察病情、认识病情,才能有正确合理的思维。

6. 原有知识和经验的运用　思维以事实为根据,但思维的具体内容是何目的、如何想、如何判断、如何得到正确的思维结果,则要运用已有的知识和经验。知识越广阔,经验越丰富,联想和思考越灵活,则思维的效果越好。如今新事物、新知识、新方法、新概念出现得太多、太快,必须不断努力跟上新发展,加快拓展自己的知识,不断积累自己的经验,同时培养自己的思辨能力,才能使思维更正确、更有效。

二、疾病的一般诊断思维原则

内科疾病是最常见的,也是医学生进入临床学习的出发之处。我们以内科疾病为例,讲述诊治原则,以期今后学会拓展。

1. "一元论"和常见病　即能用一种病解释全貌时,就不诊断为 2 种或多种病的同时存在;能用常见病、多发病解释者,就少考虑少见病、罕见病。因为从概率考虑,发生一种病的机会比同时发生 2 种病的机会大,遇到常见病的机会比遇到少见病的机会大。当然这不是绝对的,还要根据具体情况分析。

2. 诊断原发病以前必先排除继发的可能　为的是避免只看表面、不寻根本,避免治标不治本。贫血只是疾病的一种表现,可有多种原因引起。地中海贫血等属于遗传性或可划归原发性,但很多疾病也会发生贫血,如慢性失血、营养不良等,在这些原因去除之后贫血也可改善,因而属于继发性贫血。诊断应力争明确病因,以便从根本上治疗,不能满足或停止在症候诊断,而应追根究底,不能轻易做出"原发性""特发性""原因不明"的症候诊断。另外,还有一种类似情况,一种病是在另一种病的基础上发生的。由于后者表现不突出而未被认出病情,显现的是前者。经验不够的医师只整治前者,而经验较多的医师则可通过诊断前者而将隐匿的另外一种疾病发掘出来。例如,肺炎是可有多种原因引起,但更容易发生在抗病能力降低的疾病,如多发性骨髓瘤、自身免疫病的基础上。

有经验的医师往往不满足于肺炎的诊断而能发现隐蔽的骨髓瘤等。

3. 诊断恶性病变以前必先排除良性病变　不要将机体的反应性看成是恶性肿瘤，不要把一种预后较好的病误诊为一种预后差的病。例如，将炎性淋巴结肿大误诊为淋巴瘤，将反应性组织细胞增生误诊为肿瘤性质的疾病。当然也不能将恶性病误诊为良性病而延误治疗时机。

4. 诊断功能性疾病以前必先排除器质性疾病　头痛很常见，且往往是功能性病变，容易自然缓解或治愈。但在确定功能性病变之前，必须仔细观察排除器质性病变，因为许多原因如龋齿、鼻窦炎等也会造成头痛。腹痛、腹部不适，很常见，但在诊断功能性消化不良、肠激惹综合征时，也需要排除消化道明显的炎症、狭窄、增生、动力紊乱等问题。器质性疾病需要积极及时治疗，误诊为功能性疾病就会耽误治疗时机。

5. 正确对待每项异常表现和发现　对观察发现的任何一项异常都要重视，但不能孤立看待，而要在全局和整体中衡量其意义，并要继续追查，特别是不正常的化验所见，更要反复核实，以免被误导。要重视阳性检查所见，但也不能忽视阴性结果在疾病鉴别诊断中价值和意义，更不能随意放过任何未得到合理解释的异常现象。得不到解释的问题往往蕴藏着诊断中的漏洞，也可能是影响全局的隐患。应透过现象看本质，有不好解释或有矛盾之处，常常是分析问题的切入点，不可忽视。

6. 慎用排除法和治疗试验作为诊断方法　没有确凿的正面支持，用"不是这，不是那，所以可能是它"的思考方式，或者用"既然怀疑可能是什么病，但又缺乏证据，不妨先按这个病治疗，若有效则表明是这种病"的思维方法来诊断疾病时，需要谨慎，这种思路有时甚至是有害的。有相同表现的疾病可能有很多，还有些是例外或不典型者，因此"非此即彼"的想法过于简单。当然，对有些综合征的诊断就是用排除法的，如肝性脑病等，但都需要遵从严格的诊断步骤。

7. 如何提高(内科)疑难病的诊断能力　应该相信，无论从个人还是时代来说，解决内科疑难诊断的能力，肯定能逐渐提高，但需要坚持以下几点：①多实践、多积累经验和知识并有效的运用。②多注意生命科学领域的新发现、新认识、新概念，加强对病情的解释和分析能力。③注意新的诊断技术的进展，开发和运用新的检查手段和技能。④要学会运用多方智慧。⑤最基本的还是要继续不断地培养科学的思维方法，不断提高临床思维能力。总之，疑难病的诊断是常遇到的问题，其解决要靠强烈的责任心，锲而不舍的追求精神，要靠周密的观察，要能抓住病情要害、重要线索，联系已有的知识，推测体内的病理和病理生理变化，进一步分析可能的病因和疾病，通过随诊加以验证。科学技术的发展将使可借助的手段逐渐增多，帮助拓展思维。

三、疾病的一般治疗思维原则

1. 千方百计明确诊断　据此明确治疗目标，制订治疗方案，并预期结果。一般来说,能发现并有办法去除病因者,应当进行病因治疗,因为可达根治。但有发现不了病因、无法去除病因或者已经造成组织器官的损伤,则不是针对病因的其他治疗也是必要的。如,肿瘤或产科意外情况所引起的弥散性血管内凝血(disseminated intravascular coagulation,DIC)本身是可以致命的,有些情况下,时间上不允许治疗原发症之后再去处理 DIC,则 DIC 这个非病因治疗者成为首要的了。再如,胃肠道大出血,导致失血性休克,立即进行补液、输血就是最重要、最紧急的对症治疗措施。非病因治疗可有不同的针对性,如针对发病机制、病理生理状态、针对某些受损器官及其功能,还有针对某些突出的、困扰患者较多的症状或对症治疗等。从尽快减轻患者病痛尽快减缓病情进展的角度出发,有时病因治疗和非病因治疗是互补的,只要慎重把握尺度。原则上应抓住主要矛盾,能简则不繁。治疗的切入点可能有多个,一定要全盘考虑,选择最关键的,分清轻重缓急,有目的有计划地做好先后安排,对可能发生的反应和效果要心中有数,以便有准备地做下一步治疗。

2. 要看到治疗手段的多样性、两面性　权衡利弊,选择最适宜的治疗方针。需要非常强调"循证医学"的理念及步骤,来做出治疗选择和决策。"精准医学"概念的出现和研究,没有脱离循证的范围,也使我们看到了精准、个体、可预期的治疗的曙光,但显然没有解决当前的所有诊治问题。我们要学会将群体性临床研究的结果运用到个体身上,离不开专业技能和经验,因为要结合考虑患者的个体情况,包括年龄、性别、体质、肝肾功能状态、过敏、不同耐受性等病理生理状况、药物相互作用,甚至部分遗传因素,选择有依据地体现个体特征的方案,做出临床决策,这同样显示了临床思维的重要性。

3. 要看"病",更要看到"病人"　不可只对病不对人,要重视医学模式从生物医学模式向生物-心理-社会医学模式的转变。要注意患者是有头脑、有思维、有情感的人,所以治疗上一定要注意身心之间的关系。器质性疾病可以引起功能障碍,心理和精神状态不健康也会引起功能失常、紊乱,特别是长期的功能失调,也给患者带来痛苦,给健康和体质造成损伤,对疾病的恢复不利,因此也需重视。人是具有社会属性的,有家庭、社会环境的。疾病的根源、患者在家庭和社会中所处的地位、可能受到的照顾不一样,在诊断、处理、康复、预防复发等方面都应将这些因素考虑进去。最核心的思想是:人需要关爱,有病的人更希望得到关心和爱护,医者应该给患者关怀、同情和温暖,鼓励患者要有信心和勇气。不能因为有了高科技而减少对患者的直接观察接触和交流。

4. 综合治疗,全程关注,通盘考虑　除了患者本身的各个方面都要考虑在内以外,也应该知道药物、手术等不是唯一可用的治疗方法,针灸、按摩、理疗、营养的膳食、良好的心情、周围环境的积极影响等,都对疾病的恢复有一定作用。另外,医护人员的指导和帮助,也可促进身体的康复。总之,医者应关心患者诊疗和康复的整个过程。

5. 注意亚健康状态,加强保健、疾病预防意识　所谓亚健康状态的人表面上正常但实际处于疾病的边缘。别人能承受的各种刺激因素和致病因素,亚健康状态的人不能承受,会因此出现病状反应或者发病,这种状态严格来讲已到健康的临界,濒于患病,应引起注意,督促其采取措施加以纠正,增强适应和抵御能力以及防止疾病的发生或复发。"上工治未病",即这个意思。

6. 减轻经济负担,节约医疗卫生资源　必须要考虑医疗资源的合理使用和经济问题。原则上是少花钱、多办事或者用最少的代价,获得最大的效益。就医疗而言,最好能达到效果最优、效率最高、效价最高,尽管操作起来非常困难。但一个好的医师应该学会用最简单便宜的手段做出明确的诊断,使用最合理的策略给出最有效的治疗措施,使患者痊愈,重新获得良好的精神状态和生活质量。

第二节 │ 临床决策与循证医学

循证医学要求以当前最新、最可靠的临床研究结果为证据,结合医师的临床专业技能和经验,同时考虑患者的需求,为患者做出最佳医疗决策。

一个好的医师能够将个人的临床经验与外部提供的最好证据结合起来,而不偏用其中之一。没有临床实践与经验的医师,即便提供最好的证据也不会应用,甚至用错;而如果没有最新、最好的证据,采取的治疗措施可能是过时或片面的。因此,所有的医师都应该遵循循证医学的理念来培养临床思维。对于临床考虑的诊断,在进行针对性处理后,如果仍没有获得理想的效果,需要考虑诊断是否正确,重新提出问题,分析证据,提出新的诊断假设,并进一步选择合适的检查证实或进行针对性处理。

临床实践中,为解决患者的疾病诊断和治疗问题所进行的各种选择即临床决策。科学的临床决策需要权衡不同的诊断或临床治疗方案的风险(harm)和收益(benefit)后做出,目的是更有利于患者的整体健康。

决策发生在临床实践的全过程,不仅诊断和鉴别诊断需要决策,是否接受干预处理、接受何种处理、如何处理等同样需要决策。决策过程可分为经验决策和科学决策。经验决策是指医师根据临床经验,对面临的问题做出判断和处理。而科学决策则强调根据有关研究结果,在有效的科学证据的基础上,使用合理的分析方法,从各种备选方案中选择最优方案的过程,这也是我们强调的用循证医学的思维方法进行临床决策,即循证决策过程:融入了循证医学理念,依据治疗目的进行决策,帮助临床医师在临床处理中做出最有益于患者的选择。也需要特别指出的是,经验决策实际上是科学决策、循证决策的基础,反映了临床职业的专业性,没有经验的积累,无从在临床上做出科学或循证决策。

权衡利弊是处理决策的依据。在治疗决策中,依据是处理手段的利弊,如果好处多于害处则选择治疗,反之则选择不治疗。确定的疾病是这样,不确定的疾病同样是这样的原则。在临床实践中,利弊的衡量还可以是其他的疗效指标、安全性指标、生命质量指标以及成本。诊断实验的结果也会影响临床决策。如果在术前进行一项检查,进一步确定或排除该疾病,我们的治疗决策将取决于进一步处理后得到的"行动点""治疗阈值"和

"诊断阈值"等数据。

在决策分析中,不仅疾病的可能性即患病率会影响决策,诊断试验的灵敏度和特异度也会影响决策;决策不仅发生在治疗过程中,疾病诊断同样需要决策,依据诊断治疗目的进行定量诊断决策。我们可以从文献和自身的临床实践中了解到患者的患病率、诊断试验的灵敏度特异度、诊断实验的安全性和易接受程度,同时我们可以根据诊断实验的灵敏度和特异度计算患者的患病率,为决策分析提供依据。此外,权衡利弊还需要考虑时间,即决策时间。临床上,疾病常处于动态变化过程中,随着时间的推移,症状、体征的变化使我们对临床疾病诊断的概率的判断,也不断发生变化。不能等待的疾病或状态,需要及时做出决策;能等待的疾病或状态,可以选择暂时观察。

循证决策过程,包括以下步骤:①提出需要解决的临床问题;②文献检索确定需要评价的临床方案;③评价方案;④选择决策分析模型,分析比较预期结果;⑤选择方案和实施方案;⑥后效评价(检验方案实施后的临床结果)。决策可以针对一个具体的患者,通过决策分析为患者选择最佳处理措施,如是否进行该项检查或者是否选择该方案治疗。也可以针对属性相同的群体,通过决策分析确定首选以及备选处理措施。

循证决策的关键在于对拟定的方案进行评价,通过应用合理的定量分析方法,估计并比较各种策略和方案的预期,帮助决策者作出选择。

决策分析通常包括:①确定备选方案;②预测每个方案可能出现的结果;③确定这些结果发生的概率;④确定每个结果的损益值;⑤综合分析并作出决策。决策分析是帮助临床医师做出临床决策的定量统计分析方法,它强调决策过程建立在有效的科学证据的基础上。综合多种信息,如临床疗效、不良反应、生命质量、成本效果、患者依从性等,应用科学方法分析评价各种备选处理方案,最终确定对患者最有意义的临床选择。值得强调的是,循证决策需要结合证据、价值观和患者意愿 3 个方面因素。

何时需要进行决策分析? 临床问题是否需要用决策分析来解决取决 2 个前提:①对于患者的某种健康状况,在采用何种处理方案的问题尚存在不确定性或争议很大;②在选择用何种方案时存在权衡得失的问题。决策分析,必须对 2 种或 2 种以上的方案进行比较。其中一个方案应有某些优势,如临床疗效或诊断准确率高,但也存在一些缺点如不良反应、创伤性、费用高等。临床上一种方案的效果明显好于其他方案,同时具有不良反应低的优点,但费用较高,这种情况也适合进行决策分析。

模型分析是决策分析的主要手段之一,特别是卫生资源配置研究和卫生经济学评价。决策分析模型已被广泛应用和接受。在患病情况不同、经济背景不同、危险因素不同的人群中应用能否产生相同的效果,往往是临床医师面临的问题,借助模型分析为决策分析提供信息具有研究经费相对较少、研究期相对较短的优点,同时能解决复杂的临床问题。

决策分析可以建立在患者的立场上,也可以建立在社会的角度考虑,两者均需要包括所有的临床收益和风险。虽然决策模型不可能完全反映"真实"的临床情况,但有效的模型应包括决策问题的最重要部分,如疗效、安全、费用和生活质量等。如果决策问题中关键的"权衡"未考虑,则该模型不可能达到帮助决策者做出准确决策的目的。

决策分析还需要时间框架。在用决策分析比较不同的处理方案时,必须根据具体的内容和临床疾病的特征,设定时间框架或分析期。

决策分析的应用领域很广,可综合已有的临床试验、流行病学调查、诊断试验评价、患者健康状况调查等多种研究结果,对疾病诊断或治疗过程及其远期影响进行综合评价,分析结果以指导临床决策。决策分析也是卫生经济评价中常用的分析方法。

决策树模型简便、直观,是临床决策分析中最常用的决策分析模型。它要求决策者改变传统的凭直觉或者经验进行决策的习惯,建立全新的思维模式,将整个决策过程用树状图表示,使分析过程直观而有条理,在图中标明各种决策的预期结果及其发生结果的概率。其步骤包括:①明确分析目的;②确定备选方案;③列出每个方案所有可能的重要临床结局;④建立决策树模型;⑤确定分析时间框架和决策的评定标准;⑥确定每个方案的各种临床结局发生的概率;⑦明确结果指标及各种临床结局的损益值;⑧综合分析并评价方案;⑨对分析中所用参数可能存在的不确定性进行敏感性分析。

(朱畴文)

第八章 疾病诊断基础

第一节 病史与体格检查

一、病史

(一) 采集病史

病史是患者本次患病的原因、症状等及历次所患疾病及治疗情况。而问诊是采集病史的主要手段,是每个临床医师必须掌握的基本技能。通过问诊所获取的资料对了解疾病的发生、发展、诊治经过、既往健康状况和曾患疾病的情况,为随后对患者进行的体格检查和各种诊断性检查的安排提供了最重要的资料。一位有经验的医师通过问诊,就可以对患者所患疾病提出初步的诊断意见,接下来就是要通过相应检查或治疗来验证自己的印象诊断。特别是对于某些疾病,或是在疾病的早期,体格检查、实验室检查甚至特殊检查均无阳性发现,而问诊所得的资料却能更早地作为诊断的依据。尤其是对病情复杂而又缺乏典型症状和体征的病例,深入、细致的问诊就尤为重要。

采集病史是医师诊治患者的第一步,它是医患沟通、建立良好医患关系的最重要时机。医学生从接触患者开始,就必须认真学习和领会医师与患者交流的内容和技巧。

1. 问诊的医德要求 问诊是医患沟通第一步,在双方的交流中会涉及很多方面的问题。例如,医师会接触到患者疾病、生活、工作等方面的大量资料包括一些他(她)对任何人都不愿意讲的隐私。具体要求可参考本书第五章第二节内容。

2. 问诊的方法和技巧 良好的问诊方法与技巧可以获得数量更多、质量更高的病史资料。问诊的方法与技巧涉及一般交流技能、资料收集、医患关系、医学知识、仪表礼节,以及提供咨询和教育患者等多个方面。在不同的临床情景,也要根据情况采用相应的方法和某些技巧。具体方法和技巧可参考本书第五章第二节内容。

3. 问诊的内容

（1）一般资料：一般资料又称一般项目，包括：姓名、性别、年龄、籍贯、出生地、民族、婚姻、通信地址、电话号码、工作单位、职业、入院日期等。若病史陈述者不是本人，则应注明与患者的关系。记录年龄时应填写具体年龄，因年龄本身也具有诊断参考意义。家庭住址、电话号码务必记录详细，以便日后随访联系。

（2）主诉：主诉为患者本次就诊最主要的原因及其发生的时间，简单地说就是症状加时间。确切的主诉可初步反映病情轻重与缓急，并提供对系统疾患的诊断线索。主诉应用一两句话加以概括，并同时注明主诉自发生到就诊的时间，如"畏寒、发热、咳嗽3天，加重伴右胸痛2天"。记录主诉要简明，应尽可能用患者自己描述的症状，如"多饮、多食、多尿、消瘦1年"或"心悸、气短2年"等，而不是医师对患者的诊断用语，如"患糖尿病1年"或"心脏病2年"。

然而，病程较长、病情比较复杂的病例，由于症状、体征较多，或由于患者诉说太多，不容易简单地将患者所述的主要不适作为主诉，而应该结合整个病史，综合分析以归纳出更能反映其患病特征的主诉。

对当前无症状，诊断资料和入院目的又十分明确的患者，也可以用以下方式记录主诉。如"超声检查发现胆囊结石2周"。

（3）现病史：现病史是病史中的主体部分，是患者主要病症发病以来的全部病情情况，它记述患者患病后的全过程，即发生、发展、演变和诊治经过。可按以下的内容和程序询问。

1）起病情况与发生时间：询问病史时应首先了解起病时的状况，大多数疾病都有其较为特征性的起病或发作方式。包括可能的诱发因素、比较明确的病因、起病的缓急。起病发生的时间应以主要症状开始出现的时间算起，急性起病可精确到小时、分钟，病程较长或反复发生者可记录到年或月。

2）主要症状的发展演变情况：按照患者感觉不适的主要症状所发生的部位、性质、持续时间、影响因素以及演变等方面进行询问和记录。①症状发生的部位：如疼痛位于左胸或右胸、上腹或右下腹、肩关节或膝关节等。具体疼痛的部位需考虑相对应部位内脏组织器官疾病以及相邻组织器官疾病。②症状的性质：如疼痛是隐痛、胀痛、锐痛、烧灼痛，还是闷痛、绞痛、撕裂样痛。③症状持续的时间：是持续出现还是间断出现，每次发生的时间及缓解的时间长短，有时需精确到分钟。④症状的影响因素：即诱发加重或缓解的因素，如体位、活动、劳累、休息、环境因素刺激以及治疗等对症状的影响。⑤症状的演变：患者的主要症状随时间的变化是否有变化，程度是否加重或减轻，疾病过程中是否有新的症状出现。

3）伴随症状：伴随症状是患者主要不适症状以外所并存的其他不适症状。了解伴随症状的特点，有助于医师进行综合分析来缩小疾病诊断的方向，为鉴别诊断或判断是否存在并发症提供依据。询问伴随症状时，也应基本遵循询问主要症状过程的方式与程序,重点了解伴随症状与主要症状之间的关联。

4) 诊疗经过:是患者自患病以来所有就诊的经历,包括经治的医院,做过哪些检查,是否有明确的诊断,用过何种治疗方法与药物的名称、剂量及使用时间、疗效如何等。

5) 患者的一般情况:了解患者基本身体情况,包括精神状态、食欲与食量、睡眠、体力状况以及大小便情况等。从中可以为患者病情轻重提供参考依据,同时也为疾病的治疗与预后提供支持。

(4) 既往史:是指患者除现病史以外还具有的其他病史,包括地方病及传染病史(有否生活居住区域的地方病史及患过哪些传染病史,如结核病史,若有,其时间、地点、治疗药物及疗效如何)、外伤史(是否受过外伤,时间、地点、治疗情况及现状情况)、手术史(做过哪些手术,时间、地点、现状恢复的情况等)、过敏史(对何种药物、食物或其他接触物过敏,表现形式,如何处理等)、输血史(时间、次数、原因及有无不良反应等)及预防接种史(何时做过哪些预防接种,效果如何等)。

(5) 系统回顾的问诊方法:系统回顾是指对于患者全身各系统逐一进行简洁而又重点症状的询问及记录。是对现病史所表述的主要系统症状以外的其他系统相关症状在短时间内进行询问与回顾,了解患者目前存在的除本次就医主要疾病外的其他疾病及其现状(仍属发病期间或已痊愈),并思考这些疾病与本次主要就医疾病的关系。在询问病史的过程中,特别是对于住院患者,在实际操作中可以选择每个系统的2~4个常见症状进行重点询问,若有阳性症状,可再按照部位、性质、时间、影响因素等顺序进行深入询问;对于阴性症状,应予以记录并可过渡到下一个系统的症状询问。所询问的症状不管是阳性还是阴性,均应记录在完整病案系统回顾栏目或住院病案的既往史中。

(6) 个人史:个人史是指患者个人的简要生活经历,主要包括:社会经历、职业与工作条件、习惯与爱好以及性生活史。

(7) 月经史:女性患者应询问月经史,包括:月经初潮的年龄、月经的周期与经期的天数;经血的颜色与量;月经前后或经期有无其他不适症状,如下腹痛、白带增多;末次月经日期;闭经时间和绝经的年龄。

(8) 婚育史:婚育史包括未婚或已婚、结婚时的年龄、夫妻关系是否和睦、配偶的健康状况如何,以及性生活情况等。

(9) 生育史:生育史对于女性患者需要询问妊娠与生育次数,自然或人工流产的次数,有无手术产、死产及围手术期有无感染情况;对于男性患者应询问是否患过影响生育的疾病,如前列腺炎、精索静脉曲张等;还应询问夫妻双方计划生育状况,如避孕措施等。

(10) 家族史:家族史应询问家庭成员中亲属如双亲、兄弟姐妹及子女的健康与疾病状况,尤其是对于有遗传性疾病的患者,其家族史需特别询问是否有患有同样疾病的亲属,如白化病、血友病、遗传性球形红细胞增多症等。某些遗传性疾病还需了解父母双方的亲属情况。

（二）病案书写

病案书写是指医务人员通过问诊、查体、辅助检查、诊断、治疗、护理等医疗活动获得有关资料，并进行归纳、分析、整理形成医疗活动记录的行为。病案既是医院管理、医疗质量、和业务水平的反映，也是临床教学、科研和信息管理的基本资料，同时还是医疗服务质量评价、医疗保险赔付参考的重要依据。病案是具有法律效力的医疗文件，是涉及医疗纠纷和诉讼的重要依据。因此，书写完整而规范的病案是每个医师必须掌握的一项临床基本功。病案书写的基本要求如下。

1. 内容真实，书写及时　病案必须客观、真实地反映病情和诊疗经过。病案应按照各种文件完成时间的要求及时书写，入院记录应于患者入院后 24 小时内完成。危急患者的病案应及时完成，因抢救危重症患者未能及时书写病案的，应在抢救结束后 6 小时内据实补记，并注明抢救完成时间和补记时间。

2. 格式规范，项目完整　病案具有特定的格式，临床医师必须按规定格式进行书写。

3. 表述准确，用词恰当　要运用规范的汉语和汉字书写病案，要使用通用的医学词汇和术语，力求精练、准确、语句通顺、标点正确。

4. 字迹工整，签名清晰　病案书写字迹要清晰、工整，不可潦草，以便于他人阅读。

5. 严格审查，规范修改　上级医务人员有审查修改下级医务人员所写病案的责任。病案书写过程中出现错别字时，应当用双线划在错别字上，保留原记录清楚、可辨，注明修改时间，并由修改人签名。不得采用刮、粘、涂等方法掩盖或去除原来的字迹。

6. 法律意识，尊重权利　在病案书写中应注意体现患者的知情权和选择权，医务人员应当将治疗方案、治疗目的、检查和治疗中可能发生的不良后果以及对可能出现的风险和预处理方案如实告知患者或家属，并在病案中详细记载，由患者或授权人（法定代理人）签字确认，以保护患者的知情权。诊疗过程中应用新的治疗方法、输血、麻醉、手术等多种治疗手段，治疗中可能发生的不良后果，均需与患者或授权人（法定代理人）充分沟通，并将结果记录在案，患者对诊疗方法的自主决定应签字确认，充分体现患者的自主选择权。在充分尊重患者权利，贯彻"以人为本"的人文理念的同时，医务人员也保存了相关的证据，以保护医患双方的合法权利。

二、体格检查

体格检查是医师运用自己的感官、手法或借助于传统的辅助工具（如听诊器、叩诊锤、血压计、体温计等），对患者进行细致客观的观察与系统的检查，找出机体的正常或异常征象。许多疾病通过体格检查再结合病史就可以作出临床诊断。其主要方法有望诊、触诊、叩诊、闻诊和听诊，骨科、神经科等专科检查中还有一些特别的手法。体格检查所发现的问题称为体征。

体格检查的方法有 5 种:视诊、触诊、叩诊、听诊和嗅诊。要想熟练地进行全面、有序、重点、规范和正确的体格检查,既需要扎实的医学知识,更需要反复的临床实践和丰富的临床经验。体格检查既是诊断疾病的必要步骤,也是积累临床经验的过程,还是与患者交流、沟通、建立良好医患关系的过程。

(一) 体格检查的注意事项

(1) 以患者为中心,要关心、体贴、理解患者,要有高度的责任感和良好的医德修养。

(2) 检查室温度要适宜,检查患者时光线应适当,环境应安静。

(3) 医师应仪表端庄,着装整洁,举止大方,态度诚恳和蔼。

(4) 检查患者前,应有礼貌地对患者做我介绍,并说明体格检查的原因、目的和要求,便于更好地取得患者密切配合。检查结束应对患者的配合与协作表示感谢。

(5) 注意避免交叉感染,检查前医师应洗手或用消毒液擦手,必要时可穿隔离衣,戴口罩和手套,并做好隔离、消毒工作。

(6) 医师一般站在患者右侧,检查手法应规范轻柔。

(7) 全身体格检查时应全面、有序、重点、规范和正确。体格检查要按一定顺序进行,并养成按顺序检查的习惯。避免重复和遗漏,避免反复翻动患者,力求建立规范的检查顺序。通常首先进行生命体征和一般检查,然后按头、颈、胸、腹、脊柱、四肢和神经系统的顺序进行检查,必要时进行生殖器、肛门和直肠检查。根据病情轻重、避免影响检查结果等因素,可调整检查顺序,利于及时抢救和处理患者。

(8) 在体格检查过程中,应注意左、右及相邻部位等的对照检查。

(9) 注意保护患者隐私,依次充分暴露各部检查部位,该部位检查完毕即行遮蔽。

(10) 应根据病情变化及时进行复查,有助于了解病情,补充和修正诊断。

(二) 基本检查方法

1. 视诊方法、内容及临床应用　视诊是医师用眼睛观察患者全身或局部表现的诊断方法。视诊可用于全身一般状态和许多体征的检查,如年龄、发育、营养、意识状态、面容、表情、体位、姿势、步态等。局部视诊可了解患者身体各部分的改变,如皮肤、黏膜、眼、耳、鼻、口、舌、头颅、胸廓、腹形、肌肉、骨骼、关节外形等。特殊部位的视诊需借助于某些仪器,如耳镜、鼻镜、检眼镜及内镜等进行检查。

2. 触诊方法、临床应用及注意事项　触诊是医师通过手接触被检查部位时的感觉来进行判断的一种方法。它可以进一步检查视诊发现的异常征象,也可以明确视诊所不能明确的体征,如体温、湿度、震颤、波动、压痛、摩擦感以及包块的位置、大小、轮廓、表面性质、硬度、移动度等。触诊的适用范围很广,尤以腹部检查更为重要。

由于检查目的不同,所施加的压力有轻有重,因此触诊可分为浅部触诊法和深部触诊法。

(1) 浅部触诊法:将右手放在被检查部位,以掌指关节和腕关节的协同运动,以旋转或滑动的方式轻压触摸被检查部位有无触痛或异常感觉。常用以检查皮下结节、肌肉中的包块、关节腔积液、肿大的表浅淋巴结、胸腹壁的病变等。浅部触诊一般不引起患者痛苦或痛苦较轻,也多不引起肌肉紧张,常在深部触诊前进行,有利于患者做好接受深部触诊检查的心理准备。

（2）深部触诊法:运用一只手或双手重叠在被检查部位逐渐加压向深层触摸,借以了解被检查部位深部组织及脏器状况。主要用于检查和评估腹腔病变和脏器情况。根据检查目的和手法不同可分为以下几种:①深部滑行触诊法:检查时嘱患者张口平静呼吸,或与患者谈话以转移其注意力,尽量使腹肌松弛。医师以手掌置于腹壁,利用示、中、无名指的掌指运动,向腹部位深层滑动触摸,对被触及的脏器或肿块应做上下左右滑动触摸了解其形态、大小及硬度等。如为肠管或条索状包块,应向包块长轴相垂直的方向进行滑动触诊。这种触诊方法常用于腹腔深部包块和胃肠病变的检查。②双手触诊法:左手置于被检查脏器或包块的背后部,并向右手托起,使被检查脏器或包块位于双手之间,并更贴近体表,有助于右手检查。检查时配合好患者的腹式呼吸。双手触诊法用于肝、脾、肾和腹腔肿物的检查。③深压触诊法:以一个手指或并拢的 2~3 个手指逐渐深压以探测腹腔深在病变的部位或确定腹腔压痛点,如阑尾压痛点和胆囊压痛点等。检查反跳痛时,在手指深压的基础上稍停片刻,2~3 秒,迅速将手抬起,并询问患者是否感觉疼痛加重或察看面部是否出现痛苦表情。④冲击触诊法:又称沉浮触诊法。用 3~4 个并拢的指端,稍用力急促地反复向下冲击被检查局部,通过指端以感触有无浮动的肿块或脏器。此法用于有大量腹水且伴有脏器肿大或肿块的患者。因急促冲击下触诊可使腹水暂时移开而较易触知腹水的脏器或肿块。冲击触诊会使患者感到不适,操作时应避免用力过猛。

（3）触诊注意事项:①检查前医师要向患者讲解触诊的目的,消除患者的紧张情绪,取得患者的密切配合。②患者应采取恰当的体位。通常取仰卧位,双手置于体侧,双腿稍弯曲,腹肌尽可能放松,检查时肝、脾、肾时也可嘱患者取侧卧位。③检查手法应轻柔,由浅而深、由轻到重,手掌手指应保持温暖以免刺激患者而混淆检查结果,检查时应遵循由远离病变部位开始,下腹部检查时患者应先排尿,以免将充盈的膀胱误诊为包块。④医生应位于被检查者右侧,面向被检查者,随时注意观察触诊时被检查者的表情。

3. 叩诊方法与叩诊音、临床应用及注意事项

（1）直接叩诊法:用并拢的示指、中指和无名指的掌面直接轻轻叩打(或拍)被检查部位体表,借助拍击的反响及手指的振动感来判断该部深层组织或器官的病变情况的方法称为直接叩诊法,常用于胸、腹部面积较广泛的病变。如,大量胸腔积液、积气及大片肺实变。

（2）间接叩诊法:为应用最多的叩诊法。其手法是:以左手中指第二指节紧贴于叩诊部位,其余手指要稍微拾起勿与体表接触;右手各指自然弯曲,以中指的指端垂直叩击左手中指第二指节背面。叩击时应以掌指关节及腕关节用力为主,叩击要灵活而富有弹性,不要将右手中指停留在左手中指指背上。对每个叩诊部位应连续叩击 2~3 下,用力要均匀,使产生叩诊音响基本一致,同时在相应部位左右对比以便正确判断叩诊音的

变化。

（3）叩诊注意事项：①环境应安静，以免影响叩诊音的判断。②被检查者体位要舒适、叩诊部位肌肉要松弛否则影响叩诊音调与音响。根据叩诊部位不同，患者应该采取适当体位。如叩诊胸部时，可取坐位或仰卧位；叩诊腹部时常取仰卧位。③叩诊时注意对称部位的比较与鉴别。④叩诊时除注意叩诊音的变化外还应结合手指所感受的局部组织振动的差异进行综合考虑判断。⑤叩诊操作应规范，用力要均匀适当，不可过重以免引起局部疼痛和不适。

（4）叩诊音：①清音：是一种频率为100～128次/秒、振动持续时间较长、音响不甚一致的非乐性音。是正常肺部的叩诊音。②浊音：是一种音调较高、音响较弱、振动持续时间较短的非乐性叩诊音。在叩击被少量含气组织覆盖的实质脏器时产生的音响，如叩击心脏或肝脏被肺的边缘所覆盖的部分，或在病理状态下如肺炎（肺组织含气量减少）所表现的叩诊音。③鼓音：如同击鼓音，是一种和谐的乐章，音响比清音更强，振动持续时间也较长，在叩击含有大量气体的空腔脏器时出现。正常情况下可见于胃泡区和腹部，病理情况下可见于肺内空洞、气胸、气腹等。④实音：是一种音调较浊音更高、音响更弱、振动持续时间更短的非乐性音，如叩击心和肝等实质脏器所产生的音响。在病理状态下可见于大量胸积液或肺实变等。⑤过清音：介于鼓音与清音之间，是属于鼓音范畴的一种变音，音调较清音低，音响较清音强，为一种类乐性音，是正常成人不会出现的一种病态叩击音。

4. 听诊方法、临床应用及注意事项

（1）听诊方法：听诊可分为直接听诊和间接听诊2种方法。①直接听诊法：医师将耳直接附于被检查者的体壁上进行听诊，这种方法所能听到的体内声音很弱。仅在某些特殊和紧急情况下才会采用。②间接听诊法：这是用听诊器进行听诊的一种检查方法。此法方便，可以在任何体位听诊时应用，听诊效果好，因听诊器官活动的声音有一定的放大作用，且能阻断环境中的噪音，应用范围广，除用于心、肺、腹的听诊外，还可以听取身体其他部位发出的声音，如血管音、皮下气肿音、肌束颤动音、关节活动音和骨折面摩擦音等。

（2）听诊注意事项：①听诊要在安静的环境中进行，避免干扰。②听诊器体件应直接接触皮肤以获得确切的听诊结果。③根据病情和听诊的需要，嘱患者采取适当的体位。④要正确使用听诊器。听诊器耳件方向应向前，佩戴后并适当调整其角度；听诊前要检查硬管和软管官腔是否通畅。⑤听诊时注意力要集中，听肺部时要摒除心音的干扰，听心音时要摒除呼吸音的干扰，必要时嘱患者控制呼吸配合听诊。

第二节 影像学基础

医学影像学是研究借助于某种介质（如 X 线、电磁场、超声波等）与人体相互作用，把人体内部组织器官结构、密度以影像方式表现出来，供诊断医师根据影像提供的信息进行判断,从而对人体健康状况进行评价的一门科学,是临床医学的重要组成部分。1895 年,德国物理学家伦琴自发现 X 线以后不久,X 线就被用于诊断人体疾病,由此形成了放射诊断学,并奠定了医学影像学的基础。

20 世纪 70 年代开始,新的成像技术和检查方法不断涌现,X 线计算机体层成像(X-ray computed tomography,CT),磁共振成像(magnetic resonance imaging,MRI)和发射体层成像(emission computed tomography,ECT)包括单光子发射体层成像(single photon emission computed tomography,SPECT)和正电子发射体层成像(positron emission computed tomography,PET)相继应用于临床,诊断方法由过去的单纯形态学诊断发展成集形态、功能和代谢等多方面诊断因素为一体的综合诊断体系。使放射诊断学发展成为医学影像诊断学。

随着医学影像学应用领域不断地扩展,诊疗水平不断提高,医学影像学已成为临床医学中不可或缺的重要学科之一。极大促进了其他临床学科的发展,使医疗事业整体水平不断提高。

一、放射诊断学

(一) X 线的特性

1. 一般物理性质　X 线是波长很短的电磁波,其波长范围为 0.000 6～50 nm。目前,诊断常用的 X 线波长范围为 0.008～0.031 nm(相当于电压为 40～150 kV 时产生的电磁波)。

2. X 线具有以下与临床医学成像相关的重要特性

(1) 穿透性:X 线具有很强的穿透力,这是 X 线成像的基础。能穿透一般可见光不能穿透的物质,包括人体在内。X 线的穿透力与 X 线波长及被照物体的密度、厚度有密切关系。X 线波长越短,穿透力越强;被照物体的密度越低、厚度越薄,则越易穿透。X 线在穿透过程中被物质不同程度地吸收衰减。

(2) 荧光效应:X 线能作用于荧光物质如硫化锌镉及钨酸钙等,使波长短的 X 线转换成波长长的荧光,这种转换叫作荧光效应。荧光效应是 X 线透视检查的基础。

(3) 摄影效应:传统 X 线摄影时,涂有溴化银的胶片经 X 线照射后可以感光,产生潜影,经显影、定影处理,即可形成黑白程度不同的影像,得到的胶片称 X 线照片或称 X 线平片。摄影效应是 X 线摄影的基础。

(4) 电离效应:X 线照射任何物质而被吸收时,都将产生电离作用,使组成物质的分子分解成为正负离子。如通过空气则其所产生的正负离子量与空气所吸收的 X 线成正比,所以测量空气电离程度可计算 X 线的照射量。电离效应是放射计量学的基础。

(5) 生物效应:X 线照射机体被吸收时,就同体内物质发生相互作用,由属于物理性质的电离效应开始,随即在体液和细胞内引起一系列的生化作用,最终使机体和细胞产生生理和生物方面的改变,即发生生物效应。X线对机体组织细胞的生物效应主要是损害作用,其损害程度依吸收X线量的多少而定。大量X线照射可能导致严重的不可恢复的损伤。X线对机体的生物效应是放射治疗学的基本原理。同时X线的生物效应也要求X线检查和放射治疗时应采取防护措施,避免不必要的放射损伤。

（二）X线成像的原理

1. X线成像原理　X线之所以能使人体在荧屏或胶片上成像,一方面是基于X线的特性,即穿透性、荧光效应和摄影效应;另一方面是基于人体组织存在着密度和厚度的差别。由于存在这些差别,当X线透过人体不同组织结构时,X线被不等量吸收,所以到达荧屏或X片上的X线量存在着差别。这样,在荧光屏或X片上就形成了黑白对比不同的影像。由此可见,X线成像应具备以下3个基本条件:①X线应具有一定的穿透力,这样才能穿透被照射的组织结构。②被照射的组织结构存在密度和厚度的差异,这样X线穿透组织结构后剩余的X线量才会有差别。③这个有差别的剩余X线仍是不可见的,还必须经过载体显像过程,如经X片、荧光屏或电视屏显示,才能获得黑白对比,有层次差异的X线影像。

人体组织结构和器官形态不同,厚度也不一致。其厚与薄的部分或分界明确,或逐渐移行。厚的部分吸收X线多,透过的X线少,薄的部分则相反。在X片或荧屏上显示出的黑白对比或明暗差别以及由黑到白或由明到暗的影像差异,其界限呈比较分明或渐次移行,都与组织结构的厚度差异相关。

人体组织结构是由不同元素所组成,依各种组织单位体积内各元素量总和的大小而有不同的密度。组织密度大,吸收X线多,影像在荧屏上黑暗,在照片上呈白影;反之,密度低则吸收X线也少,影像在荧屏上明亮,在照片上呈黑影。由此可见,荧屏上的暗与明或照片上的白影与黑影都直接反映物质密度的高低。人体组织结构的密度可归纳为3类:①属于高密度的有骨组织和钙化灶等;②属于中等密度的有软骨、肌肉、神经、实质器官、结缔组织以及体内液体等;③属于低密度的有脂肪组织以及存在于呼吸道、胃肠道、鼻窦和乳突内的气体等。

事实上,物质的密度和厚度这2个因素经常综合的影响X线成像。例如,在胸部,肋骨密度高但厚度小,而心脏、大血管密度虽低,但厚度大,因而心脏、大血管的影像反而比肋骨影像白。同样,胸腔大量积液的密度为中等,但因厚度大,所以其影像也比肋骨影像白。

2. 自然对比与人工对比

（1）自然对比:又称为天然对比。根据人体组织密度的高低即比重的大小,可概括分为骨骼、软组织（包括液体）、脂肪和体内气体4类。这种由人体不同组织间天然存在的密度差别所显示的对比,称为自然对比。依靠自然对比所获得的X线图像,常称为平片。

1）骨骼:骨骼比重最高,吸收X线最多,同其他3种组织都形成明显的对比。在X

片上,骨骼的骨皮质感光量少,显示为白色,称为高密度影像,简称致密影,在荧光屏上黑暗。由于骨骼中松质骨的骨质结构较皮质骨稀疏,因而松质骨密度略低于皮质骨。

2) 软组织和液体:人体结构大部分由软组织和液体所组成。它们的比重和 X 线吸收比例都同水大致相似,它们之间仅存在极微小的差异,在 X 片上都呈相似的灰白影,称为中等密度影像,同骨骼和气体形成良好对比,与脂肪组织则相差不大。

3) 脂肪组织:脂肪组织是软组织中的一种,同样是由不同比例的氢、氧、碳、氮等原子组成。由于在每个单位体积内的原子数目较其他软组织少,排列较其他软组织稀疏,因此,比重较一般软组织略小,又因差别不大,故在 X 片上所显示的影像密度较其他软组织稍低,呈灰黑影。

4) 气体:人体内气体比重最低,吸收 X 线最少,同其他 3 种组织都有明显的对比,在 X 片上,气体显示的影像与骨骼相反,呈深黑影,称为低密度影像,在荧光屏上明亮。

(2) 人工对比:人体内许多部位,特别是腹部或颅腔内容物缺乏自然对比。即使自然对比最好的胸部和四肢的部分组织,器官或结构也不能完全依靠自然对比显影。这是由于人体各部组织、器官或结构内或它们之间大都是由多种密度大致相同的软组织和液体所组成。要使这些组织、器官或结构分别显影,就必须采用人工方法,引入某些对比物质,人为地形成密度对比,这种方法称为人工对比法,也称造影法,对比物质称为对比剂。通过人工对比方法进行的 X 线检查即为 X 线造影检查。在长期的实践中,对比剂和造影检查技术均有显著的改进。

人工对比造影的应用:人工方法将一种对比剂,可用原子量及比重低的气体,也可用原子量及比重高的钡剂或碘剂,导入所要检查的结构或器官内或其周围间隙,使之与周围的结构产生密度对比而显影。由于造影检查的广泛应用,可使人体大多数组织、器官和结构显影,从而显著地扩大了 X 线检查的范围。

3. X线检查方法 X 线检查方法可分为普通检查、特殊检查和造影检查 3 类。普通检查包括透视和 X 线摄影,是 X 线检查中最基本和应用最早且最广泛的检查方法。后来,在普通检查方法的基础上又创造了多种特殊摄影检查和各种造影检查方法,分别叙述如下。

(1) 普通检查:

1) 透视:是一种简便而较常用的检查方法。优点:①可转动患者体位,从不同方向进行观察。②能了解器官的运动功能。例如,心脏大血管搏动,呼吸和膈肌运动,胃肠蠕动和排空等。③简便、经济、省时,可立即获得检查结果。④若需要记录病变影像,可在透视下选择最佳观察角度进行点片摄影。缺点:①影像清晰度较 X 线摄影差,难以分辨密度差别小的病变。②若采用荧光透视,不能留下永久记录。③辐射剂量较大。

目前,透视主要用于胃肠道钡餐造影和钡剂灌肠检查、介入治疗,骨折复位等;胸部透视已很少应用。

2) X 线摄影:常简称为拍片。是最常用、最基本的 X 线检查方法,所得的照片称为平片。X线摄影广泛应用于人体各个部位的检查,目前应用最多的是骨关节,胸部,亦可用于腹部、头颅五官等部位的疾病诊断。常用的投照位置为正位,其次为侧位;在四肢或脊柱等部位进行X线摄影时,需要同时常规摄正、侧位,其他的投照位置包括斜位、切线位和轴位等。

X线摄影的优点:①应用范围广。②图像空间分辨率高,影像细节显示清晰,能使人体厚、薄的各部结构清晰地显示于X片上。③可作永久记录保存,以便随时研究或在复查时作对照、比较,以观察病情的演变。④辐射剂量较小,利于防护。缺点:①被投照部位的所有组织结构影像重叠,常需多体位投照。②检查区域受胶片大小所限制。③不能观察器官的运动功能。④检查费用相对较高。

透视和摄影的优缺点具有互补性,在实际工作中,可根据具体情况选用其一或配合使用。

3)特殊摄影:①体层摄影:体层摄影是通过特殊的装置和操作获得某一选定层面上组织结构的影像,而不属于该选定层面的组织结构则在投影过程中被模糊掉。体层摄影常用于明确平片难于显示,重叠较多和处于较深部位的病变,有利于显示病变的内部结构、边缘、确切部位和范围等。随着CT检查的广泛应用和CT后处理技术的发展,体层摄影已很少用。②高千伏摄影:高千伏摄影是使用高于120 kV的管电压进行摄影。由于X线穿透力强,能穿透被照射的所有组织,能在致密影像中显示出隐蔽性病变。高千伏摄影可缩短曝光时间,减少X线管负荷及患者接受的辐射剂量。目前主要用于评价肺尘埃沉着症(尘肺)。③软X线摄影:软X线摄影是用钼靶,铜靶或铬靶X线管,用低的管电压(40 kV以下)以产生软X线进行摄影。由于这种X线能量低、穿透力较弱,故称软X线。目前仍是诊断乳腺疾病的首选影像学方法,有时也用于阴茎、咽喉侧位检查。④X线减影技术:应用计算机X线摄影(computed radiography,CR)或数字X线摄影(digital radiography,DR)的减影功能,可获得单纯软组织或骨组织图像,提高了对疾病的诊断能力,例如,减影后的胸部单纯软组织图像可提高非钙化性肺小结节的检出率。⑤体层容积成像:应用DR这一检查技术,能够获取任意深度、厚度的多层面图像,从而提供了更为丰富诊断信息。例如,在脊柱检查时,通过连续观察各个层面椎体和椎弓结构的表现,有可能发现常规X线平片上难以显示的骨质破坏。⑥放大摄影:采用微焦点和增大人体与照片距离以显示较细微的病变。⑦其他特殊摄影检查:如荧光缩影、记波摄影、硒静电X线摄影和立体X线摄影,目前已不使用或很少使用。

(2)造影检查:普通X线检查依靠人体自身的自然对比形成影像,而X线造影则是通过人工对比方法进行的X线检查。

1)对比剂分类及其应用范围:①易被X线透过的气体如空气、二氧化碳,常称为阴性对比剂,目前应用较少。②不易被X线透过的钡剂或碘剂,常称为阳性对比剂。医用硫酸钡主要用于食管和胃肠道造影检查;水溶性有机碘对比剂应用范围广,可用于心血管造影、血管内介入治疗、尿路造影、子宫输卵管造影和窦道和瘘管造影等,亦可用于食管和胃肠道造影。

2) 使用碘对比剂的注意事项:血管内应用有可能引起不良反应,有时甚至很严重;肝肾功能严重受损者、甲状腺功能亢进者、恶病质者、婴幼儿、高龄者和过敏体质者,应禁用或慎用碘对比剂,肠梗阻和胃肠道穿孔者严禁口服硫酸钡。

3) X线对比剂引入途径与方法:①直接引入法:口服法如胃肠钡餐造影;灌注法如钡剂灌肠造影、逆行尿路造影、子宫输卵管造影等;穿刺法如血管造影、经皮经肝胆管造影等。②间接引入法:如经静脉注入排泄性尿路造影等。

4) 造影前的准备:不同的造影检查均有相应的检查前准备和注意事项,必须认真执行,以确保患者的安全及获得满意的造影效果。

4. X线检查中的防护

(1) X线防护的意义:X线检查的应用越来越广泛,接触X线的人越来越多,X线检查已是临床诊治疾病不可缺少的重要手段。但是,由于X线具有生物效应,超过容许照射量不可避免地给人体带来辐射损伤,因此,必须重视X线的防护,既要重视工作人员,也要重视患者的防护,这样才能更好地发挥X线检查的作用,避免不必要的辐射损伤。

(2) X线防护的原则:X线防护的三大基本原则是防护实践正当化,防护的最优化和个人剂量限制。除此之外,实际工作中还要遵循下列三原则,从而减弱或消除X线对人体的危害。

1) 时间防护:一切人员应尽可能减少在X线场所内停留的时间,尽量缩短照射时间,照射剂量。每次检查的照射次数不宜过多,尽量避免不必要的重复检查。

2) 距离防护:利用X线照射量与距离平方成反比这一原理,要求工作人员尽量远离工作的X线源,患者与X线球管的距离不能小于35 cm,无关人员勿进入X线场所。

3) 屏蔽防护:指在X线源与操作人员间放置能吸收X线的物质,如铅玻璃、混凝土墙壁和铅围裙等。

(3) X线的防护措施:

1) 控制照射剂量:放射工作人员长年累月接触X线,必须注意控制受照剂量。同时对患者的照射也不能一次大剂量或经常照射。一般情况下,放射工作人员的受照剂量应严格按照月剂量当量控制,建立放射工作人员健康档案,定期检查。认真执行国家卫生部颁发的《辐射防护规定》和《医用X线卫生防护规定》。

2) 机房防护要求:X线机房应有足够的使用面积,以保证X线机的合理安装,尽可能减少散射线影响。一般100 mA以下的X线机房应不小于24 m²,200 mA以上的X线机房应不小于36 m²,多功能X线机房面积应酌情扩大,机房的高度不低于3.5 m。机房墙壁(包括天棚、地板等)必须有安全的防护厚度,一般摄片机房要求有线束朝向(投照方向)的墙壁应有2 mm铅当量的防护厚度,其他侧壁应有1 mm铅当量的防护厚度。投照方向不应正对门窗。此外,机房布局要合理,不要堆放与工作无关的杂物,避免产生多余散射线。

3) X 线机的防护要求：X 线机在结构上都十分重视对 X 线的防护，在保证 X 线机功能不受影响的前提下，常采用多种防护方法，尽量减少被检查者和工作人员的辐射损伤。X 线球管口应有 1.5～2 mm 厚的铝板，滤过长波射线，保护患者皮肤。X 线球套应有 1～1.5 mm 厚的铅皮，照片或透视时尽量缩小光圈。

二、X 线计算机体层成像诊断学基础

X 线计算机体层成像是由英国工程师 Hounsfield 于 1969 年设计成功，1972 年应用于临床的一种现代成像技术，CT 机的诞生开创了数字化成像的先河。Hounsfield 也因 CT 机的发明获得 1979 年诺贝尔生理学或医学奖。1974 年，美国 George Town 医学中心的工程师 Ledley 设计出了全身 CT 扫描机，使 CT 不仅可用于颅脑，而且还可用于全身各个部位的影像学检查，显著扩大了人体的检查范围，明显提高了病变的检出率和诊断的准确性，极大地推动了医学影像诊断学的发展。

（一）CT 发展概况

自 20 世纪 70 年代 Hounsfield 发明第一台临床诊断用 CT 以来，CT 成像技术的发展非常迅速。最初临床使用的普通 CT 或称之为常规 CT（通称非螺旋 CT），根据其发展时序和构造性能，CT 经历了从第一代到第五代的变迁。90 年代中期研制出了螺旋 CT 机，在此之后的近 10 年间，8 层、16 层、64 层、128 层、256 层、320 层螺旋 CT 不断涌现，多层螺旋 CT 的研发与普及，进一步拓宽了 CT 影像技术的临床应用范围，是 CT 发展史上一个重要的里程碑，临床应用更广之。目前，最新机型有双源 CT 和能谱 CT。

（二）CT 图像特点及相关概念

尽管 CT 成像的技术原理不同于传统 X 线成像，但也是利用 X 线穿透人体不同密度和厚度的组织结构后，发生不同程度的吸收而产生影像对比。简单地讲，CT 图像是通过数字化转化的模拟灰度成像，以数据采集和图像重建为重要环节的 X 线成像技术，其主要特点如下。

1. 密度分辨力高　因为 CT 成像是对人体具有一定厚度的横断层面进行成像，以组织的密度差为 CT 成像的基础，具有很高的密度分辨力，其密度分辨力仅低于磁共振图像，比常规 X 线图像的密度分辨力高约 20 倍，并且 CT 增强检查改变了组织结构的密度，提供了更多有价值的诊断信息。CT 图像还可以根据不同的观察目的而调节窗宽和窗位，如肺部检查，CT 明显优于 MRI、常规 X 线。

2. 病灶的定位和定性准确　CT 图像可以进行密度量化分析。在实际工作中，CT 密度的量化标准不用 X 线吸收系数，而是用 CT 值进行定量分析，通过定量分析，可以比较病灶部位增强前后的 CT 值变化。并且 CT 图像可获得无层面外组织结构干扰的横断面图像，因此组织结构影像无重叠，解剖关系明确，为病灶的定位和定性诊断提供可靠的依据，如对肺部恶性肿瘤和炎性假瘤的鉴别诊断。

3. 图像资料直观可靠 CT 图像常规为断层图像，不利于器官结构和病灶的整体显示，但可以利用计算机后处理软件对原始数据进行多方位重组，获得各种二维和三维图像及其他多种分析处理和显示技术，图像直观、逼真，这些分析和显示技术的开发和利用极大地拓展了 CT 的应用领域，并显著提高了 CT 的诊断价值，为外科制订手术方案和选择手术路径提供可靠的影像学资料。

（三）CT 检查方法

CT 的扫描方式有非螺旋扫描、螺旋扫描、电子束 CT 扫描和螺旋 CT 血管造影等。CT 扫描方法有平扫、增强扫描等很多种方法，在实际应用中，根据临床需要选择适当的扫描方法。

1. CT 平扫 CT 平扫，即在没有使用对比剂增强或造影的情况下进行的扫描，适用于观察自然对比度较高的器官，如肺部和骨骼等。在扫描方式上有非螺旋和螺旋扫描。非螺旋轴位扫描是非连续扫描，也可得到较高质量图像。如，用于诊断急性脑出血、脑外伤等。按照扫描的体位，除了最常用的标准水平面断层扫描外，还可在头部使用冠状面扫描。如，扫描蝶鞍和鼻旁窦。在脊柱椎间盘使用斜面扫描，有时候还使用多种体位扫描。如，为了观察胸、腹部某病变导致其重力依赖性改变而使用仰卧位和俯卧位扫描。

螺旋扫描速度快，大多数检查可在患者一次屏气时间内完成，可有效减少呼吸运动伪影，方便危重症患者及婴幼儿患者的检查。获取的螺旋扫描原始容积数据，根据需要作任意横断面的重建，以不同的层厚和间距重建后得到三维影像。如，肺部扫描后的数据薄层重建用于诊断肺内小结节病灶、支气管扩张、胸部外伤和多发肋骨骨折等。

2. 高分辨力 CT 扫描 高分辨力 CT 扫描是通过薄层、大矩阵、高输出量、骨算法和小视野图像重建，获得较好的组织细微结构及高空间分辨力的 CT 扫描方法。用于观察小病灶内部的细微变化。如，内耳耳蜗和中耳听小骨等。观察肺内的细微结构及微小的病灶。如，肺部弥漫性、间质性、结节性病变及支气管扩张等。虽然其空间分辨力高，图像的细微结构清晰，边缘锐利度高，但具有图像噪声大，伪影多，患者接受 X 线的剂量大，软组织显示效果差等缺点，需要视不同的检查目的进行选择。

3. CT 对比增强 CT 检查与传统 X 线检查一样，可以在扫描前或扫描中向体内引入对比，提高病变的检出率和诊断正确率。如果平扫未显示或显示病变但未能明确诊断，或可疑异常，或未显示异常但临床和其他辅助检查提示有病变时，均应引入对比剂检查。CT 增强所用的对比剂主要为经肾脏排泄的含碘对比剂，注入碘对比剂后，器官与病变内碘的浓度可产生差别，改变了组织结构的密度而形成密度差，从而得以诊断疾病。

（1）对比剂的静脉注入：CT 增强检查常用的方法是经静脉快速注入有机碘对比剂后再行扫描，即在若干秒内将全部对比剂迅速注入。静脉团注法则体现血流在靶器官进入和流出的情况，并进一步反映靶器官的血管分布。如，在夹层动脉瘤的观察中，短时间内快速推注扫描，可以观察到对比剂首次流经病灶并在真腔内通过，随着血液循环稀释后进人假腔的情况。

（2）常规扫描方案：根据不同的扫描目的，不同的器官及 CT 扫描条件的限制，可以使用不同的扫描方案，即可分为常规增强扫描、动态增强扫描、多期增强扫描和延迟增强扫描等。如对主动脉的扫描，或者怀疑大动脉狭窄，只扫一个动脉期就可以完成诊断。而对于多数实质性病变，最好能完成多期扫描。多期扫描是在对比剂通过靶器官的动脉期、静脉期及实质期分别进行扫描。如，对肝细胞癌的多期扫描中，动脉期显示肝细胞癌明显强化，而门静脉期和肝实质期强化程度低于正常肝实质，对比剂在肝细胞癌内呈典型的"快进快出"表现，有助于病灶的定性诊断。对肝脏的海绵状血管瘤和肝内胆管细胞型肝癌则需要做延迟增强扫描。

（3）复合扫描方案：现在随着多层螺旋 CT 的出现和扫描速度的提高，完成单个部位扫描的时间很快，可以根据患者的实际情况决定 2 个部位以上的复合扫描。如，肺动脉栓塞的患者，对肺动脉进行单个动脉期扫描足以确定诊断，但是考虑到在我国下肢静脉血栓脱落是造成肺栓塞最主要的原因之一，为了确定有无深静脉血栓，可以在肺动脉扫描后再加扫下肢静脉。复合扫描的优点是可以省略一次对比剂注射，既减少了不良反应的发生又减轻了患者的经济负担。

（4）对比剂的其他引入方式：在 CT 扫描中，除了静脉注射对比剂外，也可直接引入其他对比剂，如口服清水，其目的是使靶器官充盈，如胃肠道等空腔器官充分扩张，避免由于皱褶折叠造成诊断困难。也可以间接引入对比剂，此时对比剂经体内代谢后才能到达靶器官。如，胆系造影 CT 扫描，肾盂造影中的碘剂等。胆道造影的对比剂可以静脉或口服，使胆系显影后再做 CT 扫描，这是一种无创或微创的检查方法，可清楚地显示胆囊内和胆囊壁的病变，根据胆囊和胆道是否显影，还可评价胆囊的功能是否正常。

4. CT 血管成像　CT 血管成像（CT angiography，CTA）是三维成像中使用比较早和比较广泛的方法之一，静脉内团注法注入对比剂后行血管造影 CT 扫描，获得的图像应用各种后处理技术，可以去除皮肤、肌肉、骨骼等不需要显示的结构，从任意角度和方位观察血管和内脏结构，如脑血管、骨动脉、肺动脉、冠状动脉和四肢血管等。因此，目前用于血管性病变的诊断，如脑血管瘤、血管畸形、大动脉炎、主动脉夹层、内脏血管的闭塞、狭窄、栓塞及侧支循环形成等。通过 CTA 可以准确了解病变的部位、范围和程度，对于介入或手术治疗前的准备提供重要信息。

与常规 X 线血管造影相比，优点是属于无创或微创检查，简便易行，诊断准确率较高，结合二维和三维图像显示技术能够显示各种血管异常，在一定程度内可替代常规血管道影。CTA 的最大局限性在于部分容积效应，使管径较小的血管密度降低，给三维重建带来困难。

5. CT 灌注成像　CT 灌注成像属于功能成像。灌注成像的原理是经静脉团注对比剂后，在对比剂首次通过受检组织的过程中对选定层面进行快速、连续扫描，而后利用灌注软件测量所获得的图像像素值的密度变化，并采用灰度或色彩在图像上显示，最终得到人体器官的灌注图像。还可以分析被检器官及其病变的各种灌注参数，如脑血容量、脑血流量等。由于 CT 的时间分辨力较高,灌注成像直接反映了对比剂通过毛细血管时引起的脏器组织密度的动态变化,即对比剂到达脏器组织后首先使组织密度逐渐升高,一定时间内达到峰值,之后密度逐渐下降,最后恢复到注入对比剂之前的水平。

临床上,可用于评价正常和病变组织血流灌注情况,了解器官的血流灌注状态,主要用于急性或超急性脑缺血的诊断;了解器官移植术后移植血管的存活情况和移植器官的血流灌注情况;肿瘤性病变诊断及恶性程度的评估等方面的研究。CT 灌注也可用于了解肝、肾、胰腺等器官的灌注,由于辐射剂量较高,目前主要用于科学研究。

6. 心脏的心电门控成像　心电门控技术的发展可以在 CT 扫描的同时记录心电图变化,并按照心电节律回顾性重建不同心动周期的心脏影像。通过这种技术可以避免心脏搏动造成的运动伪影,成功地应用于冠中动脉的检查。

7. CT 引导穿刺活检术　CT 导向穿刺活检术,即在 CT 扫描基础上确定病灶位置,贴上进针的体表定位标志,根据 CT 图像的处理软件,确定进针的深度和角度,抽取病变组织,用于活检。是目前取得细胞学和组织学诊断的重要方法,在疾病的早期诊断、组织学分型及临床分期等方面尤为重要。CT 导向穿刺活检术应根据疾病诊断需要,结合患者的具体情况,权衡可能发生的并发症与临床的利弊进行选择。

(四) CT 检查的安全性

CT 出现以后,由于 CT 诊断的方便、迅速,易为患者接受,随访方便,应用越来越普遍,在很多领域甚至被认为是不可替代的。但是 CT 检查的 X 线辐射剂量显著高于传统 X 线检查,并随着 CT 检查次数的增多,对患者造成的辐射损伤也越来越大,辐射剂量与人类癌症的发病率存在相关性。因此,扫描中的辐射剂量成为普通关注的问题,如何在减少辐射剂量的同时保证图像质量,是目前大家普通关注和研究的问题。

1. CT 扫描的辐射风险　X 线的剂量是指在 X 线扫描过程中,扫描被检体所使用的 X 线的剂量。CT 也是一种 X 线成像,辐射剂量作为 CT 机的一项重要的技术指标。患者在接受 X 线的剂量时存在一个安全标准。不同年龄段人群对同等辐射剂量的敏感程度不同,儿童的敏感度要比成人高 10 倍左右。在相同人体内,不同的组织或器官对辐射的敏感度也不同,如甲状腺、晶状体、性腺较其他器官敏感。因此,在扫描的过程中要对这些特殊敏感组织或器官进行屏蔽防护,降低辐射剂量。

2. CT 辐射剂量的影响因素　CT 扫描中影响辐射剂量的因素很复杂,在满足临床诊断的前提下,将辐射剂量降到最低的合理方法是选择个性化的扫描参数。扫描参数应该基于临床指征、患者体型和扫描部位进行调整,避免不正确的扫描增加患者接受的辐射剂量,适当的时候还应考虑非辐射替代成像方式。

3. CT 检查的辐射剂量优化　CT 应用的合理化由临床申请医师和影像科工作人员共同负责,两者需要进行沟通,制订有助于扫描适应证、扫描计划和患者剂量的管理策略。实际工作中,在保证扫描质量的前提下,减少不必要的扫描长度,减少不必要的重复扫描,尤其是在动态增强扫描中,尽量减少不能明显提高诊断价值的重复扫描,从而尽量减少辐射剂量。

4. 碘对比剂的不良反应　尽管 CT 增强检查有很多优点,但需要对比剂造影,除了严格掌握 CT 临床检查的适应证外,还应重视静脉注入碘对比剂的不良反应,包括过敏性反应与药物毒性反应 2 类。碘对比剂的过敏反应与其他原因引起的过敏反应表现相似,按照严重程度分为轻、中、重度反应。对碘剂存在严重过敏反应者应视为绝对禁忌证;对比剂的药物毒性反应其中最重要的是碘对比剂对肾功能的损害,对比剂的剂量与对比剂肾病之间的剂量—效应关系一直是存在的,对于肾功能不全者,对比剂注射有可能加重其病情,应视其为相对禁忌证。另外,使用机械注射时,碘对比剂的血管外注射发生率为 0.04%～0.9%。发生血管外注射后,需要立即处理。因此,使用对比剂具有一定的风险,使用前请患者或其家属签署知情同意书。

总之,需要严格掌握 CT 检查的适应证,控制患者所接受的辐射剂量,同时要遵循辐射防护的基本原则即 X 线检查的正当化,X 线防护实现最优化,个人受照射剂量限值。

三、磁共振诊断学概论

磁共振成像又称核磁共振成像,是利用射频脉冲对置子做场中的特定的原子核进行激发,发生核磁共振,用感应线圈采集信号,借助计算机技术获得重建图像的一种成像技术。

MRI 成像设备已是目前医学领域中最先进的成像设备之一,其在影像诊断中具有重要的地位,临床应用日益广泛。磁共振成像技术的发展是多个学科领域研究的共同成果,代表着 21 世纪医疗技术的新进展。

施加射频脉冲后,纵向磁化减少、消失,横向磁化出现。使纵向磁化倾斜 90°的脉冲为 90°脉冲,而倾斜 180°的脉冲则为 180°脉冲。连续施加的 90°和(或)180°脉冲即为脉冲序列。

脉冲序列控制着系统施加射频脉冲、梯度场和数据采集的方式,并由此决定图像的加权、图像质量及显示病变的敏感性,是 MRI 的重要组成部分。目前常用的脉冲序列有自旋回波脉冲序列、快速自旋回波脉冲序列、反转恢复脉冲序列、梯度回波脉冲序列和平面回波成像脉冲序列等。

(一) 自旋回波脉冲序列

自旋回波(spin echoes,SE)序列,是目前磁共振成像最基本、最常用的脉冲序列。SE 序列采用 90°和 180°的组合脉冲形式对人体进行激发。该序列先使用 1 次 90°激励脉冲,间隔一段时间后再发射 1 次 180°重聚相位脉冲,产生自旋回波信号。从 90°射频脉冲开始到下一次 90°脉冲开始的时间间隔为重复时间(repetition time,TR)。从 90°脉冲开始至获取回波的时间间隔称为回波时间(echo time,TE)。通过对 SE 序列的 TR 和 TE 调整,可以决定在 MR 图像中所含的 T_1 弛豫和 T_2 弛豫成分,获得不同的加权图像。

1. T_1 加权成像　主要反映组织纵向弛豫的差别。在 T_1 加权成像(T_1 weighted

image，T_1WI)上，组织的 T_1 值越小，其核磁共振信号强度越大。在人体各种组织中，水样结构如脑脊液、尿液、胆汁等，T_1 值最大，因此在 T_1WI 上信号强度很低；而脂肪组织的 T_1 值最短，因此在 T_1WI 上其信号强度最高。对于脑组织，正常灰质的 T_1 值大于白质，因此在 T_1WI 上灰质的信号强度低于白质。在腹部 T_1WI 上，正常脾脏的信号强度低于肝脏，正常肾脏髓质的信号强度低于皮质。

2. T_2 加权成像 主要反映不同组织间横向弛豫的差别。在 T_2 加权成像（T_2 weighted image，T_2WI)上，组织的 T_2 值越大，其核磁共振信号强度越大。人体各种组织中，水样结构如脑脊液、尿液、胆汁等，T_2 值最大，因此，在 T_2WI 上信号强度最高。对于脑组织，正常灰质的 T_2 值大于白质，因此，在 T_2WI 上灰质的信号强度高于白质。在腹部的 T_2WI 上，正常脾脏的信号强度高于肝脏。

3. 质子密度加权成像 采用长 TR、短 TE 得到质子密度加权成像。质子密度加权成像主要反映单位体积不同组织间质子含量的差别。在人体 MRI 中，质子密度加权成像主要反映组织中水分子的多少。人体中如脑脊液、胆汁、尿液等水样结构的水分子含量最高，因此在质子密度加权成像上这些结构的信号强度最高。

4. SE 序列的特点及临床应用 SE 序列是 MRI 的经典序列，在临床上具有较广泛应用。其主要优点如下：①序列结构较为简单，信号变化容易解释。②图像具有良好的信噪比。③图像的组织对比良好。④对磁场的不均匀敏感性低，因而磁化率伪影很轻微。⑤利用 SE 序列进行 T_1WI，采集时间一般仅需要 2~5 分钟。

SE 序列的缺点：①采集时间长，容易产生伪影。②难以进行动态增强扫描。SE 序列目前多用于获取 T_1WI，用于颅脑、头颈部、骨关节、软组织、脊柱脊髓等部位的常规 T_1WI 成像。

(二) 快速自旋回波脉冲序列

快速自旋回波（fast spin echoed，FSE)序列是指在发射 1 次 90°脉冲后，连续发射多个 180°聚焦脉冲，从而形成多个有一定间隔的自旋回波。每个回波参与产生不同的图像。这样，采集多个自旋回波，TR 需要重复的次数明显减少，从而可以加快成像速度，这种成像技术即为 FSE 序列。

FSE 序列是目前临床上应用最为广泛的序列之一，其主要特点为：①快速成像。②回波链中每个回波信号的 TE 不同。③FSE 序列图像的模糊效应。④脂肪组织信号强度增高。⑤对磁场不均匀性不敏感。⑥能量沉积增加。

FSE 图像与常规 SE 图像非常接近。若选择短 TE，得到的是质子密度加权图像；若选择长 TE，得到的是 T_2 加权图像。

(三) 反转恢复脉冲序列

反转恢复（inversion recovery，IR)序列由 1 个 180°反转脉冲，1 个 90°激发脉冲与 1 个 180°复相脉冲组成。IR 脉冲序列的主要优点是 T_1 对比度效果好，缺点是扫描时间长。

IR 序列的成像参数包括反转时间(time of inversion，TI)、TE 和 TR。TI 是 T_1 对比的决定因素。IR 序列可形成重 T_1WI，可在成像过程中完全除去 T_2 的作用，可精细地显示解剖结构，如脑的灰白质，因而在检测灰白质疾病方面具有很大的优势。目前，IR 序列除用于重 T_1WI 外，主要用于 2 种特殊的核磁共振成像，即脂肪抑制和水抑制成像序列。

（四）梯度回波脉冲序列

梯度回波(gradient echo，GRE)脉冲序列又称为场回波(field echo，FE)脉冲序列，序列由 1 次小于 90°(或稍大于 90°，但不使用 90°)激励脉冲和读出梯度的反转构成。读出梯度的反转用于克服梯度场带来的相位离散，使质子相位重聚产生回波。由于是梯度重聚相位产生回波，故称 GRE 序列。GRE 脉冲序列由于扫描速度快且能提供较满意的信噪比，因而成为目前临床应用最广泛的扫描技术之一。

（五）平面回波成像脉冲序列

平面回波成像(echo planar imaging，EPI)技术是目前临床应用中扫描速度最快的核磁共振成像技术，它可以在 1 次射频激励后的极短时间内(30～100 ms)采集 1 幅完整的图像。由于 EPI 速度极快，因此对运动目标动态研究应用价值最大，如心血管运动、血流显示脑的弥散成像、灌注成像、实时 MRI 等。这一技术最早在 1978 年由英国学者提出，由于 EPI 技术需要依赖高性能梯度线圈，因此在临床上直到 20 世纪 90 年代中后期才得以实现。

（六）脂肪抑制常用序列

在磁共振成像中，由于人体内脂肪组织中的氢质子和其他组织中的氢质子所处的分子环境不同，使得它们的共振频率不相同；当脂肪和其他组织的氢质子同时受到射频脉冲激励后，它们的弛豫时间也不一样，在不同的回波时间采集信号，脂肪组织和非脂肪组织表现出不同的信号强度。利用人体内不同组织的上述特性，选用合适的射频，可以在 T_2 加权像或增强扫描时将脂肪的信号进行抑制后得到图像，表现在图像上，脂肪信号为黑色，其余组织信号不变。常用的脂肪抑制序列有 3 种：频率选择预饱和法、短反转时间反转恢复(short TI inversion recovery，STIR)序列和正相位、反相位技术。

第三节 | 实验诊断学基础

一、基本概念

实验诊断主要是指医师开立医嘱，并通过临床实验室对患者的血液、体液、分泌物、排泄物以及组织细胞等样品进行检验，以获得反映机体功能状态、病理变化或病因等的客观资料。对所得的数据和信息与临床资料结合进行综合分析，用以预防、诊断、治疗疾病和预后评价。包括实验室前、实验室和实验室后 3 个部分。

（1）实验室前部分包括医师对患者病情的分析、对化验项目的选择和组合、医嘱的开立、检验申请、患者的准备、原始样品的采集、样品运送到实验室及在实验室内的传输。

（2）临床实验室部分通过生物学、微生物学、免疫学、化学、血液学、生理学、细胞学、病理学等实验技术和方法对人体样品进行检测和分析，提供客观资料，并提出检查范围内的咨询性服务，包括对结果解释或重复，为进一步的检查提供咨询性服务。

（3）实验室后部分包括系统性的审核，规范格式和解释，授权发布，结果的报告与传递和检验样品的存储。

二、实验诊断学的主要内容

（一）血液学检验

包括对红细胞、白细胞和血小板的计数，生成动力学、形态学和骨髓细胞等的检查，血栓与止血、抗凝和纤溶功能的检验，溶血的检验，血型鉴定和交叉配血试验等。

（二）体液、分泌物和排泄物检查

包括对尿、粪、脑脊液、浆膜腔积液、生殖系统分泌物、痰液、胃液、胆汁等各种体液，排泄物和分泌物的常规检验。

（三）生化学检查

包括对糖、脂肪、蛋白质及其代谢产物和衍生物的检验，血液和体液中电解质和微量元素的检验，血气和酸碱平衡的检验，临床酶学的检验，激素和内分泌功能的检验，药物和毒物浓度的检验等。

（四）免疫学检查

包括免疫功能、血清标志物、感染免疫、肿瘤标志物和细胞因子等的检验。

（五）病原体检查

对感染性疾病的常见病原体检查、医院感染的常见病原体检查、性传播疾病的病原体检查，以及细菌耐药性检查等。

（六）遗传病学检查

包括对染色体病、基因突变、肿瘤基因的检查及产前诊断、新生儿筛查等。

三、实验诊断的影响因素

（一）影响检测的因素

①分析前的影响因素：包括申请单开立、患者准备、标本采集、运送和贮存等。患者的人种、民族、年龄、性别、体型、月经周期、妊娠、昼夜节律的变化、运动、饮食、药物和毒物、精神状态、遗传、生活环境和嗜好等因素会对检验结果产生影响。②分析中的

影响因素:包括标本的质量与处理,仪器与试剂,工作人员的技能与学识、操作技术与方法、质控物与标准物、安全性与成本、程序的标准化等。③分析后的影响因素:包括数据处理、检测记录、结果书写,计算机的输入、与患者的沟通等。

　　(二) 完善质量保证体系

　　包括室内质量控制,室间质量控制和全面质量控制。目的是采用各种科学的措施保证检测结果的准确性,为临床提供可靠的信息。

四、标本的采集、处理、运送和保存

　　(一) 标本的采集和处理

　　标本由离体的组织、排泄物、体液等组成,是临床检验的对象。标本能否反映机体的真实情况与标本的采集,运送和保存密切相关。

　　许多非疾病因素,如是否空腹,精神状况,体力活动,使用药物等都可能影响检验结果。因此,在标本采集前要根据需要对患者做好准备。一般要求患者处于安静状态;晨起时的精神、体力、情绪等因素的影响较小,是大部分标本采集的最佳时间;若可能,患者最好停服干扰检测的药物;根据项目和标本类别选择相应的容器;许多检测对饮食、饮水和药物有特殊要求。

　　1. 血液标本的采集和处理

　　(1) 血标本的种类:①全血标本:对血细胞成分和微生物的检验。例如,血细胞计数和分类、形态学检查,细菌培养等。②血浆标本:对内分泌激素、氨水平,血栓和止血功能进行检测。③血清标本:大部分的临床生化和免疫学检测。

　　(2) 采血部位:①静脉采血:多在肘部静脉、腕部静脉或手背静脉处采血,婴幼儿及休克患者也可在颈部外静脉采血。以上部位是绝大多数检测项目的采血部位。严禁从静脉输液管中采取血液标本,以防止输液成分中的离子等影响有关检测值。②动脉采血:多在股动脉穿刺采血,也有用肱动脉和桡动脉。用于血气分析,乳酸和丙酮酸测定等。采得标本必须与空气隔绝,立即送检。③毛细血管采血:成人常在指端处,婴幼儿可在拇指或足跟处采血。主要用于各种微量法检查的床旁项目和急诊项目或大规模普查。采血时穿刺深度要适当,切忌用力挤压,防止不客观的结果出现。

　　(3) 采血时间:①空腹采血:一般指空腹 8 小时后采集的标本,多为晨起早餐前采血。②指定时间采血:指定采集时间的标本,根据不同的检测要求有不同的指定时间,如激素、24 小时尿蛋白定量,葡萄糖耐量试验,内分泌腺的兴奋或抑制试验,肾脏清除率试验等。③随时或急诊采血:指无时间限制或无法规定时间而必须采集的标本,主要用于体内代谢比较稳定以及受体内干扰少的物质的检查,或者是急诊或抢救患者必须做的检查。

　　2. 尿标本的采集和处理　　人体绝大多数生化变化,细胞等有形成分的变化和受感染情况都能在尿中直接或间接反映出来。尿液检验结果是否准确,与标本是否正确收集直接相关,不同的检查项目要求不同的标本采集方法。成年女性留尿时,应避开月经期,防止阴道分泌物混入。留取标本的容器要清洁,避免污染。标本应在半小时之内送检。

(1) 首次晨尿:尿液检测一般以清晨首次尿为好。该标本为浓缩尿,其细胞和管型等形态完整,适合做各种有形成分的检查和尿蛋白、尿糖等项目的测定。

(2) 随机尿:适用门诊和急诊患者常规检验以及胆红素、酮体、尿胆原、尿淀粉酶、隐血等的测定。

(3) 24 小时尿:通常用于尿液成分定量测定,如尿蛋白、尿糖和电解质等定量检测。

(4) 空腹或餐后尿标本:适用于糖尿病、尿胆原、蛋白尿等的检查。

(5) 培养用的尿标本:用 0.1% 的苯扎溴铵(新洁尔灭)消毒外阴和尿道口,留取中段尿于消毒容器内,用于尿细菌培养和鉴定。

3. 粪便标本的采集和处理　一般情况下采集自然排便的标本,应注意以下事项。

(1) 尽量采集可疑阳性的部分。

(2) 标本应新鲜,盛于干燥清洁容器内,立即送检以免干涸。微生物培养时,需将标本放于加盖无菌容器中。

(3) 因检查内容不同,粪便采集方法和留取的量有所不同,常规检查只需要 5～10 g。

(4) 用于寄生虫检查,则需要留取全部或 24 小时粪便,或采取三送三检,因为许多肠道原虫和某些蠕虫卵都有周期性排出现象。

(5) 粪便隐血检查时,为避免食物中过氧化物的干扰,应素食 3 天后送检,并禁服铁剂及维生素 C,否则容易出现假阳性。

4. 脑脊液标本的采集和处理　正常脑脊液容量成人为 90～150 ml,新生儿为 10～60 ml。脑脊液标本应由医师行腰椎穿刺术抽取,特殊情况下可从小脑延髓池或脑室穿刺。标本采集后应立即送检,以免细胞形态破坏,糖分解或形成凝块影响检查结果。

5. 浆膜腔积液标本的采集和处理　浆膜腔包括胸腔、腹腔、心包腔及关节腔等,一般由临床医师用浆膜腔穿刺术采集得标本。检测浆膜腔积液的检测项目包括一般性状检测、化学检测、显微镜检测、细菌学检测。其中的某些化学成分,如蛋白质、葡萄糖、酶及肿瘤标志物质,有助于了解浆膜腔积液的性质和其产生的病因。同时可进行微生物的检测。

6. 羊水标本的采集和处理　羊水是产前实验室检查的良好材料,由羊膜穿刺取得,根据不同的检查目的,选择不同的穿刺时间。诊断胎儿性别和遗传性疾病需要在妊娠16～20 周,无菌操作行羊膜腔穿刺抽取羊水 20～30 ml;了解胎儿成熟度则在妊娠晚期抽取羊水,10～20 ml。

7. 生殖系统分泌物标本的采集和处理　前列腺液标本应由临床医师进行前列腺按摩采集,可直接滴在玻片上;若按摩不出前列腺液,可检查按摩后的尿液。疑为前列腺结核、脓肿或肿瘤的患者禁忌前列腺按摩。一次按摩失败或检查结果阴性,而有明确临床指征者,可隔 3～5 天后重新复查。精液采集最好在实验室附近,室温应控制在 20～35℃。采集标本前禁欲 3～7 天,采集精液前排净尿液。可用手淫法或其他方法,将一次射出的全部精液直接排入洁净、干燥的容器内。因精子生成日间变动较大,不能仅凭一次检查结果作诊断。一般应间隔 1～2 周检查 1 次,连续检查 2～3 次。阴道分泌物由临床医师进行妇科检查时采取。检测阴道分泌物的常规性状、清洁度、微生物,对妇科疾病的诊断具有诊断价值。

8. 痰液和支气管灌洗液的采集和处理   留取痰标本的方法有自然咳痰,气管穿刺吸取,支气管镜抽取等,后两者操作复杂且有一定的痛苦。痰液要求新鲜,必须立即送检,以免细胞与细菌自溶破坏。24 小时痰量或观察分层情况时应将痰咳于无色广口瓶中,并加少许苯酚以防腐。

支气管灌洗液通过支气管灌洗术获得,由临床医师于局部麻醉后将纤维支气管镜插入右肺中叶或左肺舌段的支气管,将其顶端楔入支气管分支开口,经气管活检孔加入生理盐水,每次 30～50 ml,总量 100～250 ml,不应超过 300 ml。用单层纱布过滤以除去黏液,将滤液离心后分离上清液供生化检查和免疫学测定,沉淀物供细胞学检查。微生物学检查的标本须严格遵守无菌操作。合格的灌洗液标本须符合以下要求:①达到规定的回收比例。②不混有血液,红细胞数小于 10%。③不应混有多量的上皮细胞(一般小于 3%)。

9. 标本   胃及十二指肠液、乳汁、房水、唾液、泪液和各种分泌物等。

(二)标本的运送

血液标本采集后应及时分离血清或血浆,否则可能发生红细胞与血清之间成分的相互转移,或细胞中的某些酶分解待测物等,进而影响检验结果。对目测有溶血、脂血或胆红素血标本应于检验报告上注明,供医师参考。尿液、脑脊液、胸腔积液和腹水等标本常需离心取上清液进行分析。

分离后的标本若不能及时检测或需保留以备复查时,一般应放于 4℃冰箱内,某些检测项目的标本存放于－20℃冰箱内更稳定。标本存放时须加塞,以免水分挥发而使标本浓缩。需注意的是,某些检测指标如乳酸脱氢酶的标本应存放于室温,置 4℃反而不稳定。

标本采集后应尽快送实验室分析,标本管道传递系统可加快标本传递速度和避免标本的错误传递。若标本不能及时转运到实验室或标本将送到上级部门或检测中心进行分析,应将标本装入试管密封,再装入乙烯塑料袋,置冰瓶或冷藏箱内运输,运送过程中应避免剧烈震荡。

(三)标本的保存

1. 抗凝剂   应用物理或化学方法除去或抑制血液中的某些凝血因子,阻止血液凝固,称为抗凝。阻止血液凝固的化学试剂称为抗凝剂。采集全血或血浆标本时需要加入抗凝剂,因检查项目不同,所加抗凝剂也不同。对抗凝剂的一般要求是用量少,溶解度大,不影响测定。常用的抗凝剂有肝素类、乙二胺四乙酸二钠、草酸盐、枸橼酸钠和草酸钾-氟化钠等。

2. 防腐剂　尿液检验最好留取新鲜标本及时检查,否则尿液生长细菌,使其中的化学成分发生变化。在留取 24 小时或 12 小时尿液时,尿液标本应置冰箱保存(最好的方式)或加入防腐剂。常用的防腐剂有浓盐酸、甲苯、冰醋酸和麝香草酚等。

五、常用临床病原学检测

病原微生物和寄生虫感染机体引起的疾病为感染性疾病,包括传染性和非传染性。感染性疾病是引起人类死亡的主要疾病之一,而合理的临床病原学实验诊断是早期诊断出感染性疾病,提供恰当的治疗方案和有效的预防措施,防止感染传播造成的伤害的关键所在。

临床病原体检查首先要正确、规范地采集和运送标本,通过直接显微镜检查病原体,或利用免疫学方法检出病原体抗原成分和检测机体对病原体抗原成分产生的免疫产物,也可借助分子生物学手段如聚合酶链式反应(polymerase chain reaction,PCR)检测病原体核酸。同时进行病原体分离与鉴定及药敏实验,指导和监控微生物的治疗方案,避免耐药菌株的产生。

(一) 标本采集和运送和检测方法

1. 标本采集和运送　正确采集标本是病原学实验诊断的第一步,关系到结果正确与否。不同病原体(细菌、螺旋体、支原体、放线菌、衣原体、立克次体、病毒、真菌、原虫、蠕虫)需确定标本的采集时间、部位和种类。所有采集的标本均置于无菌或清洁容器中,不能接触消毒剂和抗菌药物。标本必须注明姓名、年龄、性别、采集日期、临床诊断和检验项目等。标本采集后应按要求处理,立即送往病原学实验室。对于烈性传染病材料须专人护送。

2. 检查方法

(1) 直接显微镜检测:标本直接涂片、干燥、固定后染色,或经离心浓缩集菌涂片染色,置显微镜下直接观察细菌形态、染色性状或观察宿主细胞内包涵体的特征。另一个方法是采用悬滴法或压滴法,在不同染色状态下借助暗视野显微镜或相差显微镜观察病原菌的生长、运动方式、螺旋体的形态或运动。

(2) 病原体特异性抗原检测:用已知抗体,借助免疫荧光技术、酶联免疫技术、化学发光技术、胶乳凝集试验、对流免疫电泳等技术检测标本中未知的病原体抗原。

(3) 病原体核酸检测:目前,临床上常用的核酸检测技术主要有 PCR 和核酸探针杂交技术。

(4) 病原体的分离培养和鉴定:①细菌感染性疾病病原体的分离培养:分离培养病原体是微生物学检验中确诊的关键步骤。根据临床症状、体征和镜下检查特征作出病原学初步诊断,选用最合适的培养方法,根据菌落性状、生化反应、血清学实验、动物接种实验等作出鉴定,也可借助于微量鉴定系统快速简便鉴定分离菌。在鉴定细菌的同时,需要做抗生素药物敏感实验。②不能人工培养的病原体感染性疾病:将标本接种于易感动物、鸡胚或进行细胞培养。接种动物后,可根据动物感染范围、发病情况及潜伏期,初步推测为何种病原体。

（5）血清学实验:血清学诊断对于某些病原体不能培养或难以培养的疾病,可以提供诊断依据。但抗体检查最早也需在感染 4～5 天后,一般在病程 2 周后效价才逐渐升高。因此,血清学实验不适用于疾病的早期诊断。血清学诊断时,一般要在病程早期和晚期分别采血清标本 2～3 份进行检查,如抗体效价在病程中呈 4 倍以上增长则有诊断价值。对患者血清内免疫球蛋白 M(immunoglobulin M,IgM)的检测有重要意义,这不仅可作为早期诊断指标,还可区分原发性感染和复发性感染。前者急性期血清检出 IgM,而后者为 IgG。

（二）细菌耐药性检查

目前,临床感染的病原微生物以革兰氏阴性菌居多(约占六成),其中主要耐药菌有:①由 β-内酰胺酶介导的耐 β-内酰胺类抗生素的革兰氏阴性杆菌。②由质粒介导的产超广谱 β-内酰胺酶的肺炎克雷伯菌、大肠埃希菌。③由染色体编码产生 I 类 β-内酰胺酶的阴沟肠杆菌和产气肠杆菌等。④多重耐药的铜绿假单胞菌、不动杆菌属细菌等。革兰氏阳性菌约占三成,其中重要的耐药菌株有耐甲氧西林葡萄球菌、耐青霉素肺炎链球菌、耐万古霉素肠球菌和高耐氨基苷类抗生素的肠球菌。常用检测细菌是否耐药的方法有定性测定的纸片扩散法、定量测定的稀释法和 E-试验法。

（三）临床感染常见病原体检查

1. 细菌感染　细菌感染性疾病的主要检查方法包括:①检测细菌或其抗原——主要包括直接涂片显微镜检查,培养,抗原检测与分析。②检测抗体。③检测细菌遗传物质——基因探针技术和 PCR 技术。

2. 病毒感染　主要的实验室检查包括病毒分离与鉴定、病毒核酸与抗原以及特异性抗体的检测。其中细胞培养是最常用的病毒分离方法。

3. 真菌感染　主要检查手段主要包括形态学检查、培养检查、免疫学试验、动物试验、核酸杂交技术和 PCR 技术。抗原检测只适合于血清中和脑脊液中隐球菌、念珠菌、荚膜组织胞浆菌的检测。血清学检测适用于深部真菌感染的标本。

4. 寄生虫病　病原学诊断是根据寄生虫生活史的特点,从患者的血液、组织液、排泄物、分泌物或活体组织中检查寄生虫的某一发育虫期,是最可靠的诊断方法。免疫学诊断方法包括凝集试验、沉淀试验、补体结合试验、酶联免疫吸附试验、免疫印迹试验和免疫荧光法等。DNA 探针技术和 PCR 技术等检测方法也逐渐被应用。

5. 其他病原体感染

（1）支原体检测:分离培养是支原体感染的确诊依据,DNA 探针技术和 PCR 技术也可用于检测。

（2）螺旋体检测：显微镜凝集试验、间接凝集试验等检测血清学中特异性抗体是常用方法。例如，用性病研究实验室玻片试验或快速血浆反应素环状卡片试验对梅毒患者血清进行过筛试验，出现阳性者再用荧光密螺旋体抗体吸附试验或抗梅毒螺旋体微量血凝试验作确诊试验。

（3）立克次体检测：血清学试验、分离培养和鉴定以及通过荧光染色从皮肤或其他组织中找到病原体都有助于诊断。

（4）衣原体检测：主要有直接显微镜检查细胞质内的典型包涵体、分离培养和鉴定、直接荧光抗体法、DNA 探针技术和 PCR 技术。

（四）医院感染常见病原体检测

医院感染又称院内感染或医院获得性感染，是指在医院发生的感染，其感染范围可包括各类患者、医院工作人员、探视者。常见临床类型有下呼吸道感染、尿路感染、手术切口感染、胃肠道感染、血液感染、皮肤和软组织感染。其中住院患者中气管插管、多次手术或延长手术时间、留置导尿、化疗、放疗、使用激素或免疫抑制剂者以及老年患者均为医院感染的预防重点人群。

1. 标本采集和送检基本原则

（1）发现医院感染应及时采集微生物标本做病原学检查。

（2）标本采集后严格执行无菌操作，减少或避免正常菌群和其他杂菌污染。

（3）标本采集后立即送至实验室，床旁接种可提高病原菌检出率。

（4）尽量在抗菌药物使用前采集标本。

（5）以棉拭子采集的标本如咽拭子、肛拭子或伤口拭子，立即送检。

（6）盛标本容器须经灭菌处理，但不得使用消毒剂。

（7）送检标本应注明来源和检验目的，以便实验室能正确选用相应的培养基和适宜的培养环境，必要时应注明选用何种抗菌药物。

（8）对分离到的病原菌应做药敏试验。提倡"分级报告"（分阶段报告涂片镜检、初步培养、直接药敏、初步鉴定、最终鉴定与药敏结果）和"限时报告"（涂片报告 2 小时，普通培养 3 天）。

2. 涂片镜检　常用于呼吸道感染的痰标本，操作简便，结果快速，可取得最早期初步病原学诊断。

3. 分离培养鉴定法　血培养分离的细菌可认为是血液感染的病原体。静脉导管相关感染的培养分离是用无菌技术剪下体内段静脉导管 5 cm，置血平板上往返滚动涂布接种，血平板上生长有 5 个或 5 个以上菌落的细菌可认为是感染菌。

尿路感染需做定量接种，当中段尿培养浓度高于 10^4 CFU/ml 单种条件致病菌或女性脓尿症状患者浓度为 $10^3 \sim 10^4$ CFU/ml 的单种条件致病菌可认为是感染菌。通过直接插导管采尿或耻骨上穿刺膀胱的尿液，所分离出的细菌均应考虑为感染菌。当患者已用抗菌药或经导管采集,多次尿培养为单一同种菌,细菌浓度虽未达到上述界限,也可认为是感染的病原菌。

粪便培养分离出绝对致病菌,如霍乱弧菌、伤寒沙门菌、副伤寒沙门菌等被认为是感染菌;分离出的嗜盐弧菌、肠炎沙门菌,致病性大肠埃希菌也具有诊断意义。具有较长时间抗生素应用史,粪便中有假膜性特异性改变的患者分离出金黄色葡萄球菌、念珠菌等被认为是感染菌。

患者手术切口感染,宜采用四区划线接种半定量培养,感染菌、污染菌或定植菌的鉴别要点除细菌种类外,细菌浓度也是重要的参考因素。分离到常见的化脓性细菌可认为是感染菌;较高浓度的革兰氏阴性杆菌、皮肤常居菌也可被认为是感染菌。

（周　健）

第九章 外科相关基本概念

| 第一节 | 外科学概述

一、现代外科学

外科学(surgery)是医学科学的重要组成部分之一,自 19 世纪 40 年代起,外科手术疼痛、伤口感染和失血等问题相继得到解决,现代外科学逐渐建立起来。1846 年,美国医师莫顿(W. T. G. Morton)首先采用了乙醚作为全身麻醉剂,并用乙醚麻醉协助沃伦(Warren)切除了患者颈部血管瘤。1867 年,英国外科医师利斯特用苯酚溶液来消毒手术用的纱布及器械,被认为是外科抗菌术的创始人。德国人贝格曼(Bergmann)于 1877 年发明了高压蒸气灭菌法,对敷料和器械进行灭菌,外科真正进入了无菌手术时代。此后,口罩、手臂消毒法及橡皮手套相继应用于外科手术,从而使无菌术趋于完善。抗生素的应用,更使外科学进入了一个新时代。1872 年,英国医师韦尔斯(Wells)发明了止血钳来进行术中止血,后来止血带也应用到截肢等手术。20 世纪初,奥地利科学家发现了ABO 血型,异体输血获得成功,但此时主要采用直接输血法,操作复杂,输血量不易控制。直到间接输血法出现,在血液中加入枸橼酸钠使之不凝固,输血才变得简便易行,外科学进入迅速发展的阶段。

随着医学的不断进步,人们对人体各系统、各个器官的疾病有了更深入的认识。同时由于诊断方法和手术技术的提高,现代外科学的范畴已经不仅仅局限于体表的疾病和创伤,还包含多种躯体内的疾病。通过了解外科学的发展历史,我们可以从外科前辈的贡献中得到启迪,不断创新。

二、无菌术

人体和周围环境中存在着各种微生物,在手术过程中,致病微生物可能进入手术切口,导致感染。无菌术(aseptic technique)是外科学乃至临床医学的一项基本操作技术,是针对可能的感染来源和途径所采取的一系列预防措施,包括灭菌(asepsis)、消毒(disinfection)、抗菌(antisepsis)及无菌操作规则及管理制度。灭菌(sterilization)是指杀灭一切活的微生物,包含芽孢在内。消毒(disinfection)则是指杀灭病原微生物和其他有害微生物,并不要求杀灭所有微生物(如芽孢等)。无菌操作规则和管理制度是在医疗实践过程中总结出来的,是为了防止已经灭菌和消毒的物品、已行无菌准备的手术人员或手术区再被污染所采取的措施。所有医务人员都必须严格执行无菌操作规则和管理制度。

(一) 手术器械、敷料的灭菌和消毒法

与手术区域或伤口接触的物品应按照灭菌的标准处理。而某些特殊的器械、皮肤和手术室的空气等则按照消毒的标准处理。

灭菌方法包括高温灭菌法、化学气体灭菌法和电离辐射灭菌法。高温灭菌法通过高温使微生物的蛋白质及酶发生凝固或变性,广泛用于手术器械和物品的灭菌。高压蒸汽灭菌法通过高压增加高温的灭菌效果,是目前应用最广泛而有效的灭菌方法。化学气体灭菌法又称低温灭菌法,适用于不耐高温和不耐湿热的医疗材料的灭菌,如精密仪器、心导管、尿导管等物品。目前,主要采用环氧乙烷气体灭菌法、过氧化氢等离子低温灭菌法。环氧乙烷气体灭菌法利用环氧乙烷烷化剂来破坏细菌 DNA 达到灭菌的目的,是目前应用最多的低温灭菌法。电离辐射灭菌法属于工业灭菌法,常用钴- 60(^{60}Co)释放的 γ 射线灭菌,主要用于无菌医疗耗材和某些药品的灭菌。

消毒方法主要有药液浸泡消毒法和紫外线消毒法。畏热耐湿的医疗物品,如锐利器械、内镜和腹腔镜等不适于热力灭菌的器械,可用化学药液浸泡消毒。临床常用 2% 中性戊二醛作为浸泡液,30 分钟可达消毒效果,10 小时达到灭菌效果。其他用于消毒的浸泡液有 75% 乙醇溶液、1∶1 000 苯扎溴铵(新洁尔灭)溶液、1∶1 000 氯己定(洗必泰)溶液、0.5% 过氧乙酸溶液和 10% 甲醛溶液等。紫外线消毒法可用于被致病微生物污染的物体表面、水和空气的消毒。消毒使用的紫外线波长范围是 200～275 nm,杀菌作用最强的波段是 250～270 nm。紫外线穿透力弱,消毒时要求消毒表面必须充分暴露于紫外线下。

(二) 手术人员和患者手术区域的准备

1. 手术人员的准备　手术人员进手术室后,应穿手术室准备的清洁鞋和衣裤,戴好清洁帽和口罩。剪短指甲,去除甲缘下的积垢。手或臂部皮肤有破损或有化脓性感染及患有呼吸道感染者,不能参加手术。手术者应对手臂进行消毒,又称为外科洗手,包含清洁和消毒 2 个步骤。在手臂消毒后,还需穿无菌手术衣和戴无菌橡胶手套,以防止皮肤毛囊残留的细菌污染手术伤口。

2. 患者手术区域的准备　患者手术区的消毒目的是消灭拟作切口处及其周围皮肤上的细菌,最大限度地减少手术部位相关感染。手术区域皮肤周围毛发,如果影响手术操作,则应于术前去除,称之为备皮,目前多为手术当日术前备皮。传统的皮肤消毒法是用 2.5%～3%碘酊涂擦皮肤,待其干燥后以 70%酒精涂擦 2 遍以脱除碘酊。目前多用 0.5%碘尔康溶液或 1:1 000 苯扎溴铵溶液涂擦 2 遍。对婴儿、面部皮肤、口腔、肛门、外生殖器等部位,可选用刺激性小、作用较持久的 0.75%聚乙烯吡咯烷酮碘消毒。患者手术区消毒后须铺无菌巾单和贴无菌塑料黏纸,目的是除显露手术切口所必需的最小皮肤区以外,遮盖非手术部位,以避免和减少手术中的污染,并为手术操作提供无菌平面。

（三）手术过程中的无菌原则及手术室管理制度

在手术进行过程中,为了维护手术区域的无菌环境,所有参加手术的人员都必须认真执行无菌操作规则。如果发现有人违反无菌操作规则,必须立即纠正。同时手术室需要有严格的管理制度以保证其洁净环境,进入手术室的人员都必须严格遵守手术室管理制度。

三、外科止血与输血

无论创伤还是手术均可导致出血,对于外科医师,止血是一项必须掌握的技能。同时输血技术产生与发展也为外科手术提供了有力的保障,使外科手术的安全性大大提高。

（一）外科止血

止血(hemostasis)是指通过适当手段阻断血液从血管断端流出。外科止血的工作涵盖了整个围手术期(perioperative period)。首先,在术前应对患者进行评估,根据病史,体格检查,实验室检查尽可能地筛选出有出血倾向的患者。对于有出血倾向的患者进行充分的术前准备。例如,肝功能异常的黄疸患者术前应用维生素 K,术前输注血小板纠正过低的血小板。对于手术预期出血量较大的患者,例如,血供丰富脊柱肿瘤行全脊椎切除,术前可行经导管动脉栓塞术(transcatheter arterial embolization, TAE),以减少术中出血。在手术过程中仔细止血至关重要,常用的止血方法有电凝、结扎、缝扎、超声刀、压迫填塞及局部应用止血药等,适用于不同的出血情形。为了防止术后大出血,手术结束前应充分止血,必要时放置引流管。术后应密切观察患者的出血情况,对于活动性出血应尽早手术止血。

（二）输血的基本概念

输血(transfusion)是一种将全血或由全血制备的血液成分通过静脉输注给患者的治疗方法,它是一种替代性治疗,可以补充血容量、改善循环和凝血功能。输血、麻醉和无菌术有力地促进现代外科学的发展。20 世纪 70 年代,成分输血的普及和自体输血技术的发展使输血变得更加安全有效。但是血液资源宝贵,同时也为了保障患者安全,手术中必须严格把握输血指征,合理选用各种血液制品。

输血适应证包括大量失血、贫血或低蛋白血症、重症感染、凝血因子缺乏导致的出血或出血倾向和血小板显著降低等。大量失血患者要适当输入新鲜冰冻血浆及血小板制剂,以维持凝血功能。急性出血早期血液稀释不明显,血红蛋白往往下降不明显,如果患者已经有血流动力学不稳定征象,应积极输血以免延误。手术及创伤患者血红蛋白大于100g/L 不需要输注红细胞制品,小于 70 g/L 应输红细胞制品,对于血红蛋白在 70~100 g/L 者应根据患者全身状况、循环情况、疾病种类综合考虑。对于贫血和低蛋白血症,手术前应结合检验结果输注悬浮红细胞纠正贫血,补充白蛋白治疗低蛋白血症,增强患者对麻醉、手术的耐受能力,一般术前血红蛋白应维持在 100 g/L 以上。患者中性粒细胞低下和抗生素治疗效果不佳时,可考虑输入浓缩粒细胞以帮助控制感染。由于凝血因子缺乏而导致的出血或出血倾向,可以输注新鲜冰冻血浆和凝血因子来治疗。血小板制备保存困难,是宝贵的血液制品资源,对于没有出血的患者,预防性血小板输注的阈值为血小板低于 $10 \times 10^9/L$。进行一般的有创操作,血小板计数应达到 $50 \times 10^9/L$。对关键部位手术,如脑部或眼部,血小板计数应达到 $100 \times 10^9/L$。

(三) 血液制品的分类

输血是包括全血在内的由血液制备的各种成分的输注,早期输血多为输全血。与输全血相比,成分输血更安全有效,同时能合理利用血液资源。常用的血液成分制品包括血细胞、血浆和血浆蛋白三大类。血细胞成分有红细胞、白细胞和血小板 3 类。红细胞制品是临床上最常用的血液制品,主要包括悬浮红细胞、少白细胞红细胞、洗涤红细胞和冰冻红细胞。红细胞制品输注速度应根据病情而定,成人一般 5 ml/min,老年人或心功能不全者 1 ml/min,小儿 10 滴/分钟。大出血时输血速度宜快,必要时可通过中心静脉导管加压输血,同时参照患者生命体征、中心静脉压、尿量和血红蛋白水平指导输血。一般情况下成人输注悬浮红细胞 2 个单位(400 ml),能使血红蛋白水平提升 10 g/L。白细胞制剂目前临床使用较少,主要有浓缩粒细胞,可用于伴有严重细菌感染的粒细胞减少症患者。血小板制剂根据来源分为浓缩血小板(多名供者血小板制剂的混合物)和单采血小板(单供者血小板),单采血小板制剂中血小板含量高,红细胞和白细胞污染量低,可减少同种免疫反应和输血相关疾病的传播。血小板输注的时间应当在 30 分钟以上,大多数成年患者通常都给予 1 个单位的单采血小板,一般情况下成人输注单采血小板 1 个单位,能使血小板水平提升 $20 \times 10^9/L$。

血浆成分包括新鲜冰冻血浆(fresh frozen plasma,FFP)和冷沉淀,临床中血浆成分主要用于补充凝血因子,如凝血因子缺乏症、肝胆疾病引起的凝血障碍、大量输注库存血引起的凝血功能障碍和华法林过量引起的出血倾向等。新鲜冰冻血浆是全血采集后6 小时内分离并立即置于零下 20~30℃保存的血浆;FFP 富含各种凝血因子,不应当作为扩充血容量及改善营养使用。新鲜冰冻血浆保存期满 1 年称为普通冰冻血浆。普通冰冻血浆含有全部稳定的凝血因子,但缺乏不稳定的凝血因子 V 和Ⅷ,因此不能用于血友病的治疗,可用于凝血因子 V 和Ⅷ以外的凝血因子缺乏症的治疗。冷沉淀是 FFP 在4℃融解时不溶的沉淀物,富含纤维蛋白原、凝血因子 V、凝血因子Ⅷ及血管性假血友病因子,主要用于血友病、先天或获得性纤维蛋白缺乏症等。

血浆蛋白成分包括白蛋白制剂、免疫球蛋白及浓缩凝血因子。白蛋白制剂有 5％、20％和 25％ 3 种浓度,用于治疗营养不良性水肿、肝硬化或其他原因所致的低蛋白血症。大量输注白蛋白时应注意患者尿量,避免容量负荷过重。免疫球蛋白包括人丙种球蛋白、乙肝免疫球蛋白和破伤风免疫球蛋白。注射丙种球蛋白用于低球蛋白血症引起的重症感染,乙肝免疫球蛋白多用于预防乙型病毒性肝炎,破伤风免疫球蛋白可用于破伤风的被动免疫和治疗。浓缩凝血因子包括抗血友病因子、凝血酶原复合物和纤维蛋白原制剂等,用于治疗血友病及各种凝血因子缺乏症。

（四）输血的不良反应和并发症

输血可发生各种不良反应和并发症,包括发热反应、过敏反应、溶血反应、细菌污染反应、循环超负荷、输血相关急性肺损伤、输血相关移植物抗宿主病、疾病传播等,严重者甚至危及生命。输血并发症关键在于预防,要求我们严格掌握输血指征,遵守输血操作规程,输血过程中严密观察病情变化。发热反应是最常见的早期并发症之一,发生率为2％～10％。多发生于输血开始后 15 分钟至 2 小时内。主要表现为寒战和高热,体温可上升至 39～40℃,同时伴有头痛、出汗、恶心、呕吐及皮肤潮红,症状持续 30 分钟至 2 小时后逐渐缓解,严重时还可出现抽搐、呼吸困难、血压下降,甚至昏迷。术中输血时,全身麻醉状态下很少出现发热反应。发热反应常见原因包括反复输血引起的免疫反应和致热原污染,细菌污染和溶血反应早期也可表现为发热。溶血反应是最严重的输血并发症,病死率高。发生溶血反应患者的临床表现有较大差异,与所输的不合血型种类、输血速度与数量以及所发生溶血的程度有关。溶血的典型症状为输入十几毫升悬浮红细胞后,立即出现沿输血静脉的红肿及疼痛,寒战、高热、呼吸困难、腰背酸痛、头痛、胸闷、心率加快乃至血压下降、休克,随之出现血红蛋白尿和溶血性黄疸,严重者可因免疫复合物在肾小球沉积导致急性肾衰竭。全麻术中患者溶血的最早征象是不明原因的血压下降和手术野渗血。延迟性溶血反应多发生在输血后 7～14 天,表现为原因不明的发热、贫血、黄疸和血红蛋白尿,一般症状并不严重。延迟性溶血反应可引起全身炎症反应综合征,表现为体温升高或下降、心律失常、白细胞溶解及减少、血压升高或外周血管阻力下降甚至发生休克、急性呼吸窘迫综合征,甚至多器官功能衰竭。

（五）自体输血

自体输血(autologous blood transfusion)是指收集患者自身血液后在需要时进行回输。主要优点是节约库存血,减少输血反应和疾病传播。目前常用的有 3 种方法:预存式自体输血、稀释式自体输血和回收式自体输血。其中以回收式自体输血最为常见。回收式自体输血是将收集到的手术过程中的失血或创伤后体腔内积血,经抗凝、过滤后再回输给患者的过程。主要适用于大血管、心内直视手术及门静脉高压症等手术时的出血回输和术后 6 小时内所引流血液的回输,外伤性脾破裂、异位妊娠破裂等腹腔内出血等。目前多采用血液回收机收集失血,经自动处理后去除血浆和有害物质,可得到血细胞比容(hematocrit，HCT)达 50％～65％的浓缩红细胞,然后再回输。自体输血的禁忌证包括:血液已受胃肠道内容物、消化液或尿液等污染;血液可能受肿瘤细胞污染;肝、肾功能不全患者;已有严重贫血的患者,不宜在术前采血或血液稀释法作自体输血;有脓毒症或菌血症者;胸、腹腔开放性损伤超过 4 小时或血液在体腔中存留超过 3 天者。

四、围手术期处理

围手术期是指从确定手术治疗时起,到与本次手术相关治疗基本结束为止的一段时间,包括手术前、手术中和手术后 3 个阶段。围手术期处理是指以手术为中心而展开的各项处理措施,包括患者生理与心理的准备、手术方案制订、特殊情况处理、术中监护、术后并发症的预防处理等。外科治疗的成功不仅需要精湛的手术技术,正确的围手术期处理同样重要。

（一）术前准备

术前准备包括一般准备和特殊准备。根据手术紧急程度不同,准备要求也不同:①急诊手术:如消化道穿孔,在最短的时间内做好必要的准备后立即手术。②限期手术:如各种恶性肿瘤根治术,拖延过久会延误手术时机,应在最短时间内做好术前准备。③择期手术:例如,良性肿瘤切除术,可在充分完善术前准备后进行手术。

一般准备包括心理及生理准备。患者在术前往往存在恐惧、紧张及焦虑等情绪,对手术效果也常存在多种顾虑。医务人员应从关怀、鼓励出发,就疾病的诊断,手术的必要性及手术方式,可能取得的效果,手术的危险性及可能存在的并发症,术后恢复过程和预后,以及术中输血可能的并发症和不良反应等,以合适的言语和安慰的口气向患者做适度解释,向患者家属做详细介绍,获得他们的信任和理解,签署授权委托书、手术同意书、输血同意书、麻醉同意书、麻醉知情同意书、输血治疗同意书等。由患者本人或法律上有责任的亲属(或监护人)签署。为挽救生命而需急症手术,若亲属未赶到,须在病史中记录清楚,并上报备案。生理准备注重调整患者身体状况,使他们可以在较好的状态下安全度过手术和术后的恢复过程。包括适应性锻炼如大小便训练、输血和补液、预防感染和胃肠道准备等。

特殊准备主要针对患者合并的一些具体病理状态,如营养不良、心脑血管病、肝肾肺疾病、糖尿病、凝血障碍和下肢深静脉血栓形成。

（二）术后处理

术后处理是围手术期处理的重要组成部分,术后处理得当,能将手术应激反应减轻到最低程度。术后处理包括监护、体位、饮食、活动、缝线拆除及各种不适的处理等。

手术后可能发生各种并发症,一旦发生可能会影响手术治疗效果,甚至产生严重后果,因此术后并发症防治也是术后处理的一个重要组成部分。术后并发症可分为 2 类:一类是手术均有可能发生的并发症,主要有术后出血、发热、感染、切口并发症、呼吸系统疾病、血栓形成等；另一类是与手术方式相关的并发症。

五、外科营养

在早期临床营养支持相关研究中，与外科手术相关的研究占据了主导地位，所以临床营养支持又称为外科营养（surgical nutrition），即通过消化道或其他途径，为患者提供机体所需的各种营养物质，预防和纠正营养不良，同时增强患者对创伤的耐受力，促进患者康复。如今，外科营养已经成危重症患者治疗中不可缺少的环节。外科营养主要包括维持机体的正常能量代谢及良好的营养状态，它是外科治疗的重要保证。

（一）正常机体营养代谢

正常情况下机体每天所需热量为 1 800～2 000 kcal（1 kcal≈4.19 kJ），相当于 25 kcal/（kg·d）。机体所需热量的 85％来自碳水化合物及脂肪，15％来自氨基酸。机体的能量贮备包括糖原、脂肪及蛋白质，糖原的含量有限，供能仅约 900 kcal，占一天正常需要量的 50％左右。正常机体的蛋白质（氨基酸）需要量为 0.8～1.0 g/（kg·d），相当于氮量 0.15 g/（kg·d）。

（二）手术应激对营养代谢的影响

手术、创伤、烧伤、严重感染等应激状态会对患者的营养代谢产生显著影响。应激状态下交感神经系统兴奋，胰岛素分泌减少，肾上腺素、去甲肾上腺素、胰高糖素、促肾上腺皮质激素、肾上腺皮质激素及抗利尿激素分泌增加。应激时机体对糖的利用率下降，容易诱发高血糖。交感神经所致的高代谢状态，使机体的基础能量代谢增加，如严重创伤时增加 15％～30％，重症胰腺炎时增加 20％～50％。高分解代谢情况下蛋白质分解增加，尿氮排出增加，出现负氮平衡，这种难以被外源性营养所纠正的分解代谢，称为自身相食（autocannibalism）现象。此时，如果不能给予适当的营养支持，不仅达不到改善营养的目的，反而会引起更多更严重的代谢紊乱。随着对应激状态给代谢造成影响的认识深入，提出了代谢支持（metabolic support）的理念。增加供氮量、控制热量、降低热氮比，目的在于推进各种代谢通路，避免由于不当的营养支持加重器官功能障碍。代谢支持的具体应用原则为：①支持底物由糖、脂肪乳剂和氨基酸构成。②减少葡萄糖供能，增加脂肪供能的比重。③增加氨基酸供给，每日提供的非蛋白热卡（kcal）与氮（g）的比例不超过 100∶1。

（三）营养状态的评估

对患者营养状态的评定，可以判断营养不良程度，也是评估营养支持治疗效果的客观指标。

体重变化可反映营养状态，但应排除脱水或水肿等影响因素。体重低于标准体重的 15％，提示存在营养不良。肱三头肌皮褶厚度是测定脂肪贮备的指标，正常参考值男性为 8.3 mm，女性为 15.3 mm，较正常值减少 35％～40％为重度营养不良，25％～34％为中度营养不良,24%以下为轻度营养不良。内脏蛋白是营养评定的重要指标,主要使用的是内脏蛋白,包括白蛋白、转铁蛋白和前白蛋白。白蛋白的半衰期为 21 天,转铁蛋白为 8 天,前白蛋白为 2 天。转铁蛋白和前白蛋白能反映短期内的营养状态变化。免疫功能可反映机体营养水平,营养不良导致机体免疫功能下降,常用的免疫功能检测有外周血淋巴细胞计数和延迟型皮肤超敏反应,其中外周血淋巴细胞计数小于 $1.5 \times 10^9 /L$ 提示营养不良。氮平衡试验可以反映体内蛋白质代谢状况,在没有消化道及其他额外的体液丢失的情况下,机体蛋白质分解后基本是以尿素形式从尿中排出。通过测定出氮量(尿液)和入氮量,可判断机体处于正氮或负氮平衡状态,指导营养支持治疗。营养风险筛查工具(NRS2002)是 2002 年欧洲肠外肠内营养学会(European Society for Parenteral and Enteral Nutrition,ESPEN)推荐的营养风险筛查工具,是目前广泛使用的营养风险筛查方法。

(四) 肠内营养

营养不良或营养风险筛查工具 NRS2002 评分≥3 分是营养支持的指征,对于需要营养支持的患者,如胃肠道功能正常、能耐受肠内营养应首选肠内营养(enteral nutrition,EN)。肠内营养是通过肠道吸收各种营养素的营养支持方式,以各种肠内营养制剂为营养物,通过各种途径(经口、鼻饲、空肠灌注等)在肠道内吸收营养,保证机体能量摄入。肠内营养符合生理,有利于预防肠黏膜萎缩,保护肠屏障功能。同时部分营养素具有特殊作用,如 ω-3 多不饱和脂肪酸具有抗炎、调节免疫等作用,富含 ω-3 多不饱和脂肪酸的肠内营养制剂可用于肿瘤患者的营养支持。

肠内营养制剂含有碳水化合物、蛋白质、脂肪或其分解产物,也含有生理需要量的电解质、维生素和微量元素,能够全面均衡的补充营养。剂型包括粉剂及溶液,根据制剂成分的不同,肠内营养制剂大致可分成 3 类:①整蛋白型,此类营养制剂进入肠道需要进一步分解吸收,适用于胃肠道功能正常患者。②短肽型,此类营养制剂对消化功能要求较低,容易被机体利用,能避免乳糖不耐受引起的腹泻和脂代谢障碍等一系列问题,在肠道内几乎完全吸收,低渣。适于胃肠道功能部分障碍的患者,如炎症性肠病、放射性肠炎、短肠综合征患者等。③氨基酸型,此类营养制剂对消化功能要求极低,适用于各种消化功能严重障碍的患者,如胰腺炎恢复期、短肠综合征及重度炎症性肠病患者。

(五) 肠外营养

有营养支持指征而不能进行肠内营养支持或肠内营养支持不足,是肠外营养(parenteral nutrition,PN)的适应证,包括不能或不宜经口进食超过 7 天的手术患者、消化道瘘、急性重症胰腺炎、短肠综合征、严重感染与脓毒症、严重炎症性肠病、大面积烧伤等。就一般外科住院患者而言,营养支持能量可按理想体重补给 25 kcal/(kg・d),氨基酸:脂肪乳剂:葡萄糖热量可按 2:3:5 配比,热氮比 100:1~150:1。对于严重应激患者(如大面积烧伤、严重败血症)可适当增加热量至 30 kcal/(kg・d),提高脂肪乳剂供能比例至 40%~50%,热氮比控制在 100:1 以下。肠外营养应避免由于热量过高导致的脏器损害,引起过度喂养,过度强调"静脉高营养"会导致一系列代谢、感染并发症,即便是肠瘘、烧伤患者每天能量摄入也不要超过 2 000 kcal。肠外营养时应监测患者出入量及电解质情况,定期检查肝、肾功能,评估营养指标和代谢状况,指导调整营养支持方案。肠外营养制剂包括葡萄糖、脂肪乳剂、复方氨基酸溶液、电解质、维生素和微量元素。

六、外科感染

外科感染(surgical infection)是指需要外科手术处理的感染,常为多种细菌的混合感染,局部症状明显、多为器质性病变、有组织化脓坏死。

(一) 外科感染的分类

外科感染按病菌种类和病变性质归类分为非特异性感染与特异性感染。非特异性感染亦称化脓性感染或一般性感染,占外科感染的大多数。常见有疖、痈、丹毒、急性淋巴结炎、急性乳腺炎、急性阑尾炎、急性腹膜炎等。特异性感染在致病菌、病程演变及治疗处置等方面与一般感染不同,包括结核、破伤风、气性坏疽、炭疽、念珠菌病等。按病程归类可分为急性感染、亚急性感染和慢性感染 3 种。病程在 3 周以内者为急性感染,超过 2 个月为慢性感染,介于两者之间为亚急性感染。其他分类包括伤口直接污染造成的原发性感染和伤口愈合过程中产生的继发性感染;病原体由体表或外环境侵入体内造成的外源性感染;由原存体内的病原体,经空腔脏器如肠道、胆道、肺或阑尾造成的内源性感染。感染也可按照发生条件归类,如条件性(机会性)感染、二重感染、医院内感染等。

局部感染若未得到良好控制,则可能发生炎症全身扩散,造成全身炎症反应综合征。全身炎症反应综合征(systemic inflammatory response syndrome, SIRS)是各种因素包括感染和非感染因素对机体造成严重干扰,体内炎症介质大量释放而引起的全身效应。诊断标准为:①体温>38℃ 或<36℃;②心率>90 次/分;③呼吸频率>20 次/分或 $PaCO_2$<32 mmHg;④白细胞计数>$12×10^9$/L 或<$4×10^9$/L,或未成熟粒细胞>10%。以上标准符合 2 项或 2 项以上即可诊断为 SIRS。感染合并体温、呼吸、循环改变等全身炎症反应表现时即脓毒症(sepsis)。脓毒症合并器官功能不全时称为重症脓毒症(severe sepsis)。如果细菌进入血液循环,血培养阳性,则称为菌血症(bacteremia)。

(二) 抗菌药物的合理应用

外科感染的治疗包括 2 个方面,外科干预控制感染源和合理使用抗菌药物。抗菌药物诞生以来,外科感染疾病的预后得到了显著改善。抗菌药物的使用十分广泛,抗生素滥用的情况时有发生。不合理地使用抗菌药物可能产生变态反应和毒性反应,还可能增加致病菌的耐药性,导致二重感染,又称菌群交替症(superinfection)。

抗菌药物的使用应该遵循一定的原则,从而尽可能获得最佳的疗效,避免不良反应。症状、体征及血尿常规等实验室检查及病原学检查结果支持细菌或其他病原微生物感染者才有指征应用抗菌药物。抗菌药物的选择在治疗的最初阶段通常是经验性的,因此应尽早查明感染病原,根据病原种类及细菌药物敏感试验结果选用抗菌药物,减少广谱抗菌药的使用。

抗菌药物的给药方法主要包括以下几个方面。

1. 给药剂量　在治疗剂量范围内,根据感染类型和药物特点给药。治疗重症感染和抗菌药物不易达到的部位感染,或使用氨基糖苷类、喹诺酮类等剂量依赖型抗菌药,剂量宜偏向治疗剂量范围高限;而治疗单纯下尿路感染等药物分布浓度高的部位感染,或使用青霉素类、万古霉素等时间依赖型抗菌药,则可选择偏向治疗剂量范围低限的剂量。

2. 给药途径　轻症感染可接受口服给药者,应选用口服吸收完全的抗菌药物。重症感染、全身性感染患者初始治疗应予静脉给药,以确保药效;病情好转能口服时应及早转为口服给药。局部应用抗菌药物易引起过敏反应或导致耐药菌产生,只限于少数情况,如,在全身给药后在感染部位难以达到治疗浓度时,可局部给药作为辅助治疗。

3. 给药频率　根据药物的药代动力学和药效学来决定,给药间隔一般为药物半衰期($T_{1/2}$)的3～4倍。青霉素类、头孢菌素类和克林霉素等消除半衰期短,应1日多次给药。氟喹诺酮类、氨基糖苷类等可1天给药1次。

4. 疗程　一般感染宜用至体温正常、症状消退后72～96小时。但是对于严重和特殊感染,需更长的疗程方能彻底治愈,并防止复发,例如骨髓炎、内植物感染疗程常需要6～12周。

5. 联合用药　适用于一些严重感染、特殊感染和混合感染。联合用药时应选择具有协同或相加作用的药物,这样可以减少单个药物的用量,减少不良反应。

第二节　创伤基础知识

一、创伤的概念及分类

创伤(trauma)是指机械力作用于人体所造成的损伤。随着交通工具运行速度的提高及工业的发展,创伤正成为人类健康的重大威胁。在中国,创伤是导致死亡的第五大原因,仅次于恶性肿瘤、心血管疾病、脑血管疾病和呼吸系统疾病。据统计,全球每年因创伤死亡的人数超过150万,而受伤人数则高达3 000万,创伤同时也是18～44岁年龄段患者首要的死亡原因。因此,正确认识创伤,积极开展创伤的预防和救治,有十分重要的意义。

创伤常用的分类方法:按伤口是否开放:可分为开放性创伤和闭合性创伤两大类;按

损伤部位:可分为颅脑伤、颌面伤、腹部伤、脊柱脊髓损伤等。创伤的解剖部位不同,其特点也不同。多发伤(multiple injuries)是指 2 个或 2 个以上的解剖部位出现损伤。按致伤物性质或致伤机制,创伤主要分为以下几种:冷武器伤、火器伤、烧伤、冻伤、冲击伤、化学伤和放射性损伤等。2 种或 2 种以上致伤因素同时或相继作用于机体所造成的损伤称为复合伤(combined injuries),应与多发伤相区别。

二、创伤的检查与诊断

对创伤患者的检查,首要项目是一般情况和生命体征,次要项目是明确受伤的部位、致伤因素、严重程度、有无合并损伤等。因此,详细了解受伤史、全面的体格检查和辅助检查对诊断至关重要。

受伤史首先要了解患者的受伤过程和受伤机制。其次应了解患者受伤前的精神状态、是否饮酒、使用特殊药物(如抗凝药、激素、甚至违禁药品等),了解过敏史、既往病史等,作为诊治时的参考,对预后的预判也有一定帮助。当患者出现用创伤无法解释的异常状态时,应考虑特殊药物、甚至毒品的影响。

进行体格检查时首先应从整体上观察患者一般情况与生命体征,初步评估患者伤情的严重程度。在生命体征平稳的前提下,再做进一步仔细检查,如果伤情较重,应先着手急救,再逐步检查。体格检查除需对明确发现的受伤部位进行检查外,对其他部位也应按照一定的顺序检查,避免遗漏。多发伤患者可遵循"CRASH PLAN"的检查顺序,其含义为:C=circulation(循环),R=respiratory(胸部及呼吸系统),A=abdomen(腹部),S=spine(脊柱),H=head(头颅),P=pelvis(骨盆),L=limbs(四肢),A=arteries and veins(动静脉),N=nerves(神经)。对开放伤的患者,必须仔细查看伤口和创面,注意伤口特点。必要时检查可在手术室进行,以保障患者安全和检查全面详细。

辅助检查是在受伤史和体格检查的基础上,应根据患者情况进行有针对性的检查,用于评估病情,达到明确诊断。辅助检查包括实验室检查、穿刺和导管检查及影像学检查。血常规和血细胞比容可判断失血或感染的情况,外伤后凝血功能检查也十分重要。穿刺和导管检查简单实用,可在急诊室进行,腹腔穿刺可用于明确腹腔是否有内出血,胸腔穿刺可用于检查和治疗气胸和血胸。导管术插入导尿管可用于诊断是否合并尿道、膀胱损伤,留置导尿还方便观察尿量、尿色,评估复苏效果。X 线平片检查对骨折伤员可明确骨折类型和损伤情况。怀疑动脉损伤时,可行 CT 血管造影,明确血管损伤的部位。

外伤的诊断应综合考虑受伤史、体格检查及辅助检查,不能单纯依赖于辅助检查结果。通过良好的诊疗思维,综合分析收集的信息才能得出正确的诊断。例如,颈椎外伤患者,急诊 X 线和 CT 检查可无骨折及脱位表现,但若患者有脊髓损伤症状,查体也有相应体征,则应高度怀疑颈椎过伸伤,此时应加做颈椎磁共振检查以明确诊断。

三、创伤的处理原则

创伤的处理包括院前急救和院内处理。

院前急救(pre-hospital care)是指急危重症患者进入医疗机构以前的医疗救护。创伤发生后的第一个小时是创伤急救的"黄金一小时"。加强院前急救,尤其是早期干预伤情,包括心肺复苏、包扎止血,对改善创伤患者的结局具有重要的意义。发达国家已经建立了较为完善的院前急救系统,称为急救医疗服务系统(emergency medical services, EMS),并通过相关法案以保障院前急救系统的顺利运行。患者院前急救一般分为 2 种:基础生命支持(basic life support, BLS)和高级生命支持(advanced life support, ALS)。这些原则除适用于入院前的医疗救护,也适用于一部分自行入院、未经处理的创伤患者。

基础生命支持指对需院前急救的患者采用无侵入性的急救处理手段。对创伤患者而言,主要包括初步心肺复苏术以及通气、止血、包扎、固定、搬运等创伤的基本救治,其目的是在不造成进一步伤害的情况下转移患者至有条件的医疗机构。高级生命支持是指包括侵入性治疗手段在内的医疗救治,是在继续 BLS 的同时,应用辅助设备和特殊技术(如心电监护、除颤器、气道处理、静脉穿刺和药物使用等),建立与维持更有效的通气和血液循环,这需要有经验的医务人员来完成。除器官的直接严重创伤外,很多严重创伤患者死于重要器官组织没有得到充分的血流灌注,因此有效通气和血液循环显得尤为重要。

院内处理(in-hospital care)是指患者经现场急救被送到一定的救治机构或入院进行初步处理后,应立即对伤情进行详细判断分析,采取针对性的救治措施,包括伤情评估、局部处理和系统处理。首先应进行创伤严重程度评估,根据致伤机制、创伤分类及指标进行伤情判断和分类,可以将重症患者和一般患者区分开来,对重症患者进行重点救治以挽救生命。创伤评分是一张相对量化的分类方法,是以计分的方式评估伤情的严重程度,指导合理治疗、评价治疗效果,还可以用于创伤流行病学调查和比较不同救治机构的治疗水平。创伤评分的方法很多,主要分为院前评分和院内评分两大类。常用的有院前指数(prehospital index, PHI)、创伤指数(trauma index, TI)、简明损伤定级(abbreviated injury scale, AIS)、损伤严重度评分(injury severity score, ISS)等,以及评估颅脑外伤严重程度的格拉斯哥昏迷评分(Glasgow coma scale, GCS),GCS 包括睁眼、语言和肢体运动 3 个方面。

开放和闭合创伤的局部处理有所不同。闭合性创伤,如软组织挫伤、扭伤、血肿等,伤后初期局部可用冷敷,48～72 小时后可改用热敷。关节处、肌肉的软组织伤除冷敷外,应局部制动,甚至石膏、支具固定。闭合性骨折和脱位应先予以复位,然后根据情况选用各种外固定或内固定的方法制动。头颈部、胸腹部的闭合性创伤,都可能造成深部组织器官的损伤,重者危及生命,必须仔细检查诊断和采取相应的治疗措施。对于小的开放性创伤,擦伤、浅表的小刺伤和小切割伤,可局部清洁和消毒,保持伤口干燥,一般数天后自愈。合并出血时,可按压数分钟,一般能停止出血,如果创缘有小的裂开,可用蝶形胶布牵拉固定周围皮肤,使创缘皮肤对齐,无菌敷料覆盖伤口,定期换药,10 天左右去除胶布。污染较轻的开放性创伤,如切割伤和挫裂伤,须做必要的清创后缝合,一般可一期愈合。污染较重的开放伤口,应争取在 6～8 小时内彻底清创,并一期缝合;如果受伤时间较长、污染过重,应先彻底清创,二期缝合伤口。伤口污染较重、较深时,应于 24 小时内注射破伤风抗毒素(tetanus antitoxin,TAT),皮试过敏者采用破伤风免疫球蛋白进行被动免疫。

创伤的系统处理主要包括呼吸与循环支持、防治感染、重症加强护理病房(intensive care unit,ICU)监护、镇静止痛与心理治疗、支持治疗、原发损伤的手术治疗、康复治疗等。

四、战伤的救治原则

战伤(war wound)是指战斗中由武器直接或间接造成的损伤。现代战争中,武器种类繁多,致伤因素多样,使得战伤更为复杂,复合伤明显增多。

战伤早期及时治疗必须针对伤员的病理生理情况和损伤的严重程度,但限于野战环境和卫生资源条件,战伤难以和一般创伤一样,在同一个救治机构完成所有治疗,因此分级救治发挥了重要作用。战伤的救治主要包括:火线救治、战地救治、后送救治三方面内容。总的基本原则是:①快抢快救,先抢后救;②全面检查,科学分类;③在后送中连续监测和治疗;④早期清创,延期缝合;⑤先重后轻,防治结合;⑥整体治疗。

战争中的常见创伤包括火器伤(firearm wound)、冲击伤(blast injury)和复合伤。

(1)火器伤:是战时最常见的损伤。火器伤的早期处理与一般创伤类似,也需要清创术,投射物进入人体后会形成复杂的伤道和多部位、多器官损伤,清创时要充分显露伤道,清创后不宜一期缝合,宜保持伤口引流通畅,待创面清洁、肉芽新鲜、局部无红肿压痛后延期缝合。

(2)冲击伤:是指巨大的能量释放如爆炸,所形成的冲击波作用于人体造成的损伤,主要是超压或负压引起的含气器官的损伤,如听觉系统、肺部、胃肠道等,治疗上与一般腹部外伤相同。

(3)复合伤:是多种致伤因素导致的创伤,通常十分严重,休克和死亡发生率高,救治原则是尽早消除致伤因素,迅速撤离现场,积极抗休克和复苏、防治感染,局部处理和系统支持治疗,同时采取针对性的治疗措施。

第三节 麻醉基础知识

一、基本概念

手术疼痛曾是制约外科发展的重要因素。麻醉的问世解决了手术时疼痛的问题,外科手术成为一种切实可行的治疗方法,外科医师在手术台上可以从容开展手术。麻醉(anesthesia)一词原意是感觉丧失,来源于希腊语,指应用药物或其他方法来消除疼痛。石器时代,人类使用针、砭来进行镇痛;在古代,人们还利用植物来产生麻醉或镇痛效果,例如莨菪子、附子、罂粟、古柯叶等。人们甚至尝试使患者昏迷来减少手术疼痛,我国有压迫颈动脉导致短暂脑缺血引起昏迷的方法,而国外则是通过放血使患者昏迷。公元200 年,古代名医华佗将麻沸散应用于外科手术,这是我国在麻醉学发展历史上具有代表性的成就。美国牙医 Morton 实施乙醚麻醉标志着现代麻醉的开始,后来又有氯仿、氧化亚氮、环丙烷作为吸入麻醉药问世。当今麻醉工作不仅包含消除手术疼痛,还覆盖了急救复苏、重症监测治疗、急性和慢性疼痛治疗等方面,形成了完整的理论系统。麻醉的分类主要有 2 种,即全身麻醉和局部麻醉。局部麻醉又可以分为蛛网膜下腔阻滞、硬膜外腔阻滞、区域阻滞、局部浸润麻醉和表面麻醉,但在临床上,习惯将蛛网膜下腔阻滞和硬膜外腔阻滞单独列出,统称为椎管内麻醉。

二、麻醉前准备和麻醉前用药

(一) 麻醉前准备

麻醉前准备的目的是为保障患者在手术麻醉期间的安全,增强患者对麻醉和手术的耐受能力,避免或减少围手术期的并发症。麻醉前应进行病情评估,手术应激可使人体发生生理和病理生理变化,手术时应根据实施手术的需要选择合适的麻醉方法。通过麻醉前准备,治疗患者合并的内科疾病,从而将患者调整到能更好适应麻醉和手术的状态。麻醉医师进行术前访视时,应仔细阅读病史记录,详细了解临床诊断及与麻醉相关的检查,进行必要的问诊和体格检查了解既往麻醉手术史、吸烟史、药物过敏史及药物使用情况、日常体力活动能力和口腔情况。临床上,多参照美国麻醉医师协会(American Society of Anesthesiologists,ASA)将病情进行分级,对病情判断有重要参考价值,同时研究显示围手术期的病死率也与 ASA 分级密切相关。

麻醉前应该进行精神和身体方面的准备。患者对于麻醉和手术通常较为陌生,术前难免紧张和焦虑。因此,麻醉医师在访视患者时,应予以关心和鼓励,消除其紧张和焦虑的情绪。若患者过度紧张,可配合药物治疗或请心理医师协助。此外,对于合并内科或其他疾病的患者,术前须纠正或改善病理生理状态。择期手术患者胃肠道的准备,包括术前应常规禁食禁饮,以避免围手术期间发生胃内容物的反流、呕吐或误吸,及由此而导致的窒息和吸入性肺炎。近年来,快速康复外科(enhanced recovery after surgery,ERAS)理念逐渐兴起,主张缩短禁食、禁饮时间,术前不常规肠道准备,术后早期进食。在麻醉前向患者和家属说明将采取的麻醉方式以及可能发生的意外情况和并发症,告知其注意事项并签署麻醉知情同意书。

（二）麻醉前用药

麻醉前用药总的目的是使手术麻醉过程平稳，其作用有多方面。麻醉前用药可消除患者紧张、焦虑情绪，使患者能够情绪稳定，充分合作，同时也增强全身麻醉药的效果，减少全身麻醉药的用量及不良反应，对一些不良刺激可产生遗忘作用；还可以提高患者痛阈，缓解或解除原发病和麻醉前有创操作引起的疼痛；抑制呼吸道腺体的分泌，防止发生误吸。麻醉前用药常用的药物有苯二氮䓬类药物、巴比妥类药物、镇痛药、抗胆碱药。①苯二氮䓬类药物有镇静催眠、抗焦虑及抗惊厥作用，并能预防局麻药的毒性反应，常用的有地西泮、咪达唑仑等；②巴比妥类药物主要抑制大脑皮层，有镇静、催眠和抗惊厥作用，对局部麻醉药毒性反应也有一定的预防作用，临床常用药物有苯巴比妥等；③镇痛药能解除或减轻疼痛，并改变患者对疼痛的情绪反应，常用的药物有哌替啶（度冷丁）、吗啡等；④抗胆碱药能阻断节后神经，抑制腺体分泌而减少呼吸道黏液和口腔唾液的产生，解除平滑肌痉挛和迷走神经兴奋对心脏的抑制作用。麻醉前用药应根据麻醉方法和病情来选择用药的种类、用量、给药途径和时间。

三、全身麻醉

全身麻醉（general anesthesia）是指麻醉药经呼吸道吸入、静脉滴注或肌内注射，产生中枢神经系统的抑制的麻醉方法。麻醉药对中枢神经系统的抑制程度与血液中药物浓度有关，并可以调控。这种抑制是完全可逆的，当药物被代谢和从体内排出后，患者的意识和各种反射逐渐恢复。

（一）全身麻醉药

全身麻醉药包括吸入麻醉药、静脉麻醉药、肌肉松弛药和麻醉性镇痛药。吸入麻醉药（inhalation anesthetics）是指经呼吸道吸入后进入人体内并产生全身麻醉作用的药物，一般用于全身麻醉的维持，有时也用于麻醉诱导。常用吸入麻醉药有：氧化亚氮（笑气）、恩氟烷（安氟醚）、异氟烷（异氟醚）、七氟烷（七氟醚）、地氟烷（地氟醚）。静脉麻醉药是经静脉注射进入人体内，通过血液循环作用于中枢神经系统而产生全身麻醉作用的药物。其优点为诱导快，对呼吸道无刺激，无环境污染。常用静脉麻醉药有：硫喷妥钠、氯胺酮、依托咪酯、丙泊酚等。肌肉松弛药简称肌松药（muscle relaxants），能阻断神经—肌传导功能而使骨骼肌松弛。1942年，筒箭毒碱首次应用于临床，此后肌松药就成为全麻用药的重要组成部分。肌松药只能使骨骼肌麻痹，而不产生麻醉作用，不能使患者的神志和感觉消失，也不产生遗忘作用。肌松药的应用不仅便于手术操作，也有助于避免深麻醉带来的危害。麻醉性镇痛药也是全身麻醉的辅助用药，可与静脉全麻药、镇静药、肌松药配合使用。麻醉性镇痛药包括吗啡、哌替啶、芬太尼、瑞芬太尼等。

（二）麻醉机的基本结构和应用

麻醉机（anesthesia machine）供给患者氧气、吸入麻醉药和进行辅助呼吸，是临床麻醉和急救中不可缺少的设备。性能良好的麻醉机以及正确熟练的操作技能,对保证手术患者的安全必不可少。其主要结构有以下几方面。

1. 气源   主要指供给氧气和氧化亚氮的储气设备,有钢瓶装压缩氧气、氧化亚氮和中心供气源 2 种方式。

2. 蒸发器   能有效地将挥发性麻醉药液蒸发为气体,并能精确地调节麻醉药蒸气输出浓度。

3. 呼吸环路系统   能将新鲜气体和吸入麻醉药输送到患者的呼吸道内,并将患者呼出的气体排出到体外。

4. 麻醉呼吸器   在麻醉期间可用呼吸器来控制患者的呼吸。呼吸器可分为定容型和定压型 2 种,能设置或调节呼吸参数以保证麻醉的安全性。

(三) 气管插管术

为保证患者呼吸道通畅,有效管理患者呼吸,将特制的气管导管经口或鼻腔插入患者的气管,即气管插管术(endotracheal intubation)。这是麻醉医师必须熟练掌握的基本操作技能,也是临床麻醉的重要组成部分。其优点有:麻醉期间保持患者呼吸道通畅,防止误吸;实施有效的人工和机械通气,避免患者缺氧和二氧化碳蓄积;可帮助患者安全、环保、精确地吸入全身麻醉药。常用的气管插管术包括经口插管术、经鼻插管术以及喉罩。气管插管术可能引起牙齿脱落、黏膜损伤、喉头水肿等并发症,在操作时应注意避免。

(四) 全身麻醉的实施

全身麻醉的实施包括 4 个方面:诱导、维持、深度控制和并发症防治。

(1) 全身麻醉的诱导是指患者由清醒状态到神志消失,并进入全麻状态后进行气管插管,这一阶段称为全麻诱导期。进行全麻诱导前应准备好麻醉机、气管插管用具及吸引器,常规监测心电图、心率、血压、血氧饱和度,开放静脉通路及胃肠减压管。全麻诱导的方法有吸入诱导法和静脉诱导法 2 种。静脉诱导法与吸入诱导法相比,静脉诱导较迅速,患者也较舒适,无环境污染,但麻醉深度的分期不明显,对循环的干扰较大。

(2) 全身麻醉的维持包括吸入麻醉药维持,经呼吸道吸入一定浓度的吸入麻醉药,以维持适当的麻醉深度;静脉麻醉药维持为全麻诱导后经静脉给药维持适当麻醉深度的方法。除氯胺酮外,绝大多数静脉麻醉药缺乏良好的镇痛作用。因此,单一的静脉全麻药仅适用于全麻诱导和耗时较短的小手术或操作,如刮宫术、无痛肠镜检查等,而对复杂或耗时较长的手术,多选择复合全身麻醉。复合全身麻醉(combined anesthesia)是指 2 种或 2 种以上的全麻药或方法复合应用,相互补充,以达到最佳临床麻醉效果。随着麻醉技术的不断完善和进步,复合麻醉在临床上的应用越来越广泛。根据给药的途径不同,复合麻醉可大致分为全静脉麻醉和静脉与吸入麻醉药复合的静吸复合麻醉。①全静脉麻醉(total intravenous anesthesia,TIVA)是指在静脉麻醉诱导后,采用多种短效静脉麻醉药复合应用,以间断或连续静脉注射法维持麻醉,麻醉过程中需复合应用强效麻醉性镇痛药和肌松药。②全静脉麻醉的深度缺乏明显的标志,常吸入一定量的挥发性麻醉药以保持麻醉稳定,这便是静吸复合麻醉。在静脉麻醉的基础上,麻醉减浅时,间断吸入挥发性麻醉药,这样既可维持相对麻醉稳定,又可减少吸入麻醉药的用量,且有利于麻醉后迅速苏醒。复合麻醉技术的临床应用,对全身麻醉深度的判断带来困难。复合麻醉同时应用了多种药物影响生理功能,以达到意识丧失或遗忘、疼痛消失、反射抑制及肌肉松弛,而对血流动力学又不产生明显抑制的目的。

（3）临床上,通常将麻醉深度分为浅麻醉期、手术麻醉期和深麻醉期。麻醉过浅,由于强效镇痛药和肌松药的应用,患者可无疼痛反应,肌肉也完全松弛,但知道术中的一切而无法表达,称为"术中知晓",表明患者的意识并未完全消失。麻醉过深则可能导致术后苏醒延迟。因此,麻醉深度应根据复合应用的药物(包括各种全麻药、安定药、催眠药、肌松药等)对意识、感官、运动、神经反射及内环境稳定性的影响程度来综合判断。维持适当的麻醉深度非常重要但是又很复杂,应密切观察患者,综合各项反应作出合理判断,并根据手术刺激的强弱及时调节麻醉深度,以适应手术麻醉的需要。

（4）全身麻醉也会产生一些并发症,包括反流误吸、呼吸道梗阻通气量不足、低氧血症、低血压、高血压、心律失常、高热抽搐和惊厥。

四、局部麻醉

用局部麻醉药阻断某些周围神经的冲动传导,使这些神经所支配相应区产生麻醉作用,称为局部麻醉(local anesthesia),简称局麻。局麻是一种简便安全、并发症较少的麻醉方法。局麻使患者在术中保持意识清醒,适用于较表浅局限的手术。局麻药过量时会干扰重要器官的功能,因此,实施局麻时应熟悉局麻药的药理特点和手术部位的局部解剖,同时掌握规范的操作技术。局麻的不良反应包括毒性反应,主要表现在对中枢神经系统和心血管系统的影响。预防局麻药毒性反应的措施包括:①单次用量不超过限量。②注药前回抽无血液,避免局麻药进入血液循环。③根据具体情况和用药部位酌情减少剂量。④药液内加入适量的肾上腺素以收缩血管。⑤给予麻醉前用药,如地西泮或戊巴比妥等。

常用的局麻药有:①普鲁卡因,是弱效短时效但安全的常用酯类局麻药;②丁卡因,属于长效强效酯类局麻药;③利多卡因,中等效能和时效的酰胺类局麻药,组织弥散性能和黏膜穿透力好;④布比卡因,是一种强效和长时效酰胺类局麻药,常用于神经阻滞、腰麻及硬膜外阻滞,很少用于局部浸润麻醉;⑤罗哌卡因,是一种新的酰胺类局麻药,其作用强度和药代动力学与布比卡因类似,但它的心脏毒性较低。

局麻方法可以分为表面麻醉、局部浸润麻醉、区域阻滞、神经阻滞和椎管内麻醉。将穿透力强的局麻药施用于黏膜表面,使其透过黏膜而阻滞位于黏膜下的神经末梢,使黏膜产生麻醉现象,称表面麻醉。适用于眼、鼻、咽喉、气管、尿道等处的浅表手术或内镜检查。局部浸润麻醉是将局麻药注射于手术区的组织内，阻滞神经末梢而达到麻醉作用。区域阻滞是在手术区四周和底部注射局麻药，阻滞进入手术区的神经纤维，适用于肿块、囊肿切除术，如乳房良性肿瘤的切除术等。在神经干、丛、节的周围注射局麻药，阻滞其冲动传导，使所支配的区域产生麻醉作用，称神经阻滞（nerve block），常用神经阻滞有肋间、眶下、坐骨、指神经阻滞，颈丛和臂丛阻滞等。

五、椎管内麻醉

椎管内麻醉（intraspinal anesthesia）是蛛网膜下腔阻滞和硬膜外阻滞的统称。局麻药注入蛛网膜下腔所实施的麻醉称为蛛网膜下腔阻滞，又称脊椎麻醉或腰麻（spinal block）。局麻药注入硬膜外腔所引起相应节段的阻滞称为硬膜外阻滞（epidural block），包括将局麻药注入骶骨区硬膜外腔所引起的骶管麻醉。腰麻-硬膜外腔联合阻滞是蛛网膜下腔阻滞麻醉和硬膜外阻滞麻醉的联合应用。椎管内麻醉的主要作用部位是脊神经根。由于蛛网膜下隙内有脑脊液，脑脊液在腰麻时起稀释和扩散局麻药的作用，且脊神经根裸露，易于被局麻药所阻滞，因此，腰麻与硬膜外阻滞比较，腰麻用药的浓度较高，但容积较小，剂量也小，而稀释后的浓度远较硬膜外阻滞为低。麻醉平面是指感觉神经被阻滞后，用针刺法测定皮肤镇痛的范围。腰麻的麻醉平面的调节主要通过穿刺间隙、体位和注药速度3个方面来调节。硬膜外阻滞的麻醉平面与腰麻不同，有节段性特点。交感神经被阻滞后，能减轻内脏牵拉反应；感觉神经被阻断后，能阻断皮肤和肌肉的疼痛传导；运动神经被阻滞后，能产生肌肉松弛。由于神经纤维的粗细不同，交感神经最先被阻滞，且阻滞平面一般要比感觉神经高2～4个节段；运动神经最晚被阻滞，其平面比感觉神经低1～4个节段。

椎管内麻醉可能对生理功能产生影响。对呼吸的影响取决于阻滞平面的高度，尤以运动神经被阻滞的范围更为重要。由于交感神经被阻滞，椎管内麻醉可引起低血压和心率减慢。腰麻常用的局麻药包括普鲁卡因、丁卡因和布比卡因。硬膜外麻醉常用药物为利多卡因、丁卡因、布比卡因和罗哌卡因。在并发症方面，腰麻的术中并发症包括血压下降、心率减慢、呼吸抑制、恶心呕吐；术后并发症包括腰麻后头痛、尿潴留、化脓性脑脊膜炎、腰麻后神经并发症。硬膜外阻滞的术中并发症包括全脊椎麻醉、局麻药毒性反应、血压下降、呼吸抑制、恶心呕吐；其术后并发症较腰麻少，包括神经损伤、硬膜外血肿、硬膜外脓肿、导管拔出困难或折断等。

六、麻醉监测

患者在手术麻醉期间，所患疾病、麻醉本身、手术操作及失血、体位改变等因素，都可能对生理功能带来不同程度的影响，严重者可危及患者的生命。麻醉期间应积极采取措施,密切监测重要生理指标的变化,及早发现病理生理变化并予以纠正,避免严重并发症的发生。监测方法可分为有创和无创 2 类,有创性操作虽然增加创伤,有时还可能产生并发症,但较无创性监测精确。两者各有优缺点,应根据病情和手术需要选择。

　　手术和麻醉结束后,手术及麻醉对患者的生理影响并未完全消除。在麻醉苏醒期内,患者的呼吸及循环功能仍然处于不稳定状态,各种保护性反射仍未完全恢复,可能发生一系列的生理功能紊乱,威胁患者安全。因此,麻醉恢复室(recovery room)的作用不可替代,通过对呼吸、循环、体温和神志等方面的密切监测,确保患者平稳度过麻醉苏醒期。

（董　健）

第四篇

大健康与医疗体系

第十章　健康与疾病

| 第一节 | "健康中国"国家战略

一、"健康中国"战略的背景与意义

(一) 人群健康水平和服务水平显著提升

新中国成立以来,特别是改革开放以来,我国健康领域改革发展取得显著成就,城乡环境面貌明显改善,全民健身运动蓬勃发展,医疗卫生服务体系日益健全,人民健康水平和身体素质持续提高,城乡居民健康差异进一步缩小,医疗卫生服务可及性、服务质量、服务效率和群众满意度显著提高,卫生与健康事业国际影响力凸显。2015 年,我国人均预期寿命已达 76.34 岁,婴儿、5 岁以下儿童、孕产妇的病死率分别下降到 8.1‰、10.7‰和 20.1/10 万,总体上优于中高收入国家平均水平。2009—2015 年,出生人口性别比连续 7 年下降。全民医保体系加快健全,基本医保参保率保持在 95％以上。个人卫生支出占卫生总费用的比重由 35.29％下降到 29.27％。2015 年,每千人口医疗卫生机构床位数增加到 5.11 张,执业(助理)医师数增加到 2.22 人,注册护士数增加到 2.37 人;每万人口全科医师数达到 1.38 人。流动人口免费计划生育服务覆盖率达到 89.2％。

基本公共卫生服务均等化水平稳步提高,重大疾病防治成效显著。基本公共卫生服务人均经费补助标准提高到 40 元,服务内容增加到 12 类 45 项。艾滋病疫情控制在低流行水平,肺结核报告发病率下降到 63.4/10 万,所有血吸虫病流行县达到传播控制标准,基本消除或控制重点地方病危害等。

(二) 人群健康面临严峻挑战

工业化、城镇化、人口老龄化、疾病谱变化、食品药品安全问题、全面二孩政策推出、生态环境及生活方式变化等,也给维护和促进健康带来一系列新的挑战,健康服务供给

总体不足与需求不断增长之间的矛盾依然突出,健康领域发展与经济社会发展的协调性有待增强,需要从国家战略层面统筹解决关系健康的重大和长远问题。

中国人口老龄化进程迅猛。自 2000 年跨入"老龄化社会"后,一直在加速行进,全国 65 岁及以上老年人占总人口比从 1982 年的 4.9%,上升到 2001 年的 7.1%,2016 年达 10.8%。疾病谱从以传染性疾病为主加速转向以高血压、糖尿病、心血管疾病、呼吸系统疾病、脑卒中、肿瘤等慢性非传染性疾病为主。同时,重大传染病和重点寄生虫病等疾病威胁持续存在。我国成年人中每 10 个人就有 1 人患有糖尿病、每 4 个人中有 1 人患有高血压,不少人带病生存,生活质量不高。慢性病患病率上升的同时,其知晓率、治疗率和控制率却严重不足。例如,2012 年,我国成人高血压的知晓率、治疗率和控制率分别是 46.5%、41.1%和 13.8%,成人糖尿病的分别为 36.1%、33.4%和 30.6%。相当规模的人群缺乏自我健康管理的意识和能力,忽视健康及其投入。吸烟成瘾,过量饮酒,缺乏锻炼,不健康饮食,空气污染等慢性病的主要致病风险因素广泛流行,且未得到公众应有的重视。根据世界卫生组织的最新可比数据,在用以监测联合国 2030 可持续发展健康目标实现情况的健康指标中,当前中国主要指标大多优于全球平均水平,但在控制环境污染特别是颗粒污染物 PM 2.5 及其带来的严重健康问题、道路交通事故安全、专业医护人力资源的充足性和分布均衡性、政府在健康领域的投入等方面还有较大的提升空间。此外,经济社会转型期工作和生活节奏的趋快,劳动关系、人际关系趋紧,工作和生活压力趋增,借助互联网失序蔓延的不良情绪和社会氛围,对公众心理和生理健康造成的影响也不容忽视。鉴于中国的地区发展不均衡和城乡差异,某些地区和人群需改善的空间更大。环境污染和食品安全问题仍未得到有效治理。

健康因素、健康形势的巨大变革对我国的卫生服务供给体系、健康保障重心提出了更高和更多的要求,但是,医疗保险、医疗卫生、医药供应体制改革仍旧滞后,卫生体系维护人民健康的手段仍然以医疗为中心。尽管中国初步建成了全民医疗保险制度,97%以上的人口已被不同医保制度所覆盖,城乡居民疾病医疗的后顾之忧在大幅度减轻,医疗卫生体制改革与医药流通体制改革亦在着力推进,但医保、医疗、医药三者间的联动改革至今没有实质性进展,远未形成良性互动。这导致医疗卫生服务体系、医疗保障体系与公众日益增长的健康需求差距较大。尤以医保支付、医药流通体制、公立医院改革滞后为甚,基层服务薄弱、优质资源和患者涌向上级医疗机构、激励机制不当导致资源浪费和低效率等问题突出。

(三)"健康中国"战略的意义

实现国民健康长寿,是国家富强、民族振兴的重要标志,也是全国各族人民的共同愿望。推进健康中国建设,是全面建成小康社会、基本实现社会主义现代化的重要基础,是全面提升中华民族健康素质、实现人民健康与经济社会协调发展的国家战略,是积极参与全球健康治理、履行 2030 年可持续发展议程国际承诺的重大举措。习近平总书记在 2016 年 8 月全国卫生与健康大会上强调,没有全民健康,就没有全面小康。要把人民健康放在优先发展的战略地位,以普及健康生活、优化健康服务、完善健康保障、建设健康环境、发展健康产业为重点,加快推进健康中国建设,努力全方位、全周期保障人民健康,为实现"两个一百年"奋斗目标、实现中华民族伟大复兴的中国梦打下坚实健康基础。2017 年 10 月,党的十九大报告更是将实施健康中国战略纳入国家发展的基本方略,把人民健康置于"民族昌盛和国家富强的重要标志"地位。

国民健康不仅是民生问题,也是重大的政治、经济和社会问题。健康中国建设不仅直接关乎民生福祉,而且关乎国家全局与长远发展、社会稳定和经济可持续发展,从而具有重大的战略意义。

1. 政治意义　体现以人民为中心的发展取向、治国理念和目标的升华把国民健康作为"民族昌盛和国家富强的重要标志"并置于优先发展的战略地位,扭转了一段时期以来侧重经济增长,而忽视环境污染、生态恶化和为之付出巨大健康代价的倾向。经济增长并不必然带来国民健康水平的提升,而是需要以民为本的领导决心和全局性、前瞻性的健康规划,以实现健康与经济社会良性协调发展。健康中国建设体现着国家以人民为中心的发展理念和增进民生福祉的发展取向,指明了未来政策和资源的倾斜方向,是国家治理理念与国家发展目标的升华。

2. 经济意义　健康是最大的生产力,健康产业是庞大的民生产业。①健康是最大的生产力。中国已进入通过提高人力资本提升全社会劳动生产率,实现人口红利从数量型向质量型转换,并助力经济和综合国力持续健康发展的新阶段。鉴于中国近 14 亿的庞大人口规模,个体健康指标的改善将汇集为全社会巨大的健康人力资本提升。微观层面,对于企业而言,维护员工的职业安全和健康也是有效的人力资本投资手段,有助于提升企业生产率和核心竞争力。②健康产业培育民生经济新增长点。在"提供全方位全周期健康服务"的健康中国建设中,健康管理、休闲健身、医养产业、医疗服务产业等健康服务业必将得到长足发展。按照《健康中国"2030"规划纲要》(以下简称《纲要》)确定的目标,2020 年健康服务业总规模将超过 8 万亿元,2030 年达到 16 万亿元。作为规模相当可观、覆盖范围广、产业链长且在不断扩张的民生产业,健康服务业培育了民生经济新增长点,有助于推进供给侧结构性改革、优化服务业供给结构、创造就业并拉动经济的健康可持续增长。

3. 社会意义　健康中国的建设关乎社会和谐安定。发展社会保障顺应的是民生诉求,解决的是民生疾苦,化解的是社会矛盾与经济危机,促进的是国家认同、社会公正与全面发展,维系的是社会安定与国家安全。从本质上说,健康中国建设也是保障民生福祉之策,同样关乎社会和谐安定。例如,若看病难、看病贵,因病致贫、返贫现象突出,健康不公平现象普遍,则会酝酿社会矛盾甚至危机;若慢性病、职业病、失眠抑郁等精神障碍高发,则会降低民众的生活质量,使其难以安居乐业,社会更失安定之基;若突发公共卫生事件得不到及时处置,则会人心惶惶,危及社会和谐稳定;若食品药品安全、环境污染等主要健康危害因素未能加以有效控制,则易引发公众的担忧、不满和社会氛围的趋紧。

二、《"健康中国 2030"规划纲要》的任务

（一）战略主题

"共建共享、全民健康"，是建设健康中国的战略主题。核心是以人民健康为中心，坚持以基层为重点，以改革创新为动力，预防为主，中西医并重，把健康融入所有政策，人民共建共享的卫生与健康工作方针，针对生活行为方式、生产生活环境以及医疗卫生服务等健康影响因素，坚持政府主导与调动社会、个人的积极性相结合，推动人人参与、人人尽力、人人享有，落实预防为主，推行健康生活方式，减少疾病发生，强化早诊断、早治疗、早康复，实现全民健康。

共建共享是建设健康中国的基本路径。从供给侧和需求侧两端发力，统筹社会、行业和个人 3 个层面，形成维护和促进健康的强大合力。要促进全社会广泛参与，强化跨部门协作，深化军民融合发展，调动社会力量的积极性和创造性，加强环境治理，保障食品药品安全，预防和减少伤害，有效控制影响健康的生态和社会环境危险因素，形成多层次、多元化的社会共治格局。要推动健康服务供给侧结构性改革，卫生计生、体育等行业要主动适应人民健康需求，深化体制机制改革，优化要素配置和服务供给，补齐发展短板，推动健康产业转型升级，满足人民群众不断增长的健康需求。要强化个人健康责任，提高全民健康素养，引导形成自主自律、符合自身特点的健康生活方式，有效控制影响健康的生活行为因素，形成热爱健康、追求健康、促进健康的社会氛围。

全民健康是建设健康中国的根本目的。立足全人群和全生命周期 2 个着力点，提供公平可及、系统连续的健康服务，实现更高水平的全民健康。要惠及全人群，不断完善制度、扩展服务、提高质量，使全体人民享有所需要的、有质量的、可负担的预防、治疗、康复、健康促进等健康服务，突出解决好妇女儿童、老年人、残疾人、低收入人群等重点人群的健康问题。要覆盖全生命周期，针对生命不同阶段的主要健康问题及主要影响因素，确定若干优先领域，强化干预，实现从胎儿到生命终点的全程健康服务和健康保障，全面维护人民健康。

（二）战略目标

到 2020 年，建立覆盖城乡居民的中国特色基本医疗卫生制度，健康素养水平持续提高，健康服务体系完善高效，人人享有基本医疗卫生服务和基本体育健身服务，基本形成内涵丰富、结构合理的健康产业体系，主要健康指标居于中高收入国家前列。

到 2030 年，促进全民健康的制度体系更加完善，健康领域发展更加协调，健康生活方式得到普及，健康服务质量和健康保障水平不断提高，健康产业繁荣发展，基本实现健

康公平,主要健康指标进入高收入国家行列。到 2050 年,建成与社会主义现代化国家相适应的健康国家。

到 2030 年具体实现以下目标:①人民健康水平持续提升。人民身体素质明显增强,2030 年人均预期寿命达到 79 岁,人均健康预期寿命显著提高。②主要健康危险因素得到有效控制。全民健康素养大幅提高,健康生活方式得到全面普及,有利于健康的生产生活环境基本形成,食品药品安全得到有效保障,消除一批重大疾病危害。③健康服务能力大幅提升。优质高效的整合型医疗卫生服务体系和完善的全民健身公共服务体系全面建立,健康保障体系进一步完善,健康科技创新整体实力位居世界前列,健康服务质量和水平明显提高。④健康产业规模显著扩大。建立起体系完整、结构优化的健康产业体系,形成一批具有较强创新能力和国际竞争力的大型企业,成为国民经济支柱性产业。⑤促进健康的制度体系更加完善。有利于健康的政策法律法规体系进一步健全,健康领域治理体系和治理能力基本实现现代化。详见表 10 - 1。

表 10 - 1　健康中国建设主要指标

领　域	指　标	2015 年	2020 年	2030 年
健康水平	人均预期寿命(岁)	76.34	77.30	79.00
	婴儿死亡率(‰)	8.1	7.5	5.0
	5 岁以下儿童死亡率(‰)	10.7	9.5	6.0
	孕产妇死亡率(1/10 万)	20.1	18.0	12.0
	城乡居民达到《国民体质测定标准》合格以上的人数比例(%)	89.6 (2014 年)	90.6	92.2
健康生活	居民健康素养水平(%)	10	20	30
	经常参加体育锻炼人数(亿人)	3.60 (2014 年)	4.35	5.30
健康服务与保障	重大慢性病过早死亡率(%)	19.1 (2013 年)	比 2015 年降低 10%	比 2015 年降低 30%
	每千常住人口执业(助理)医师数(人)	2.2	2.5	3.0
	个人卫生支出占卫生总费用的比重(%)	29.3	28 左右	25 左右
健康环境	地级及以上城市空气质量优良天数比率(%)	76.7	>80	持续改善
	地表水质量达到或好于Ⅲ类水体比例(%)	66	>70	持续改善
健康产业	健康服务业总规模(万亿元)	—	>8	16

(三) 战略任务

根据《纲要》,有关任务包括七大方面:普及健康生活、优化健康服务、完善健康保障、建设健康环境、发展健康产业、健全支撑与保障、强化组织实施。七大方面进一步细化为 26 个二级维度任务。比如,普及健康生活包括加强健康教育、塑造自主自律的健康行为和提高全民身体素质 3 个二级维度,二级维度又被进一步细分为三级维度。比如,加强健康教育包括提高全民健康素养和加大学校健康教育力度 2 个三级维度(表 10 - 2)。

表 10‑2　健康中国建设具体任务

一级维度	二级维度	三级维度
普及健康生活	加强健康教育	提高全民健康素养
		加大学校健康教育力度
	塑造自主自律的健康行为	引导合理膳食
		开展控烟限酒
		促进心理健康
		减少不安全性行为和毒品危害
	提高全民身体素质	完善全民健身公共服务体系
		广泛开展全民健身运动
		加强体育医疗融合和非医疗健康干预
		促进重点人群体育活动
优化健康服务	强化覆盖全民的公共卫生服务	防治重大疾病
		完善计划生育服务管理
		推进基本公共卫生服务均等化
	提供优质高效的医疗服务	完善医疗卫生服务体系
		创新医疗卫生服务供给模式
		提升医疗服务水平和质量
	充分发挥中医药独特优势	提高中医药服务能力
		发展中医养生保健治未病服务
		推进中医药继承创新
	加强重点人群健康服务	提高妇幼健康水平
		促进健康老龄化
		维护残疾人健康
完善健康保障	健全医疗保障体系	完善全民医保体系
		健全医保管理服务体系
		积极发展商业健康保险
	完善药品供应保障体系	深化药品、医疗器械流通体制改革
		完善国家药物政策
建设健康环境	深入开展爱国卫生运动	加强城乡环境卫生综合整治
		建设健康城市和健康村镇
	加强影响健康的环境问题治理	深入开展大气、水、土壤等污染防治
		实施工业污染源全面达标排放计划
		建立健全环境与健康监测、调查和风险评估制度
	保障食品药品安全	加强食品安全监管
		强化药品安全监管
	完善公共安全体系	强化安全生产和职业健康
		促进道路交通安全
		预防和减少伤害
		提高突发事件应急能力
		健全口岸公共卫生体系

（续 表）

一级维度	二级维度	三级维度
发展健康产业	优化多元办医格局	
	发展健康服务新业态	
	积极发展健身休闲运动产业	
	促进医药产业发展	加强医药技术创新
		提升产业发展水平
健全支撑与保障	深化体制机制改革	把健康融入所有政策
		全面深化医药卫生体制改革
		完善健康筹资机制
		加快转变政府职能
	加强健康人力资源建设	加强健康人才培养培训
		创新人才使用评价激励机制
	推动健康科技创新	构建国家医学科技创新体系
		推进医学科技进步
	建设健康信息化服务体系	完善人口健康信息服务体系建设
		推进健康医疗大数据应用
	加强健康法治建设	
	加强国际交流合作	
强化组织实施	加强组织领导	
	营造良好社会氛围	
	做好实施监测	

以提高居民健康素养为例，《纲要》明确以下具体任务与目标：推进全民健康生活方式行动，强化家庭和高危个体健康生活方式指导及干预，开展健康体重、健康口腔、健康骨骼等专项行动，到 2030 年基本实现以县（市、区）为单位全覆盖。开发推广促进健康生活的适宜技术和用品。建立健康知识和技能核心信息发布制度，健全覆盖全国的健康素养和生活方式监测体系。建立健全健康促进与教育体系，提高健康教育服务能力，从小抓起，普及健康科学知识。加强精神文明建设，发展健康文化，移风易俗，培育良好的生活习惯。各级各类媒体加大健康科学知识宣传力度，积极建设和规范各类广播电视等健康栏目，利用新媒体拓展健康教育。

《纲要》是新中国成立以来首次在国家层面提出的健康领域中长期战略规划，是保障人民健康的重大举措，同时，也是我国积极参与全球健康治理、履行我国对联合国"2030可持续发展议程"承诺的重要举措。

政策的价值关键在实施。美国学者艾利斯认为："在实现政策目标的过程中，政策方案的功能只占 10％，而其余的 90％取决于有效的执行。"因此，《纲要》作为行动的纲领和指南，还需要一系列具体、可操作的办法，才能实现健康中国的战略目标。

第二节 健康与疾病的相关概念

医学是研究人类生命过程以及防治疾病、保护健康的科学体系。从人的整体性及其同外界环境的辩证关系出发，研究人类生命活动及其和外界环境的相互关系，人类疾病的发生、发展与防治的规律，以及增进健康、延长寿命和提高生命质量的有效措施。医学具有科学属性、人文属性和社会属性，医学研究的对象主要是人，研究的主要内容是人的生、老、病、死等基本问题，生命、健康、疾病、衰老和死亡都是医学的基本范畴。健康与疾病是医学最基本的概念。

一、生命

(一) 生命的定义与特征

要给生命下一个科学的定义至今仍是一个难题，它直接关系人类对自身的理解。根据约定俗成的理解，有机生命简称为生命。《辞海》(第 6 版)对"生命"的定义为："生命是由高分子的核酸蛋白体和其他物质组成的生物体所具有的特有现象。与非生物不同，生物能利用外界的物质形成自己的身体和繁殖后代，按照遗传的特点生长、发育、运动，在环境变化时常表现出适应环境的能力。"

生命具有以下基本特征：①有特定的物质结构(细胞)。②通过物质和能量交换维持生存(新陈代谢)。③对内外刺激产生反应并能进行自我调节(应激)。④可产生与自己相同的个体(生殖与发育)。⑤在漫长的物种生存中，其生活形态和方式既保持相对恒定，又会发生相应变化(遗传与变异)。⑥生命的发展经历了由简单到复杂、由低级到高级的漫长过程(进化)。

人作为特殊的生命体，其生命是自觉和理性的结合，是生物属性和社会属性的高度统一。人的生命具有质量属性、价值属性和神圣属性：①生命的质量属性：受生理、心理状况和外部环境制约的生命个体存在的性状。生命质量属性的功能是为生命的价值属性的展现、生命的神圣属性的实现提供平台。②生命的价值属性：是指生命个体在一定的社会关系中扮演一个有意义的社会角色时所表现出来的人的社会属性。不具有价值属性和意识的生命现象属于准生命范畴。③生命的神圣属性：是指人体生命是可贵的、崇高的、不可轻弃的。人应敬畏生命，保持生命，促进生命的发展。生命的神圣属性总是通过生命的质量属性和价值属性折射出来。这三重属性构成了一个不可分割的三维结构，其稳定度决定着人的生命处于健康、亚健康和疾病 3 种状态。

(二) 生命的标准与价值

关于生命标准的界定有 2 种理论体系，即个体-生物学标准和承认-授权标准。①个体-生物学标准认为从受精卵着床那一刻起,或者从 28 周孕龄胎儿离开母体具有生存活力时,生命就开始了;②承认-授权标准是社会学标准,强调胎儿必须得到父母和社会的接受,生命才算开始。社会的授权可以部分地由医师来决定和完成。由于人工授精、人工子宫、人工胎盘以及克隆技术的发展与应用,胎儿的生存能力得到了大大的提高,但社会性是人区别于其他动物的最本质特征,因此,人的生命开始的时间显然不能只从生物、遗传等自然科学范畴来判断,还应该从道德、文化等人文社会因素来综合考虑生命的承认问题。

生命的价值是作为生命主体的人对自身和社会的积极作用,它由人的自我价值和人的社会价值构成,是自我价值和社会价值的辩证统一,一个人只有满足对人生价值的自我肯定,才能获得社会的认可。价值量大小,由人生价值目标的境界及实现程度来决定,是否与社会总体理想目标相一致、为实现这一目标做出了多大贡献,决定了社会成员个体的人生价值。人生价值的评价标准,在于观察一个人是否依照社会发展的客观规律,通过实践促进了人类的进步;是否通过劳动对社会和他人做出了积极的贡献,这是社会评价人生价值的普遍标准。

人生是一个人生存、生活在世界所度过的岁月。要在这段岁月里,有理想、有追求,有奉献、有奋进,留下精彩,无论是阳光还是风雨,都镌刻着人生的历程,体现着人生的价值。要正确认识生命,珍惜、敬畏生命,树立乐观积极的人生观、价值观,勇于面对生活的挑战,积极创造社会价值,把社会主义核心价值观内化于心、外化于行,实现人生价值。

二、健康

医学不仅是研究疾病的学科,更是研究健康的学科,健康是人类永恒的主题。健康是促进人的全面发展的必然要求,是经济社会发展的基础条件。

(一)健康的定义

世界卫生组织对健康的定义是:健康不仅是没有疾病或衰弱现象,而是躯体上、精神上和社会适应上的一种完好状态。躯体上的完好状态指机体结构、功能和代谢的正常;精神上的完好状态指人的情绪、思维、心理等正常,能愉快地生活、工作和学习,能应对紧急的事件、处理复杂的问题;社会适应上的完好状态指人的行为与社会道德规范相吻合,能保持良好的人际关系,能在社会中承担合适的角色。人的精神、心理状态和行为对自己、他人和社会都有影响,更深层次的健康观还应包括人的心理、行为的正常和社会道德规范,以及环境因素的完美。公共卫生、生活环境、社会经济等诸多社会因素也共同影响着人的健康;可以说,健康的含义是多元的、相当广泛的。

(二)健康的标准

健康的标准包括躯体健康标准和心理健康标准。心理健康是躯体健康的精神支柱,躯体健康又是心理健康的物质基础。

1. 躯体健康标准

（1）精力充沛，能从容不迫地应付日常生活和工作的压力而不感到过分紧张和疲劳。

（2）处事乐观，态度积极，乐于承担责任，事无巨细不挑剔，工作有效率。

（3）善于休息，睡眠良好。

（4）应变能力强，能适应环境的各种变化。

（5）具有抗病能力，能够抵抗一般性感冒和传染病。

（6）体重得当，身材均匀，站立时头、肩、臂位置协调。

（7）眼睛明亮，反应敏锐，眼睑不发炎。

（8）牙齿清洁，无空洞，无龋齿，无痛感；齿龈颜色正常，不出血。

（9）头发有光泽，无头屑。

（10）肌肉、皮肤富有弹性，走路轻松有力。

2. 心理健康标准　心理学家认为，人的心理健康包括以下 7 个方面：智力正常、情绪健康、意志健全、行为协调、人际关系适应、反应适度、心理特点符合年龄。将心理健康的标准描述为以下 10 点。

（1）有适度的安全感，有自尊心，对自我的成就有价值感。

（2）适度地自我批评，不过分夸耀自己也不过分苛责自己。

（3）在日常生活中，具有适度的主动性，不为环境所左右。

（4）理智、现实、客观，与现实有良好的接触，能容忍生活中挫折的打击，无过度的幻想。

（5）适度地接受个人的需要，并具有满足此种需要的能力。

（6）有自知之明，了解自己的动机和目的，能对自己的能力作客观的估计。

（7）能保持人格的完整与和谐，个人的价值观能适应社会的标准，对自己的工作能集中注意力。

（8）有切合实际的生活目标。

（9）具有从经验中学习的能力，能适应环境的需要改变自己。

（10）有良好的人际关系，有爱人的能力和被爱的能力。在不违背社会标准的前提下，能保持自己的个性，既不过分阿谀，也不过分寻求社会赞许，有个人独立的意见，有判断是非的标准。

医学既治病又治心，心理因素对健康至关重要。了解心理健康标准对于增强与维护人群的整体健康水平有重要意义。可以以此为依据，对照自己，进行心理健康的自我诊断。发现自己的心理状况与健康标准有距离，就应该有针对性地加强心理锻炼，或及早就医，进行早期诊断与治疗，以期达到心理健康水平。

世界卫生组织对年龄的分期是：①44 岁以前为青年；②45～59 岁为中年；③60～74 岁为较老年（渐近老年）；④75～89 岁为老年；⑤90 岁以上为长寿者。健康标准在不同地区、不同的年龄和性别也会略有不同。此外,健康的标准随经济发展、社会进步而变化。增强健康意识,促进人群健康是医务工作者义不容辞的责任。健康中国国家战略明确指出全民健康是建设健康中国的根本目的,要立足全人群和全生命周期2个着力点,全面维护人民健康。

三、亚健康

中华中医药学会2007年发布的《亚健康中医临床指南》指出:亚健康(sub-health)是指人体处于健康和疾病之间的一种生理功能状态。处于亚健康状态者,不能达到健康的标准,表现出一定时间内的活力降低、功能和适应能力减退的症状,但不符合现代医学有关疾病的临床或亚临床诊断标准。引起亚健康的原因复杂,如,饮食不合理、作息不规律、过度疲劳,长期情绪不良,工作、学习负荷过重以及遗传因素等。世界卫生组织的一项调查指出,人群中真正健康者约占5%,疾病患者约占20%,而处于亚健康状态者约占75%。亚健康的主要表现形式为:①躯体亚健康:主要表现为疲乏无力,睡眠障碍,工作效率低等。②心理亚健康:主要表现为郁郁寡欢、情绪低落、焦虑不安、烦躁易怒等,持续存在可诱发疾病。③社会交往亚健康:人际关系不稳定,心理距离变大,产生孤独感。④行为亚健康:行为上的程式化,时间长了容易产生行为上的偏激。⑤情感亚健康:对生活和周围人热情减弱,心胸狭小。⑥思想亚健康:脆弱、不坚定,容易受到外界刺激并改变自我。

亚健康状态处于动态变化之中,若长期忽视亚健康状态,不予积极应对,可向疾病转化,应充分认识亚健康的危害性。

四、疾病

世界卫生组织于2018年6月发布最新版《国际疾病分类》,《国际疾病分类》是确定全球卫生趋势和统计数据的基础,其中含有约55 000个与损伤、疾病和死因有关的独特代码。对疾病的定义自临床医学建立以来一直都有争议,人类对疾病的认识也经历了从愚昧到科学的漫长过程,以古希腊医学家希波克拉底为代表的学派强调疾病是患者具有特定的痛苦。随着科技的不断发展,通过大量的动物实验和人体观察与验证,人们对疾病有了更深入的了解和更科学的认识,疾病(disease)是一种异常的生命状态,引发机体一系列形态结构和代谢功能的变化,表现为症状、体征和行为的异常。

(一) 疾病发生的原因

疾病发生的原因(以下简称病因)是指引起疾病必不可少的、赋予疾病特征或决定疾病特异性的因素,其种类繁多,一般可分成以下几类。

1. 生物因素　主要包括细菌、病毒等病原微生物和寄生虫,引起各种感染性疾病,其致病性取决于病原体侵入的数量、毒性及侵袭力,与机体本身的防御及抵抗力强弱也有关系。

2. 理化因素　主要包括机械力、高温(或寒冷)、高压(或突然减压)、辐射、电流,以及强酸、强碱、有毒动植物、化学药品、重金属等。其致病性主要取决于理化因素本身的作用强度、部位及持续时间,与机体的反应性关系不大。

3. 先天因素　指损害胎儿发育的因素,由先天因素引起的疾病被称为先天性疾病。例如,先天性心脏病与妇女怀孕早期患风疹、荨麻疹或其他病毒感染性疾病有关,通常婴儿出生时就已患病。

4. 遗传因素　遗传因素指染色体或基因等遗传物质畸变或变异引起的疾病,常染色体畸变常见的有 21-三体综合征(唐氏综合征)。

5. 营养因素　各种营养素如糖、脂肪、蛋白质、维生素、无机盐,某些微量元素和纤维素是维持生命活动必需的物质,摄入不足或过多都可引起疾病,如维生素 D 缺乏可致佝偻病,而摄取过量又可导致中毒。

6. 生态环境因素　生态环境是人类赖以生存发展的前提和基础,人类疾病的流行与生态环境异常关系紧密,近年来自然资源的过度开发,废物处理不当而造成的生态平衡破坏,空气、水和土壤的污染,已成为导致疾病发生的重要因素。

7. 心理、社会因素和生活方式　如长期的工作生活压力、突发事件的打击、持续不良情绪都可引起精神障碍性疾病,还可导致机体功能、代谢及形态结构变化而导致疾病。不良的生活方式,如不健康的饮食习惯、昼夜节律紊乱等都与疾病的发生有关。目前认为高血压、冠心病、糖尿病、某些肿瘤的发生发展都与精神心理和社会因素密切相关,应予以广泛重视。

8. 免疫因素　免疫反应过强、免疫缺陷或自身免疫反应等免疫因素均可对机体造成影响。如机体对青霉素过敏可导致过敏性休克,螨虫、花粉或某些食物过敏原可引起荨麻疹、支气管哮喘等变态反应性疾病。

当 2 种或多种病因共同起作用时,有可能是类似这几种病因分别作用的相加,而常见的则是高于这几种病因分别作用的相加。此外,病因还有很多,但目前对很多疾病的病因尚不完全明确,相信随着医学科学的发展,更多疾病的病因将会得到阐明。

(二) 疾病发生发展的一般规律

疾病发生发展的一般规律指各种疾病过程中一些普遍存在的共同规律,主要包括:①损伤与抗损伤作用,常常同时出现、贯穿始终、相互转化且不断变化,是构成疾病各种临床表现与推动疾病发展的基本动力。②因果交替,指由原始病因作用于机体所产生的结果又可作为病因,引起新的后果,可导致疾病恶化。③局部和整体,人体是一个有机的整体,具有完整性和统一性,构成人体的器官系统之间结构上不可分割,功能上相互协调,病理上则相互影响。疾病可表现为局部变化或全身变化或两者兼有,有些局部改变是全身性疾病的表现,局部病变可通过神经和体液途径影响整体,而机体的全身功能状态也可通过神经和体液途径影响局部病变的发展。要善于发现局部和整体病变之间的主从关系解决主要问题。

（三）疾病发生发展的基本机制

在导致疾病发生的错综复杂的机制中，神经、体液、细胞和分子水平的调节是所有疾病发生发展过程中存在的共同机制。

1. 神经机制　神经系统在人体生命活动的维持和调控中起主导作用，许多致病因素通过改变神经系统的功能而影响疾病的发生发展。致病因子可直接损害神经系统，也可通过神经反射引起相应器官系统的功能代谢变化。此外，各种社会、心理因素，如长期压力巨大，情绪抑郁、焦虑、烦躁等，可损伤中枢神经系统而导致躯体疾病，被称为心身疾病，其机制目前尚不完全明确。

2. 体液机制　指致病因素通过改变体液因子的数量或活性，引起内环境紊乱而致病。人体中体液因子的种类繁多，有作用于全身的体液性因子和局部作用的体液性因子。在许多疾病的发生发展中，神经机制常常与体液机制共同参与，被称为"神经体液机制"。

3. 细胞机制　细胞是人体的基本单位，致病因素作用于细胞后可损伤细胞的代谢、功能和结构，从而引起细胞的自稳调节紊乱。可以是直接损伤导致疾病的发生，如理化因素（高温、外力、中毒等），病原微生物（细菌、病毒等）等。有些因素如高温、外力等，对细胞的损伤无选择性；而另一些因素则有选择性地损伤细胞。如，肝炎病毒侵袭肝细胞、汞中毒时主要损伤肾脏。也可以是间接损伤推动疾病的发生发展，主要是指在疾病的发生发展过程中造成细胞的损伤，反过来它又推动疾病的发展和转归。不同致病因素引起细胞损伤的机制主要是导致细胞膜和多种细胞器的损伤和功能障碍。

4. 分子机制　细胞的生命活动由分子执行，在疾病过程中细胞的损伤均涉及分子的变化。分子机制是指从分子水平研究生命现象和揭示疾病机制。从分子医学的角度看，疾病状态下机体形态和功能的异常实质上是某些特定蛋白质结构或功能的变异所致，而蛋白质的结构和功能除受基因序列的控制外，还受细胞所处环境的影响。因此，基因及其表达调控环境是决定身体健康或患病的基础。

（四）疾病的转归

大多数疾病在经历一定时间或若干阶段以后终将趋于结束，这就是疾病的转归。疾病的转归有康复和死亡2种，其走向取决于病因、损伤程度、抗损伤反应的能力以及合理及时的治疗等因素。根据康复的程度，可分为完全康复（也称为痊愈）和不完全康复（俗称病情好转）。①完全康复是指患者的功能、代谢障碍完全消失，形态结构的损害完全修复；一切临床症状与体征均先后消退，内环境稳态得到完全恢复，因疾病所致的病理心理反应也得以恢复正常。②不完全康复是指疾病所致的损伤得到控制，主要临床症状、体征消失，但体内仍然存在某些病理变化，机体通过代偿机制维持相对正常的生命活动。但是，此时疾病基本病理改变并未完全恢复，有时可留后遗症，如烧伤后留有瘢痕，影响关节的活动。

五、衰老

衰老（senescence）又称老化（aging），可分为生理性衰老和病理性衰老 2 类：①生理性衰老是指生物体自成熟期开始，随增龄发生的、受遗传因素影响的、渐进的全身复杂的形态结构与生理功能不可逆的退行性变化，也称正常衰老。②病理性衰老是指由于疾病或异常因素，所导致的衰老加速，也称异常衰老。有关衰老机制的研究一直是生物学、老年医学研究的前沿课题。20 世纪的生命科学研究将人类对于衰老的认识从整体动物水平推进到了细胞水平和分子水平，最终归结为两大类型：一类为遗传衰老研究；另一类为环境伤害衰老研究。两大类型的衰老研究都各有建树，但也各有不足。进入基因时代，研究调控衰老进程的"长寿基因"与"衰老基因"，明确其功能、调控、影响因素是目前国际上探索的热点。

（一）衰老的基本特性

衰老有其基本特性，表现为：①普遍性：一切生物体都会发生衰老。②内在性：衰老过程是体内自发的必然过程，由遗传基因控制，就像时钟一样不可抵抗。③进行性：衰老是随着时间的推移不断发展的，是从量变到质变的过程。④差异性：在同一类生物不同个体间衰老的进程是不同的；同一机体的不同器官衰老的速度也有差别。⑤有害性：衰老使机体的生理功能降低，增加了疾病和死亡的机会。⑥可干预性：衰老虽然是内在的自发过程，但外界条件可以加速或延缓这种过程。这些基本特性有助于我们既不惧怕衰老，又合理干预衰老。

（二）人体衰老的特征

形态特征为皮肤松弛发皱、毛发逐渐灰白和稀少、出现老年斑、牙齿和骨质改变、性腺及肌肉萎缩、细胞的数量减少、血管硬化等。功能特征为视力和听力降低，记忆力和思维力逐渐降低，行动徐缓、反应迟钝、适应力降低，代谢功能失调，免疫力下降，心、肺功能下降，出现老年病：如，高血压、心脑血管病、支气管炎、肺气肿、糖尿病、肿瘤、前列腺肥大和老年精神病（失眠、抑郁）等，消化、泌尿、生殖、内分泌等系统功能均下降，老年人心理运动反映也相应迟缓。

（三）衰老机制研究

1. 遗传衰老学说

（1）"衰老基因""长寿基因"与衰老：目前很多学者认为，衰老过程可能与分化发育过程相似，是由早已安排好的遗传程序控制的。生物成年以后，基因组内"衰老基因"开放，其表达产物也许能特异地决定生物的寿命。Werner 综合征是与遗传有关的衰老病，此病患者较正常人提前数十年出现衰老症状，1996 年，发现该病的 WRN 基因位于第 8 对染色体，WRN 基因是首次鉴定的与人类衰老有关的基因。近年来研究者已从多个物种中找到与衰老有关的基因。我国学者发现,人类细胞衰老的主导基因 $P16$ 是细胞衰老遗传控制程序中的重要环节,可影响细胞寿命与端粒长度,抑制 $P16$ 表达,细胞寿命延长,端粒长度缩短减慢;增加 $P16$ 表达,细胞寿命缩短,端粒长度缩短加快。有报道,将蛋白质生物合成延长因子($EF-1\alpha$)基因转化果蝇生殖细胞,可使培育所得的新品种比其他果蝇寿命延长 40%,因此 $EF-1\alpha$ 基因被认为是"长寿基因"。

(2) 端粒、端粒酶和衰老:端粒是位于真核细胞内染色体末端由 DNA 和蛋白质构成的结构,能维持染色体的稳定和完整,避免其发生融合、降解、重组等变化。端粒长度取决于出生时端粒长度和端粒缩短速度。出生时端粒长度由遗传因素决定,端粒缩短由细胞分裂次数和每次细胞分裂端粒缺失引起,它缩短到一定程度时,会启动终止细胞分裂的信号,并退出细胞周期而老化。21 -三体综合征患者由于端粒丢失过快导致早衰。端粒酶是一种反转录酶,能以自身的 RNA 为模板合成端粒 DNA,修复被损伤的端粒 DNA,稳定其长度。鉴于端粒酶的作用,可以把有活性的端粒酶导入衰老细胞,探索对老年性疾病、早衰等治疗的新途径。

(3) 染色质 DNA 与衰老:染色质 DNA 包含全部生命遗传信息,它的任何变化均影响遗传信息的调控与表达,影响生物生长、发育和衰老。DNA 合成一旦出现差错,无论是数量、质量还是位置发生变化,都会引起生命现象的重要变化,导致加速衰老和死亡。有人认为生物衰老时 DNA 分子的损伤修复能力下降,致使损伤的 DNA 积累,进而引起基因及其表达异常,目前人们对 DNA 损伤修复能力重要性的认识已与日俱增。人体的免疫功能负责对机体实行整体水平的监管,而 DNA 修复功能则负责基因 DNA 水平的监管。因此,促进或调节 DNA 损伤修复能力不仅关系到延缓衰老,而且将成为预防与治疗许多疾病的手段。目前虽然对衰老过程中 DNA 损伤修复能力是否下降尚有争论,但已有人将此作为生物衰老指征之一。

此外,线粒体 DNA 和衰老,DNA 甲基化作用和衰老都受到普遍关注。衰老并非由单一基因决定,而是一连串基因激活与阻抑及其通过各自产物相互作用的结果,细胞衰老是复杂的遗传调控所致,根据这些研究现在又有人提出了衰老的复合途径假说,此外,DNA 包括基因在内的遗传控制体系可受内外环境因素的损伤,加速衰老过程。统计学的研究结果表明,环境因素(如环境污染)、生活方式、饮食起居甚至精神状况对于人类和动物的寿命的影响大大超过了遗传的影响,估计环境等因素对寿命的影响占到 2/3,而遗传因素仅占 1/3。

2. 环境伤害学说

(1) 自由基学说:此学说主要认为增龄的退行性变化是自由基堆积的不良影响所引起的。低浓度适量的自由基是人体生命活动所必需,正常情况下,机体内自由基的产生与消除处于动态平衡,不会对机体产生有害作用。衰老时,自由基的产生增多,体内清除自由基的物质减少,清除能力减弱,导致过多的自由基在体内蓄积,当其对机体的损伤程度超过机体的修复代偿能力时,组织器官的功能就会逐步发生紊乱。

（2）免疫学说：免疫系统是老化过程中的调节装置，生物体依赖于免疫系统防御疾病。免疫系统的功能随年龄增长而减退，老年时识别细胞或分子的细微变化能力下降，免疫清除能力减弱，因此细胞恶变发生率增多。此外，老年时血清中自身抗体增多，而天然抗体降低。衰老与免疫功能的降低程度平行，死亡率与免疫功能成负相关，因此，有人称衰老是一种流行性免疫病。

其他衰老机制的研究，神经内分泌学说、羰基毒化衰老学说、糖基化衰老学说、自体中毒学说、适应调节学说、生物钟学说等，都从不同角度提出了衰老发生的机制，从某个侧面来解释衰老这一复杂现象，但都有其局限性，目前还没有哪个理论可以全面地解释衰老的全过程。

（四）抗衰老研究

人类文明和科学技术的进步总体上改善了健康状况，人的寿命得到极大的延长，因此，人口老龄化问题对生命科学来讲无疑是一个新的挑战。怎样提高衰老人群的生命质量以及怎样经历健康的衰老过程成为新的目标与方向。此外，衰老也容易受到癌症、神经退化以及心血管疾病的困扰。因此，在"健康周期"中探索衰老机制就显得更为可行（健康周期即在生命周期中免受疾病侵袭的阶段）。所以，找到延长健康周期以延缓衰老的方式就成为目前生物医学领域研究的热点。

衰老是许多因素综合作用的结果，由衰老所致的身体各部位功能下降或疾病不仅是可以预防的，而且是可以逆转的，防止损伤和退行性变化是预防衰老的关键。特别是要保持乐观的心情，均衡营养和加强锻炼，改善生活方式，不吸烟，少饮酒，合理用药，同时可使用生长激素、细胞疗法和基因疗法，以恢复免疫功能、造血功能、心脑血管功能等。

抗衰老药物主要有：①抗氧化剂：能清除自由基，减少其对机体的损害，常用的制剂主要有维生素 E、维生素 C 等。②微量元素制剂：微量元素的缺乏或过量均可直接或间接影响体内自由基生成和清除的平衡，影响衰老的过程，如硒、锌、镁等。③激素：如生长激素的主要生理功能是促进人体生长发育和维持组织器官的正常功能，分泌量随着年龄增加而减少，美国等众多西方国家将其作为抗衰老首选产品。还有核酸制剂、免疫调节剂、单胺氧化酶抑制剂、细胞膜稳定剂、大脑功能促进剂等。靶向清除衰老细胞的药物、干细胞移植作为补充再生细胞的一种有效方法，也被应用于衰老相关性疾病的治疗。

我国传统医学的中药抗衰老研究源远流长，实际应用非常广泛，也取得了令人瞩目的成果，必将会在更高水平上探索衰老的本质，从药效学、药代动力学和临床药理学等各个方面进行系统化、规范化研究，使中医中药抗衰老研究提高到一个新的水平。

六、死亡

死亡是生命活动过程的必然结局。传统观点认为死亡是一个过程，临床上一直把心跳和呼吸的永久性停止（心肺死亡）作为死亡的标志。但随着生命复苏技术的不断进步以及器官移植的广泛开展,使"心肺死亡"时间的确定面临挑战,亟需一个从医学、法律和伦理各方面均可被接受的死亡标准。1968年,美国哈佛大学医学院正式提出将脑死亡(brain death)作为人类个体死亡的判断标准。脑死亡是指全脑功能(包括大脑、间脑和脑干)不可逆的永久性丧失以及机体作为一个整体功能的永久性停止。自从脑死亡概念提出以来,多个国家相继制订了脑死亡标准,其基本内容均与"哈佛标准"相同或相似,即①自主呼吸停止;②不可逆性深度昏迷;③脑干神经反射消失(如瞳孔散大或固定,瞳孔对光反射、角膜反射、咳嗽反射和吞咽反射等均消失);④脑电波消失;⑤脑血液循环完全停止。确定脑死亡可协助医务人员判定患者的死亡时间,适时终止复苏抢救,既节省医疗资源,还可减轻社会和家庭的经济及情感负担;有利于器官移植,为更多人提供生存和康复的机会。

缓和医疗是起源于20世纪60年代基督教人士发起的临终关怀运动的医学分支学科,不以治愈疾病为目的,而是专注于提高患有威胁生命疾病的患者的生活质量,减轻其痛苦,让其生命的最后一程走得完满、有尊严,为患者和家属提供身体上、心理上和精神上的抚慰和支持。缓和医疗有3条核心原则:①承认死亡是一种正常过程;②既不加速也不延后死亡;③提供解除临终痛苦和不适的办法。

临终关怀指对于那些预期生命不超过6个月的患者,通过医学、护理、心理、营养、宗教、社会支持等方式让他们在生命的最后时光得以尽量舒适、有尊严、有准备和平静地离世,让生命"走"得温暖些,带着尊严"谢幕"。临终关怀是近代医学领域中新兴的一门边缘性交叉学科,符合人类追求高生命质量的客观要求,是社会的需求和人类文明的标志,充分体现了以提高生命价值和生命质量为服务宗旨的高尚医护职业道德,就世界范围而言,它的出现只有30年的时间。我国最近也出现了一些临终关怀医院,如宁养院等。美国老年病学会制订了临终关怀8个要素:①减轻肉体和精神症状,以减少痛苦;②采取患者愿望的治疗手段,以维护尊严;③避免不适当、有创的治疗;④在患者还能与人交流时,提供家属充分时间相聚;⑤给予患者尽可能好的生命质量;⑥将经济负担减少到最小程度;⑦要告知医疗费用;⑧提供治丧方面的帮助。要在控制和减轻临终患者躯体痛苦的同时,做好心理关怀。

"安乐死"一词源于希腊文,意思是"幸福"的死亡,是指对患有不治之症的患者在濒死状态时,为了免除其精神和躯体上的极端痛苦,用医学方法结束生命的一种措施。它包括2层含义,一是安乐的无痛苦死亡,二是无痛致死术。安乐死的理论和实践都有很长久的历史,但由于安乐死涉及复杂的医学、法学、伦理学和社会学等问题,大多数国家包括我国在内尚未通过立法并施行。

(钱睿哲)

第十一章　医疗卫生体系

医疗卫生服务是一类特殊的消费品,事关个体或人群的健康和生命。医疗卫生体系是各种医疗卫生组织的集合。本章将介绍我国卫生体系的基本概况及卫生工作方针的变迁;阐述我国卫生服务体系的职能分类和城乡设置差异;分析我国卫生体系所取得的成就和面临的问题与挑战。

第一节　中国卫生体系概述

本节第一部分主要从宏观角度介绍卫生体系的概念、内涵和基本构成;并对构成中国卫生体系的卫生行政体系、卫生服务体系、社会卫生体系、医疗保障体系逐一进行介绍。第二部分则详细介绍了从新中国成立以来,在政治、经济、文化大背景下,我国卫生政策的变迁以及卫生工作方针重心的转变。

一、卫生体系的概念和构成

(一)卫生体系的概念和内涵

卫生体系是指在一定区域内,根据人群的健康需求,通过卫生规划、卫生立法等形式,以恢复和增进人群健康为目标的各种不同组织群构成的系统。我国卫生系统的目标不仅是健康恢复,而且包括健康促进、健康维护以及健康筹资。从疾病治疗、疾病预防、疾病促进以及疾病风险分担等多举措来保障我国居民健康目标的实现。了解我国现行卫生体系,不断完善卫生体系,对于改善卫生服务提供的公平、效率和质量具有重大作用。

以健康为中心是国际社会卫生事业发展的基本准则,我国政府同样也提出要将健康融入到各项政策,明确把人民健康放在优先发展的战略地位。因此,在构建卫生体系时,同样要以维护和增进全体居民健康的需要为依据。基于维护健康需要的卫生体系是一个广义的卫生体系,不仅包括医疗、预防、保健等专业医疗卫生机构,还应包括与人群健康相关的其他组织机构,如卫生行政组织、医保、环境、养老、社区康复等,不仅要设立相应的组织和制订服务提供方式,还应该建立不同部门、不同服务间以健康为中心的协调联动机制,共同发挥保护和增进健康的作用。

（二）卫生体系的构成

我国的卫生体系主要由 3 个部分构成:卫生行政组织体系、卫生服务组织体系和社会卫生组织体系。卫生行政组织体系是指管理卫生事务的卫生行政组织;卫生服务组织体系是指由卫生服务机构组成的体系;社会卫生组织体系是指不以营利为目的的第三方组织。

1. 卫生行政组织体系　　卫生行政组织体系是由卫生行政组织构成的集合,以提供卫生服务为目标,对卫生服务组织发挥计划、组织、控制、领导和激励等管理职能。中央政府及地方政府设立卫生行政组织,卫生行政组织服从政府的领导,接受上级卫生行政组织的业务指导。国家卫生健康委员会与地方卫生健康委员会(局)通过行政手段管理卫生服务组织,医疗保障组织通过保障协议,与医疗服务组织发生业务联系,是卫生行政体系与卫生服务体系联系的主要形式。

2. 卫生服务组织体系　　卫生服务组织体系是由不同层级和不同功能的卫生服务组织构成。卫生服务体系在卫生服务的提供上,通过服务分工协作,由医疗机构提供医疗康复服务(如妇幼保健机构提供妇幼保健服务,疾病预防控制中心提供疾病预防与控制服务),来促进、恢复和维护区域内居民的健康。卫生服务组织在接受卫生行政组织领导的同时,还接受上级卫生服务组织的业务指导,并指导下级卫生服务组织,实现了卫生服务纵向的连续供给。

3. 社会卫生组织体系　　社会卫生组织体系是由各种社会卫生组织构成的集合,不以营利为目的,主要开展公益性活动。该体系是对我国卫生行政体系以及卫生服务体系的有益补充,促进了卫生行业的组织管理,与卫生相关的基金会通过医疗救助、设立惠民医疗服务机构,促进了居民卫生服务的利用,提高了我国卫生体系的整体性与协作性。

我国的卫生体系是基于政府建立起来的,政府举办卫生服务组织,为居民提供卫生服务;政府建立卫生行政组织,管理卫生服务组织,规划卫生服务的供给;政府通过医疗保障组织,优化健康筹资,分摊疾病负担,促进居民医疗服务的利用。同时,非政府办卫生组织也发挥了积极的作用,非政府办卫生服务组织、商业医疗保险组织、卫生第三方组织都有效地推动了居民健康目标的实现,起到了积极的补充作用。

（三）医疗保障体系

随着卫生费用的持续增长,卫生体系筹资成为卫生体系的重要内容之一。2000 年,世界卫生组织提出了卫生系统的评价理论,将卫生筹资公平性作为评价卫生系统的 5 个方面之一,卫生系统筹资也已成为卫生体系的重要职能之一。随着医疗保障制度的发展,我国已形成了以提供基本医疗保障服务为核心的医疗保障体系。医疗保障体系是指从事医疗保障服务,以实现居民疾病风险分担,提高居民医疗服务可及性为目标的集合。

由于社会经济的发展水平不同,不同地区的财政收入状况也不同,同时不同社会成员的年龄、身体条件、收入状况都存在差异,导致不同的地区、不同的社会群体有着不同的社会需求,因此医疗保障制度有多种形式。综合世界各国的医疗保障制度,医疗保障体系包括:社会医疗保险制度、补充医疗保险制度和医疗救助制度。

1. 社会医疗保险制度   社会医疗保险是指由国家立法强制全部或部分居民参与,国家、单位和个人(或者国家和个人)共同筹资的,当人们因疾病、受伤或生育需要治疗时,由国家或社会专门机构向其提供必需的医疗服务或经济补偿的一种保险形式。具体含义为:①社会医疗保险是所有居民享有的基本权利,由国家强制力作为保障。②社会医疗保险不以营利为目的,致力于减少人们看病就医的经济阻碍。③社会医疗保险的医疗费用由个人、单位、政府三方负担(或者国家和个人两方负担),具有互助共济的性质,通过基金统筹,保证居民在健康受到损害时得到基本的费用补偿。

社会医疗保险涉及政府、参保人员、医疗服务提供方和医疗保险管理机构等多方面的利益。在保障居民的健康、促进经济发展、维护社会安定方面发挥着积极的作用,各国政府对其都十分重视。

2. 补充医疗保险制度   补充医疗保险有广义和狭义之分。广义的补充医疗保险是相对于基本医疗保险而言的,是指国家和社会建立的基本医疗保险之外的各种医疗保险形式的总称。它包括:职工个人在参加基本医疗保险之后,再交费参加商业性的医疗保险;企业行业在参加基本医疗保险之外又为本单位职工建立的其他医疗保险形式;由工会组织承办,职工群众自愿参加的职工医疗互助保险。狭义的补充医疗保险,是指在国家相关法规、规范指导下,以用人单位为直接责任主体而建立的一种政策性团体福利性的社会保障制度形式之一。这实际上是一种用人单位福利,它为本单位职工谋取基本医疗保险之外的各种医疗条件和待遇,其资金主要来源于职工福利基金或税后利润。

补充医疗保险是医疗保险体系中不可或缺的重要组成部分,它满足了人们对不同层次医疗服务的需求,因此它能够享受到国家财政、税收等方面的优惠,并直接接受国家宏观社会政策的规范,从而在一定程度上属于政策性的保险范畴。社会基本医疗保险着重于为卫生服务的公平性,而补充医疗保险则着重于卫生服务的效率。从这个意义上看,补充医疗保险应该更加体现自愿性的原则,依据市场机制来运行。国家只是对其起到提倡和鼓励,给予优惠和扶持,是否举办或参加补充医疗保险权力还是在单位和个人。

3. 医疗救助制度   医疗救助是国家和社会向低收入人群或因患重病而无力支付医疗费用陷入困境的人群提供费用资助的经济行为。这是一种低层次的以减免医疗费用为主要形式的医疗保障,它既是医疗保障体系中的一个重要组成部分,又是一种特殊的社会救助行为。医疗救助的资金筹集来源于 2 个方面,一是各级财政通过民政部门主办的救助体系,对城市的"三无"人员和农村的"五保户"人群患病时给予的资助,二是通过具有慈善性质的筹集机构进行募集和捐赠资金。

依据医疗保障制度的管理与设计,我国医疗保障体系由 3 部分构成:①行政型的医疗保障组织,指国家卫生健康委员会、人力资源和社会保障部、民政部以及其地方各级医疗保障行政组织;②社会型的医疗保障组织,主要指商业医疗保险组织等其他提供医疗保险服务的社会组织;③医疗保障第三方组织,指提供医疗保险研究和医疗救助的第三方组织,如中国医疗保险研究会(China Health Insurance Research Association,CHIRA)、红十字会等组织。

我国医疗保障体系是以医疗保障为核心的卫生体系子体系。医疗保障体系通过医疗保障组织与医疗服务组织之间的保障协议,实现了与卫生服务组织的对接,进而实现了居民疾病的风险分担。由于不同保障制度设计差异,不同医疗保障组织的保障群体各有不同,国家卫生健康委员会及地方卫生健生委员会(局)主管新型农村合作医疗,通过县区卫生局与医疗服务组织签署保障协议,保障农村居民医疗服务的获取。人力资源和社会保障部门主管城镇基本医疗保险,为城镇居民提供医疗保障服务。县区民政局对于贫困人口以及发生大病风险的居民提供医疗救助服务,以提高城乡居民的医疗风险分担能力、提高医疗服务的可及程度。保障群体不同的医疗保障组织相互补充,以实现全人口的医疗保障。各医疗保障组织发挥职能的形式也不完全相同,卫生、人力资源和社会保障以及商业医疗保险组织通过医疗保险发挥保障职能,民政以及慈善组织通过医疗救助实现其医疗保障功能。

二、中国卫生体系政策的变迁与发展

(一)我国卫生体系政策的变迁

1. 新中国成立到改革开放初期 新中国成立初期,由于历史条件的限制,依照苏联的公共卫生系统模式建立了我国的卫生体系。在医疗保障制度方面建立了劳保医疗和公费医疗。农村三级医疗预防保健网、乡村医师队伍和农村合作医疗制度成为中国农村卫生的三大支柱。国家确立了"面向工农兵、预防为主、团结中西医、卫生工作与群众运动相结合"的卫生工作方针。

2. 改革开放以来

(1)改革开放初期:改革开放以后,随着社会经济发展,人们对医疗卫生服务的需求迅速增加,医疗服务供给不足,"看病难、住院难和手术难"问题凸显。政府出台相关政策,鼓励多渠道发展卫生事业。1980年,国务院转发了卫生部《关于允许个体行医问题的请示报告》。1985年,国务院转发了卫生部《关于卫生工作改革若干问题的报告》,旨在调动医院的积极性,改善服务态度,提高服务质量和管理水平。1989年,国务院下发《关于扩大医疗服务有关问题的意见》,提出允许医院承包、允许医院和医师开展有偿服务等措施。1992年,全国卫生工作会议审议了《中国卫生发展与改革纲要》,提出了卫生事业性质既是福利型的,同时又是公益性的,鼓励多种形式集资,提倡国家、集体、个人共同投入。医疗卫生机构的经营活动要以社会效益为最高准则,不以营利为目的,但必须保本,要合理补偿,保持和提高服务性经营活动的积极性。这一阶段的政策受企业改革思路影响较大,卫生政策的重点是扩大卫生服务的供给,打破"平均主义"的分配方式,调动医务人员积极性、提高效率,促进卫生服务能力的提升。同时,政府责任的缺位和不到位致使公立医院公益性淡化,以计划经济时期集体经济支撑的农村合作医疗、劳保医疗、公费医疗制度也受到很大的打击。

(2)20世纪90年代后期:随着市场机制的引入,打破了计划经济的卫生服务模式,动员了更多的卫生资源,提升了卫生服务能力。但随之而来的卫生医疗机构过度市场化、趋利行为、忽视社会效益等带来了新问题。地区间发展不平衡、农村卫生、预防保健工作薄弱,医疗保障不健全,卫生投入不足,资源配置不合理,医疗费用过快上涨的现象得到关注。为了纠正和解决卫生改革中出现的问题,1997年下发的《中共中央、国务院关于卫生改革与发展的决定》明确了新时期的卫生工作方针,提出卫生事业是政府实行一定福利政策的社会公益事业,改革的目的在于增强卫生事业的活力,充分调动卫生机构和卫生人员的积极性,不断提高卫生服务的质量和效率,更好地为人民健康服务,为社会主义现代化建设服务。随后出台了《关于城镇职工基本医疗保险制度的决定》《关于农村卫生改革与发展的指导意见》《关于城镇医药卫生体制改革的指导意见》《关于建立新型农村合作医疗制度的意见》等卫生政策,启动了医疗保障制度、卫生体制改革、药物管理体制三改联动。这一阶段的卫生政策开始重视政府的宏观调控和对卫生事业体制结构的改革,但上述问题并没有得到根本解决,2003年,"非典"使这些问题进一步凸显。

(3)2009年以来:2003年"非典"以后,引发了学术界对卫生政策价值观和政策工具选择的讨论,在卫生领域如何发挥政府和市场的作用成为争论的焦点。在政府部门、卫生机构、研究机构、社会媒体、公众的参与下,2009年,国务院出台了《中共中央国务院关于深化医药卫生体制改革的意见》,形成了改革的框架体系,随后的《医药卫生体制改革近期重点实施方案》明确了基本医疗保障制度建设、国家基本药物制度、基层医疗卫生服务体系、基本公共卫生服务均等化、公立医院改革试点5项改革的重点任务。

十八大以后,政府对卫生事业对于社会经济可持续发展的重要作用的认识更加明确。2016年8月召开的全国卫生与健康大会,阐明了我国推进健康中国建设的理念,将健康融入所有政策成为下一阶段卫生政策形成和分析的重要价值导向。2017年5月5日,国务院办公厅颁布了《深化医疗卫生体制改革2017年重点工作任务》,其具体改革任务共有70项。十九大报告则在此基础上提出要进一步"深化医药卫生体制改革",其目的就是要"全面建立中国特色基本医疗卫生制度",即构建并完善医药卫生的四大体系:公共卫生服务体系、医疗服务体系、医疗保障体系和药品供应保障体系。具体说来,十九大报告要求:要重点建立和健全我国的医疗保障制度、现代医院管理制度、药品供应保障制度,同时还要"加强基层医疗卫生服务体系和全科医师队伍建设",以确保中国特色的医疗卫生系统能够提供"优质高效的医疗卫生服务",也确保全国人民的健康长寿。十九大报告不仅再次明确了大健康观的核心要义,即"为人民群众提供全方位全周期健康服务"，更是上升到国家战略高度。

（二）卫生工作方针的发展

卫生工作方针是国家指导卫生事业发展的重要指导原则和基本思想，是卫生基本政策的总概括，是指导国家各项卫生工作和制定各项具体卫生政策的依据。在中国，不同的历史时期有不同的卫生工作方针。

新中国成立以来，中国政府结合基本国情、居民健康的需要和卫生事业发展的基本规律，制定了不同时期的卫生工作方针。实践证明，这些卫生工作方针能够适应国家卫生工作的特定历史背景，指引了当时卫生工作的方向和道路，促进了中国卫生事业的发展。

1. 新中国成立初期的卫生工作四大方针

（1）面向工农兵：面向工农兵明确了卫生工作的方向和服务对象问题。卫生工组必须为人民群众服务，这是一个原则问题。1950 年 8 月 19 日，时任卫生部副部长贺诚在第一届全国卫生会议上的总结报告中指出："为人民服务，首先为工农兵服务，这是我们工作的唯一出发点。为什么首先为工农兵服务呢？因为工人、农民人数最多，又是人民民主政权的基础和生产建设的基本力量。他们所受疾病灾难最深，得到保障也最少。兵是武装了的工农，是国防建设的基本力量，没有它，生产建设与和平生活就无从获得保障。"

（2）预防为主：预防为主是卫生工作方针的核心。它是最经济、最人道、最主动、最有效的防治疾病的方针，符合人民群众的最高利益。预防为主应贯穿在医疗、预防、保健工作的全过程，所有医疗、预防、保健机构和全体人员都必须做预防工作。

（3）团结中西医：团结中西医是指把中西医药卫生人员团结起来，更好地为人民健康服务。当时全国卫生人员只有 50 多万人，中医师占了 54.6%，而西医师只占 7.5%。中医人数比西医多，且大部分在农村，广大的农民主要依靠中医防治疾病，但是中医在新中国成立以前，却受到政府的歧视和排斥，造成中西医医务人员互不交流经验。因此，确定"团结中西医"的方针是非常必要的。

（4）卫生工作与群众运动相结合：卫生工作与群众运动相结合是指发动和依靠群众，自己行动起来向疾病作斗争。1952 年，为了反对美国在朝鲜和中国东北施行的细菌战而开展的"爱国卫生运动"，对改变中国环境卫生，提高人民群众的卫生知识水平，养成良好的卫生习惯等方面都起到了十分显著的作用。另外，发动和依靠群众，还可以加快卫生事业的建设，如对基层卫生机构的建立和卫生人员的培养，都需要人民群众的支持。因此，卫生工作必须依靠群众，发动群众广泛参与，才能达到预期的目标。

2. 卫生工作四大方针执行所取得的成就　由于卫生工作方针的确立，并得到了广泛的宣传和贯彻，促使 20 世纪 50 年代以后中国卫生工作取得了巨大成就。

（1）统一了认识，明确了方向：卫生工作四大方针成为全国卫生工作的强大动力，全体卫生人员都自觉地贯彻卫生工作原则。

（2）出现了中西医医药人员大团结的局面：卫生工作四大方针的执行，调动了广大医务人员的积极性，促进了中西医2类医务人员的团结，使他们在各自的工作岗位上发挥了重大作用。

（3）迅速组建了防疫机构：卫生工作四大方针的贯彻，推动了预防工作的开展，对急性传染病及地方病的防治在短期内取得了明显的效果。

（4）改造旧产婆，推广新法接生：卫生工作四大方针的贯彻，推动了妇幼保健工作的开展。广泛开展改造旧产婆，实行新法接生，很快地推动了妇幼保健工作的开展，建立了妇幼保健机构，对孕产妇和婴幼儿的保健取得了明显的成绩。

（5）加强了工矿企业的卫生建设：卫生工作四大方针贯彻后，加强了对工矿企业卫生工作的领导，工矿企业卫生改由工业部门和地方卫生部门双重领导，有些省、市设有职业病防治所，各类卫生防疫站设立了劳动卫生科，有些医院也设立了职业病科，在工矿企业的内部也设置了职工医院或卫生所等基层卫生组织，大大地改善了工矿企业职工的健康保障条件。

（6）加强了防治寄生虫病和地方病的领导和组织措施：贯彻卫生工作四大方针，加强了对寄生虫病和地方病防治的领导。设置了各种专科防治机构，如血吸虫病防治所（站）、寄生虫病防治所（站）等，组织专家，发动群众，很快取得良好效果。

（7）推行了全国范围内的医疗保健制度：在卫生工作四大方针的指引下，在全国范围内建立医疗保健制度。包括干部的公费医疗、工人的劳保医疗和农民的合作医疗，对保护和增进广大劳动人民的健康和社会安定，发挥了极其重要的作用。

（8）推动了卫生事业的全面发展：卫生工作四大方针的贯彻推动了各项卫生事业的全面发展。调整了医学院校的布局，发展了医学教育事业；促进了传统医学的发展，完善了中医的教育、科研体系；重视和加强了少数民族地区的卫生建设；重视了医学科学研究工作和组织机构的建设，发展了化学制药工业和生物药品的科研生产，加强了宣传和卫生出版工作，完善和充实了《健康报》，成立了人民卫生出版社；加强了医药学术团体的组织和活动；颁发了一批卫生法律法规，使各项卫生工作的开展有法可依。

实践证明，新中国成立以后确定的四大卫生工作方针充分反映了中国社会主义卫生事业的本质，符合中国的基本国情和卫生事业发展的规律。在卫生工作四大方针指导下，经过几十年的努力，中国卫生工作取得了巨大成绩，部分健康指标已经进入了国际先进行列。据1990年统计，人口死亡率由新中国成立前的25‰降低到6.3‰，农村婴儿死亡率由新中国成立前的200‰下降到25.4‰；城市婴儿死亡率由新中国成立前的120‰下降到16.5‰；孕产妇死亡率由150/万下降到9.4/万；平均期望寿命已由新中国成立前的35岁提高到了70岁。

3. 新时期卫生工作方针　新时期卫生工作方针可以划分为3个组成部分：①第一部分是卫生工作的战略重点，包括以农村为重点、预防为主、中西医并重；②第二部分是卫生工作的基本策略，包括依靠科技与教育、动员全社会参与；③第三部分是卫生工作的根本宗旨,包括为人民健康服务、为社会主义现代化建设服务。

(1) 卫生工作的战略重点:

1) 以农村为重点:农村卫生工作是中国卫生工作三大战略重点的第一个重点。农村卫生工作历来受到了中国共产党和国家的高度重视,毛泽东同志早在 20 世纪 60 年代就提出"把医疗卫生工作的重点放到农村去"。在党和政府的关怀下,特别是在医药卫生体制改革的推动下,农村卫生工作有了很大的发展,正在积累新的经验,县乡村三级医疗预防保健网得到进一步的建设与加强,农村卫生队伍也在逐步调整与充实,新型农村合作医疗制度得到极大的发展与完善。但是,对卫生事业整体发展来说,农村卫生工作依然是个薄弱环节,面临着许多困难和问题,因病致贫、因病返贫是制约农村经济和社会发展的重要因素。因此,必须大力加强农村卫生工作。

2) 预防为主:预防保健是中国卫生工作三大战略重点的第二个重点。预防为主是新中国成立初期所制定的卫生工作四大方针之一;新时期的卫生工作方针继续把预防为主确定为主要内容,不仅是新中国成立以来卫生工作宝贵经验的总结,而且也是世界卫生工作发展的潮流。各级医疗、预防、保健机构都要贯彻预防为主的方针,切实做好三级预防工作:①一级预防,是病因预防,针对病因及相关因素,采取增进健康和特殊防护措施,使健康人免受感染和发病;②二级预防,是发病学预防,针对发病早期,采取早发现、早诊断、早治疗措施,以控制疾病的发展和恶化,防止疾病复发或转为慢性病;③三级预防,是病残预防,针对发病后期,采取合理的康复治疗措施,做到病而不残,残而不废,恢复劳动能力,延长寿命。

3) 中西医并重:重振兴中医药是中国卫生工作三大战略重点的第三个重点。新中国成立以来,在党的团结中西医方针的指导下,中医药事业的发展取得了伟大的成就。新时期提出中西并重的方针,是以往团结中西医方针的继承和发展,是振兴中医药和中医药走向世界的政策保证。中西医要加强团结,互相学习,取长补短,共同提高,发挥各自的优势,积极探索中西医结合的途径和方法。

(2) 卫生工作的基本策略:

1) 依靠科技和教育:依靠科技与教育是卫生工作的基本策略之一,是落实科学技术是第一生产力思想和科教兴国战略的具体表现,也是新中国成立以来卫生工作长足发展基本经验的总结。发展科学技术和培养医学人才是发展卫生事业必不可少的基本条件,必须提高到卫生工作方针的高度予以重视。

2) 动员全社会参与:动员全社会参与是卫生工作的又一项基本策略,它是卫生工作与群众运动相结合方针的发展和完善。动员全社会参与,包括了各级党委政府重视、社会各部门协作配合和广大人民群众积极参与。必须坚持"大卫生"观点,在各级党委和政府的统一领导下,充分发动社会各有关部门协作配合,鼓励广大人民群众积极参与卫生工作,共同做好卫生工作。

(3) 卫生工作的根本宗旨:为人民健康服务,为社会主义现代化建设服务,是中国卫生工作的根本宗旨,是卫生工作方针的核心,是党和政府对卫生事业改革和发展的基本要求,是卫生工作必须坚持的正确方向。中国的卫生事业是政府实行一定福利政策的社会公益事业,这一基本属性规定卫生事业是使全体社会成员共同受益的事,必须坚持为人民健康服务和为社会主义现代化建设服务的正确方向。

4. 新医改以后卫生工作方针的深化 2009 年,《中共中央国务院关于深化医药卫生体制改革的意见》针对新一轮医改提出将"建立健全覆盖城乡居民的基本医疗卫生制度,为群众提供安全、有效、方便、价廉的医疗卫生服务的总体目标""建设覆盖城乡居民的公共卫生服务体系、医疗服务体系、医疗保障体系、药品供应保障体系,形成四位一体的基本医疗卫生制度""完善医药卫生的管理、运行、投入、价格、监管体制机制,加强科技与人才、信息、法制建设,保障医药卫生体系有效规范运转"作为重点。

2016 年,习近平总书记在全国卫生与健康大会的讲话中提出,我国卫生与健康工作方针:以基层为重点,以改革创新为动力,预防为主,中西医并重,将健康融入所有政策,人民共建共享。

(1)以基层为重点:以基层为重点,表明了我国卫生事业发展的方向是服务大众、服务基层、服务城乡居民,通过"保基本、强基层、建机制",将基本医疗卫生制度作为公共产品向全民提供,推动医疗卫生工作重心下移、医疗卫生资源下沉,努力提高全人群的健康水平。

(2)以改革创新为动力:坚持政府主导,发挥市场机制作用,加快关键环节改革步伐,冲破思想观念束缚,破除利益固化樊篱,清除体制机制障碍,发挥科技创新和信息化的引领支撑作用,形成具有中国特色、促进全民健康的制度体系。

(3)预防为主:坚持预防为主,防治结合,推行健康生活方式,减少疾病发生,强化早诊断、早治疗、早康复,要覆盖全生命周期,针对生命不同阶段的主要健康及主要影响因素,确定若干优先领域、强化干预,实现从胎儿到生命终点的全程健康服务和健康保障,全面维护人民健康。

(4)中西医并重:充分发挥中医药独特优势,提高中医药服务能力,健全覆盖城乡的中医医疗保健服务体系;发展中医养生保健治未病服务,探索融健康文化、健康管理、健康保险为一体的中医健康保障模式。促进中医药和西医药相互补充、协调发展,提升健康服务水平。

(5)将健康融入所有政策:把健康摆在优先发展的战略地位,立足国情,将促进健康的理念融入公共政策制定实施的全过程。加强各部门各行业的沟通协作,形成促进健康的合力。全面建立健康影响评价评估制度,系统评估各项经济社会发展规划和政策、重大项目对健康的影响,健全监督机制。畅通公众参与渠道,加强社会监督。加快形成有利于健康的生活方式、生态环境和经济社会发展模式,实现健康与经济社会良性协调发展。

(6)人民共建共享:共建共享是建设健康中国的基本路径,核心是以人民健康为中心,坚持政府主导与调动社会、个人的积极性相结合,推动人人参与、人人尽力、人人享有。从供给侧和需求侧两端发力,统筹社会、行业和个人 3 个层面,形成维护和促进健康的强大合力。要促进全社会广泛参与,强化跨部门协作,深化军民融合发展,调动社会力量的积极性和创造性,加强环境治理,保障食品药品安全,预防和减少伤害,有效控制影响健康的生态和社会环境危险因素,形成多层次、多元化的社会共治格局。

中共中央、国务院印发了《"健康中国 2030"规划纲要》,其中指出要坚持以人民为中心的发展思想,牢固树立和贯彻落实创新、协调、绿色、开放、共享的发展理念,坚持正确的卫生工作方针,健康优先、改革创新、科学发展、公平公正的原则,以提高人民健康为中心,以体制机制改革创新为动力,从广泛的健康影响因素入手,以普及健康生活、优化健康服务、完善健康保障、建设健康环境、发展健康产业为重点,把健康融入所有政策,全方位、全周期保障人民健康,大幅提高健康水平,显著改善健康公平。

第二节　中国卫生服务体系

本节将首先按职能分类和按区域分类的方式对中国卫生服务体系的组成部分进行了介绍;然后针对性地对农村卫生服务体系进行介绍。

一、中国卫生服务体系的设置

（一）按职能分类

1. 医疗服务机构　是经卫生行政部门批准,设立的从事疾病诊断、治疗的卫生专业组织,包括各类医院和基层卫生机构。

（1）医院:是医务人员向患者提供诊治疾病、照料患者等卫生服务的场所,备有一定数量的病床、医务人员和必要的设备,通过医务人员的集体协作,以达到保障人们健康的目的。按照经济类型分为公立医院和民营医院。按管理类别分为营利性医院和非营利性医院。按照机构类别分为综合医院、中医医院、中西医结合医院、民族医院、专科医院、护理院。根据《2012 年中国卫生健康统计年鉴》报道,2011 年年底,全国共计医院 21 979所,其中三级医院 1 399 所,二级医院 6 468 所,一级医院 5 636 所。公立医院 13 539 所,民营医院 8 440 所。

（2）基层卫生机构:基层卫生组织的作用在于融医疗、预防、保健工作为一体,为居民提供初级卫生保健服务。基层医疗卫生机构包括社区卫生服务中心(站)、乡镇及街道卫生院、村卫生室、门诊部及诊所。我国长期轻基层的卫生政策取向导致基层医疗卫生机构建设薄弱,新医改提出将"强基层、保基础"作为卫生工作重点后,基层卫生得到迅猛发展,基层卫生机构建设得到较大发展。截至 2011 年年底,社区卫生服务中心(站)32

860 所、农村乡镇卫生院 37 295 所、村卫生室 662 894 所,其中村卫生室比 2008 年增加了 49 751 所,设卫生室的村数占行政村数的 93.4%。基层医疗机构需要与医院在目标一致、利益平等、信息共享原则上建立互动关系,形成双向转诊制度。

2. 专业公共卫生机构 专业公共卫生机构主要包括疾病预防控制中心、专科疾病防治院(所、站)、健康教育所、妇幼保健所(所、站)、急救中心(站)、采供血机构、计划生育技术服务机构等。

(1) 疾病预防控制中心:是由政府举办的实施国家级疾病预防控制与公共卫生技术管理和服务的公益事业单位。在中央卫生行政组织领导下,发挥技术管理及技术服务职能,围绕国家疾病预防控制重点任务,加强对疾病预防控制策略与措施的研究,做好各类疾病预防控制工作规划的组织实施;开展食品安全、职业安全、健康相关产品安全、放射卫生、环境卫生、妇女儿童保健等各项公共卫生业务管理工作,大力开展应用性科学研究,加强对全国疾病预防控制和公共卫生服务的技术指导、培训和质量控制等。2011 年,全国共有 3 484 所疾病预防控制中心,专科疾病防治所如精神疾病防治所、结核病防治所等共 1 294 所,健康教育所(站、中心)共 147 所。

(2) 妇幼卫生服务机构:妇幼卫生服务提供组织,包括妇幼保健院(所)、妇产医院、儿童医院、综合医院中的妇产科和儿科。妇幼保健院是本地区妇幼卫生服务提供的技术指导机构,其级别与同级的医疗机构、疾病预防机构相同,是本地区妇幼保健、优生优育、生殖健康的技术指导中心。妇幼保健机构的专业工作内容兼有临床医疗与卫生保健双重特征,在我国的卫生专业组织中具有特殊地位。2011 年,全国共有妇幼保健院(所、站)3 036 所。

3. 其他卫生服务组织

(1) 医学教育机构:医学教育机构指各种高等及中等医药院校,医学教育机构是各卫生组织人力资源输送的重要来源。

(2) 医学科研机构:截至 2011 年年底,我国有独立的医学科学研究机构 210 所。

(二) 按区域分类

1. 城市卫生服务体系 我国城市卫生服务体系是由社区卫生服务机构与区域医院组成的两级卫生服务网络,城市卫生服务体系以社区卫生服务为基础、社区卫生服务机构与医院和预防保健机构分工协作,保障城镇居民的健康需求。社区卫生服务组织包括社区卫生服务中心和社区卫生服务站,提供基本公共卫生服务和基本医疗服务,以社区居民为服务对象,以妇女、儿童、老年人、慢性病患者、残疾人、贫困居民等为服务重点,是集基本医疗、预防、保健、健康教育、康复及计划生育指导服务为一体的综合性卫生服务组织。区域综合医院和专科医院承担区域内的急诊重症和疑难病症的诊疗服务,与社区卫生服务机构开展业务协作、双向转诊。妇幼保健院、疾病预防与控制中心对社区卫生服务中心提供业务指导,并与社区卫生服务机构相互协作,为城市居民提供全方位的公共卫生服务。

2. 农村卫生服务体系　　我国的农村卫生服务组织体系主要是指县及县以下的卫生服务组织，包括县（县级市）、乡镇、村三级卫生机构，组成"农村三级医疗卫生服务网"，即以县级卫生服务组织为龙头，乡镇卫生院为主体，村卫生室为基础的卫生服务组织体系。农村三级卫生服务网络主要承担预防保健、基本医疗、健康教育、计划生育技术指导等任务，为农村居民获得基本卫生服务提供保障。县级医院作为县域内医疗卫生中心，是连接城市大医院与基层医疗卫生机构的桥梁和纽带，主要负责基本医疗服务及危重症急诊患者的抢救，并承担对乡镇卫生院、村卫生室的业务指导和卫生人员的进修培训；乡镇卫生院负责提供公共卫生服务和常见病、多发病的诊疗等综合服务，并承担对村卫生室的业务管理和技术指导；村卫生室承担行政村的公共卫生服务及一般疾病的诊治等工作。

二、农村卫生服务体系

（一）农村卫生服务体系概况

我国的卫生保健工作始于新中国成立以后，但由于国家贫困，经济落后，国民无法享受较高水平的卫生保健服务。新中国成立初期到 20 世纪 70 年代，逐步建立了以县、乡、村三级医疗预防保健服务网络、合作医疗制度和农村卫生保健专业服务队伍（即农村初级卫生保健"三大支柱"）为主体的农村卫生服务体系。根据经济发展实情，以《阿拉木图宣言》为依据，制定中国的"人人享有卫生保健"规划目标。原则上县级卫生机构负责全县卫生机构的业务指导并接受下级机构疑难杂症工作，乡级机构负责村级机构的业务指导工作，同时接受村级疑难杂症诊疗。行政管理上，形成业务纵向指导和行政横向领导的关系。在卫生资源匮乏的情况下，基本满足多数农村居民的基本卫生需求，基本消灭和控制了危害农民健康的常见病、多发病、传染病和地方病，改善农村缺医少药状况，形成以农村集体经济相适应的中国特色农村初级卫生保健模式。

2002 年，卫生部制定《中国农村初级卫生保健发展纲要（2001—2010 年）》，对农村医疗卫生队伍建设、基本医疗管理规范等提出具体要求，农村卫生事业有了长足发展，农民健康水平得到提高。2009 年，《中共中央国务院关于深化医药卫生体制改革的意见》提出进一步健全以县级医院为龙头、乡镇卫生院和村卫生室为基础的农村医疗卫生服务网络，完善农村医疗卫生服务体系。

（二）乡镇卫生院基本功能

乡镇卫生院以维护当地居民健康为中心，综合提供公共卫生和基本医疗等服务，并承担县级人民政府卫生行政部门委托的卫生管理职能。乡镇卫生院分为中心乡镇卫生院和一般乡镇卫生院，中心乡镇卫生院是辐射一定区域范围的医疗卫生服务中心，除具备一般乡镇卫生院的服务功能外，还应开展普通常见手术等，着重强化医疗服务能力并承担对周边区域内一般乡镇卫生院的技术指导工作。开展与其功能相适应的基本医疗卫生服务,使用适宜技术、适宜设备和基本药物。大力推广包括民族医药在内的中医药服务。承担当地居民健康档案、健康教育、计划免疫、传染病防治、儿童保健、孕产妇保健、老年人保健、慢性病管理、重性精神疾病患者管理等国家基本公共卫生服务项目。协助实施疾病防控,农村妇女住院分娩等重大公共卫生项目、卫生应急等任务。承担常见病、多发病的门诊和住院诊治,开展院内外急救、康复和计划生育技术服务等,提供转诊服务。受县级人民政府卫生行政部门委托,承担辖区内公共卫生管理职能,负责对村卫生室的业务管理和技术指导。有条件的地区可推行乡村卫生服务一体化管理。

（三）村卫生室基本功能

村卫生室是农村三级卫生服务网的最基层单位,以保护农村居民健康为目标,开展疾病预防与控制、妇幼保健、健康教育和常见病、多发病的一般诊治和转诊,为农村居民提供优质、价廉、便捷的综合卫生服务。社会和个人举办的其他农村医疗卫生机构是农村卫生服务网络的组成部分,除提供医疗服务外,也可以承担预防保健服务。

（四）农村卫生服务体系的改革

1. 整合农村卫生资源　以农民健康需求为导向,按照区域卫生规划要求,优化配置农村卫生资源,提高资源利用率。合理调整乡（镇）卫生院的规划布局。原则上一个乡镇由政府举办一所卫生院,其余的乡（镇）卫生院可以根据实际情况通过合作经营、改制等多种方式进行调整。

2. 改革乡（镇）卫生院管理体制和运行机制　按照精简、高效的原则,按服务人口、工作项目等因素核定人员。严格执行人员执业资格准入规定,对不符合条件的人员要逐步分流。实行面向社会公开招聘乡（镇）卫生院院长制度。积极推行全员聘用制度,以事定岗,以岗定人,竞争上岗。加强农村订单定向医学生免费培养工作,重点实施面向村卫生室的3年制中、高职免费医学生培养。建立乡村全科执业助理医师制度。落实乡村医师多渠道补偿政策,提高乡村医师收入。对艰苦边远地区乡村医师加大补助力度。完善乡村医师养老政策,建立乡村医师退出机制。深化内部收入分配改革,搞活内部分配,按岗位、技能、业绩、服务质量与态度等因素确定个人收入。

3. 探索多种办医形式　要打破部门和所有制界限,建立起以公有制为主导、多种所有制形式共同发展的农村卫生服务网络。制定优惠政策,建立投资主体多元化、投资方式多样化的农村卫生投入机制,鼓励社会和个人举办农村卫生机构。

4. 规范农村医疗卫生服务项目　依据县、乡、村三级医疗卫生机构的功能定位,研究制订农村医疗卫生服务项目,严格准入标准,合理制订农村医疗卫生服务价格。农村医疗卫生机构要努力降低运行成本,控制费用增长,为农民提供质优价廉的卫生服务。农村地区增量资金全部用于支付乡村医师的基本公共卫生服务。

5. 建立稳定的农村卫生投入机制　将农村卫生工作经费纳入年度财政预算,保证农村公共卫生任务的落实。各级财政对卫生投入增长速度不低于同期财政经常性支出增长速度,新增卫生事业经费主要用于发展农村卫生事业。

第三节 | 中国卫生体系面临的问题与挑战

一、中国卫生体系取得的成绩

(一)人民健康水平不断提高

按照世界卫生组织确定的标准,衡量一个国家人群健康水平主要有三大指标:人均期望寿命、婴儿死亡率、孕产妇死亡率。新中国成立初期,我国人均期望寿命为 35.0 岁,提高到 2010 年的 74.8 岁,人均期望寿命大幅提升;婴儿死亡率由 200‰ 下降到 2015 年的 8.1‰;孕产妇死亡率由 1 500/10 万下降到 2015 年的 20.1/10 万。这三大指标的变化,标志着我国国民的健康水平已经位居发展中国家前列。

(二)重大传染病防治取得了明显进展

历史上,传染病曾经是严重威胁我国人民健康和生命安全的疾病。通过大力开展爱国卫生运动、实施国家免疫规划和重大疾病防控、防治政策,严重威胁群众的重大传染病得到有效控制,全国甲、乙类传染病报告发病率从 1949 年的 20 000/10 万下降到 2015 年的 223.6/10 万。我国成功地消灭了天花和丝虫病,在总体上消除了碘缺乏病阶段目标,有效控制了麻风、血吸虫病、痢疾等曾经严重威胁人民群众健康的疾病。结核病、艾滋病、乙型肝炎等防控工作取得重大成效。建立健全艾滋病、结核病、血吸虫病、乙型肝炎等严重传染病的预防控制和医疗救治体系。地方病严重流行趋势得到有效遏制,防治成果稳固发展。我国是一个自然灾害频繁的国家,但多年来均成功地实现了大灾之后无大疫。

(三)医疗卫生服务体系不断健全

新中国成立初期,我国的医疗机构和医务人员基本上集中在城镇,医疗设备极其简陋,医疗技术水平低下,广大群众特别是农民缺医少药,得不到基本的医疗卫生保障。经过 66 年的建设和发展,截至 2015 年年底,全国医疗、预防、保健、监督等各级各类医疗卫生机构总数达到 98 万个,各类医疗机构床位数达到 701.5 万张,每千人口医疗卫生机构床位数 5.11 张,卫生技术人员总数 800.8 万人,平均每千人口执业(助理)医师数 2.21人。此外,还有村卫生室 64 万个,乡村医师和卫生员 103.2 万人。一个覆盖城乡居民的卫生服务体系和医疗卫生服务网络已经基本建立。

(四)基本医疗保障体系建设不断完善

我国在新中国成立初期建立了公费医疗和劳保医疗制度,20 世纪 60 年代,在农村建立农村合作医疗制度。20 世纪 90 年代,我国启动医疗保障制度改革,城镇职工和城镇居民基本医疗保险稳步推进。2002 年 10 月,中央出台政策建立由中央财政、地方财政和农民自愿参加筹资、以大病补助为主的新型农村合作医疗制度,目前已覆盖全国所有含农业人口的县(市、区),截至 2015 年年底,参合人数达 6.7 亿,参合率 98.8%,人均年筹资额从 2003 年的 30 元提高到 2015 年的 490.3 元。同时,国家积极建立和逐步完善城乡医疗救助制度、补充医疗保险制度,并推动商业健康保险发展。经过几十年的不断探索和发展,一个以城镇居民医保、职工医保、新农合以及城乡医疗救助为主体,覆盖城乡全体居民的基本医疗保障体系已初步形成。

二、中国卫生体系面临的问题与挑战

(一) 人民健康需求发生变化,对健全卫生体系并发挥其功能提出新要求

(1) 进入 21 世纪,我国人口的老龄化加速。2012 年,我国 65 岁及以上人口超过 1.2 亿人,占总人口的 9.4%,且每年以近 400 万人的速度增加。

(2) 经济社会的发展使人民生活从小康走向富裕,人民群众对健康的需求不断增加,并且呈现多样化和层次化的趋势。

(3) 疾病谱发生根本性变化。中国人群的死因构成由传染病向慢性病转移,根据《中国疾病预防控制工作进展(2015 年)》数据,慢性病导致的死亡人数已占到全国总死亡人数的 86.6%,其导致的疾病负担占总疾病负担的 70%。《柳叶刀》发表的中国疾病负担研究结果显示,慢性病造成的寿命损失由 1990 年的 47.4%,增至 2013 年的 75.4%,该趋势短期内还将继续,为卫生系统对疾病的应对提出挑战。

(二) 医药卫生体制改革深化要求着力推进基本医疗卫生制度建设

1. 公共卫生体系仍不健全　截至 2015 年年底,我国在中央、省、市、县四级都设立了疾病预防控制机构,人员 19 万。但仍存在基层机构人员素质不高、设备不齐全、乡村两级疾病防控专业队伍不稳定、经费保障机制不完善等状况。这种状况难以有效控制重大疾病的流行。

2. 需建立和完善分级诊疗制度和现代医院管理制度　在医改攻坚阶段,需要继续推进公立医院改革和分级诊疗制度建设,提升基层医疗服务水平,引导社会力量增加医疗卫生资源供给,加强医疗服务行为监管,破除“以药补医”机制,坚持基本医疗卫生事业公益性。

3. 健全医疗保障体系任重道远　我国基本医疗保障制度已基本覆盖城乡居民,但如何提高各种医疗保健制度的保障水平,如何做好职工医保、居民医保及新农合制度之间的衔接;如何逐步实现医保省级统筹;如何改革医保支付方式等问题仍不容忽视,需要妥善解决。

4. 药品供应体系尚需深化　政府办基层医疗卫生机构实施了基本药物制度和药品零差率销售后,普遍呈现门诊次均费用下降、住院日均费用下降、门诊人次上升的“两降

一升"的好势头。然而,基本药物制度覆盖面尚需进一步扩大,尚需进一步完善基本药物采购机制和基层医疗卫生机构补偿机制,配套推进基层机构改革。一个健全的医疗卫生体系,应该包括公共卫生服务体系、医疗服务体系、医疗保障体系和药品供应体系,妥善的制度安排成为医药卫生体制改革的客观要求。

(三) 新技术和突发公共卫生事件的发生对卫生应急管理提出更高要求

(1) 现代技术的飞速发展,新理论、新技术的运用,开拓了许多新的医学领域,对于改善人群健康起到了积极的作用,但同时也带来医疗质量、医疗安全、社会效益以及社会影响等方面的多种问题和挑战,需要以改革创新为动力,控制新技术可能带来的负面影响,保护广大群众的健康权益。

(2) 卫生应急不仅包括突发公共卫生事件的应急处置,还包括其他突发公共事件,如自然灾害、事故灾难、社会安全事件的医学救援。建立健全突发公共事件卫生应急体制、机制和法制,建立完善的卫生应急预案体系,提高卫生应急能力,对于维护国家安全和社会稳定有着重要的战略意义。近年来我国各类突发公共事件时有发生,不仅凸显出卫生应急体系不完善,也对建立健全突发公共事件卫生应急机制提出了更高要求。

(吕　军)

第十二章　医疗环境与医院管理

第一节｜中国卫生国情

一、卫生国情概况

（一）我国人口国情

谈及我国的国情，首先要认清我国的人口现状。我国人口在过去数十年来持续增长，截至 2019 年年底，中国大陆人口总数达到 14.0 亿（图 12 - 1），占世界人口总量 18.7%，居世界首位。与此同时，老龄化快速推进。中国 65 岁及以上老年人口 2019 年已逾 1.7 亿人（图 12 - 2），占世界老年人口比重达 23% 左右，占全国人口比重从 1982 年的 4.9% 增至 2019 年的 12.6%，上升了 7.6 个百分点。中国 65 岁及以上老年人口占总人口比重已大大超过世界平均水平，与美国的 15.8% 左右仅相差 3.2 个百分点。据预测，到 2050 年，中国 65 岁及以上的老年人口数量将达到 4 亿，占总人口比重将超过 30%。我国人口基数大，老龄化、高龄化，"未富先老"等矛盾十分突出。

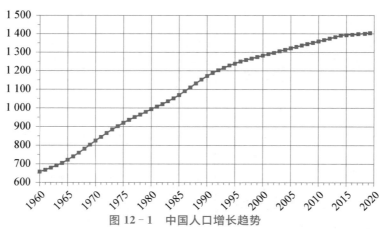

图 12 - 1　中国人口增长趋势

资料来源：国家统计局官网：http://data.stats.gov.cn/easyquery.htm? cn＝C01

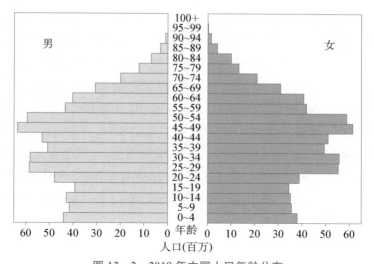

图 12 - 2　**2018 年中国人口年龄分布**
资料来源：国家卫生健康委员会，《2019 中国卫生健康统计年鉴》，北京：中国协和医科大学出版社，2019

（二）卫生国情不容乐观

我国人口基数大，人口结构日益老龄化。我国医疗卫生投入虽然年年增长，但仅占 GDP 的 5.6%。我国人均医疗卫生支出 420 美元，世界排名第九十一。同期美国人均医疗卫生支出 9 403 美元，世界排名第三。截至 2018 年年底，我国每千人执业（助理）医师数量仅为 2.59 人，每千人注册护士 2.94 人，每千人病床数 6.03 张。医疗资源十分紧缺，经费投入不足，且城乡投入差距大。"因病致贫""因病返贫"还时有发生。总的来看，我国目前仍是一个发展中国家，我国使用了极其有限的卫生资源，解决了世界上 1/5 的人口基本医疗保健问题。

因此，习近平总书记在十九大报告中指出，我国社会主要矛盾已经转化为人民日益增长的美好生活需要和不平衡不充分的发展之间的矛盾。并且明确提出，提高保障和改善民生水平，加强和创新社会治理，并实施健康中国战略。

二、我国卫生资源现状

新中国成立以来，特别是改革开放以来，党和政府十分重视卫生事业的发展，时刻强调把保护人民健康和生命安全放在重要位置。经过 70 多年的共同努力，我国医疗卫生事业有了翻天覆地的变化。特别是近年来，随着国家对医疗卫生事业投入的不断增加和推进医疗卫生体制改革的层层深入，我国卫生事业的规模不断扩大，医疗卫生机构、医疗教育机构得到了显著的发展。

（一）卫生机构现状

近年来，我国卫生机构数量增长很快（图 12 - 3），已经从 2010 年的 93.7 万个卫生机构,增长到目前的(截至 2019 年 5 月)100.4 万个。2018 年年底与 2017 年年底相比,全国医疗卫生机构增加 10 785 个,其中:医院增加 1 953 个,基层医疗卫生机构增加 10 615个,专业公共卫生机构减少 1 862 个。截至 2018 年年底,全国各类医院共 3.3 万个,其中公立医院 12 032 个,民营医院 20 977 个;与 2017 年年底相比,公立医院减少 265 个,民营医院增加 2 218 个。截至 2018 年年底,基层医疗卫生机构 94.4 万个,其中社区卫生服务中心(站)3.5 万个,乡镇卫生院 3.6 万个,村卫生室 62.2 万个,诊所(医务室)22.8 万个;与 2017 年年底相比,区卫生服务中心(站)、诊所增加,乡镇卫生院和村卫生室减少。截至 2018 年年底,专业公共卫生机构 1.8 万个,其中疾病预防控制中心 3 443 个,卫生监督所(中心)2 949 个;与 2017 年年底相比,疾病预防控制中心数量减少 13 个,卫生监督所(中心)减少 43 个(表 12 - 1)。

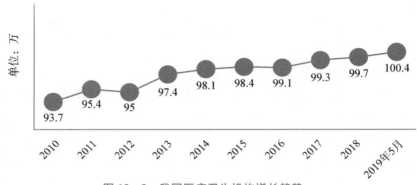

图 12 - 3   我国医疗卫生机构增长趋势
资料来源:规划发展与信息化司,《2018 年我国卫生健康事业发展统计公报》,2019

表 12 - 1   全国医疗卫生机构数(个)

机构类别	2017 年	2018 年	增减数
医疗卫生机构合计	**986 649**	**997 434**	**10 785**
一、医院	31 056	33 009	1 953
按经济类型分			
公立医院	12 297	12 032	− 265
民营医院	18 759	20 977	2 218
按医院等级分			
三级医院	2 340	2 548	208
二级医院	8 422	9 017	595
一级医院	10 050	10 831	781
二、基层医疗卫生机构	933 024	943 639	10 615
# 社区卫生服务中心(站)	34 652	34 997	345
# 政府办	18 014	17 715	− 299
# 乡镇卫生院	36 551	36 461	− 90
# 政府办	36 083	35 973	− 110

（续　表）

机构类别	2017 年	2018 年	增减数
诊所（医务室）	211 572	228 019	16 447
村卫生室	632 057	622 001	− 10 056
三、专业公共卫生机构	19 896	18 034	− 1 862
♯疾病预防控制中心	3 456	3 443	− 13
妇幼保健机构	3 077	3 080	3
专科疾病防治院（所、站）	1 200	1 161	− 39
卫生监督所（中心）	2 992	2 949	− 43
四、其他机构	2 673	2 752	79

注：♯系其中数

资料来源：规划发展与信息化司，《2018 年我国卫生健康事业发展统计公报》，2019.

　　随着我国综合国力的增长，医疗卫生机构数量增长，我国拥有床位数也同步增长。建国初期，全国仅拥有床位数 11.91 万张，截至 2018 年末，我国卫生机构拥有床位总数已达 840.40 万，年均增速在 8.1%。其中，各级医院拥有 652.0 万张床位，占床位总数的 77.6%。基层医疗卫生机构 158.4 万张，占床位总数的 18.8%（图 12 − 4）。每千人人均床位数则是从建国初期的 0.15 张，上涨到 2018 年的每千人 6.03 张，远远超过全球每千人 2.70 张床的标准。

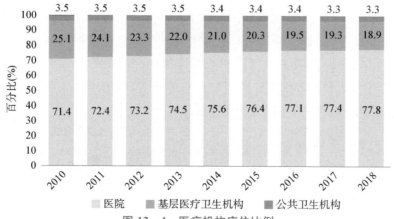

图 12 − 4　医疗机构床位比例

资料来源：①规划发展与信息化司，《2018 年我国卫生健康事业发展统计公报》，2019；②国家卫生健康委员会，《2019 中国卫生健康统计年鉴》，北京：中国协和医科大学出版社，2019

（二）医疗教育机构

　　新中国成立 70 多年来，我国的医学教育事业有了很大的发展，取得了显著成绩，通过实践逐步探索出医学教育的规律和特点，形成了医学教育的管理体制和运行机制，初步建立了包括学校基础教育、毕业后教育、继续教育的连续统一的医学教育体系。

普通高校在我国高素质卫生人才培养中发挥着重要的作用。医学院校数量的持续增加为提高我国高素质卫生人才配置水平、解决卫生人力短缺问题创造了良好条件。1998—2014 年,我国举办医学教育的普通高校由 189 所增至 630 所。中央和省地市所属医学院校分别为 53 所和 434 所,民办医学院校为 143 所。就办学类别而言,综合性大学、独立设置医药院校和理工院校在数量上位居前 3 位。高等职业学校数量在不同办学类型中居于首位,2012 年达到 185 所。东部、中部、西部地区医学院校数量在 2014 年分别为 291 所、205 所和 134 所。设有医学博士学位授权点的院校数量为 75 所,占比仅为 11.9%;本科和专科医学院校数量分别为 304 所和 391 所。医学教育的规模、质量、效益明显提高。师资队伍不断加强,教学条件逐步改善,为我国医疗卫生事业培养了大量的人才。

(三) 从业人员现状

随着我国医疗卫生事业的迅速发展,我国卫生人员队伍不断扩大,其服务水平亦在不断提高。1950 年,全国卫生人员数量仅有 61.1 万人,2018 年年底全国卫生人员数量已达 1230.0 万人。执业(助理)医师数量也从新中国成立初的 38.1 万增长至 2018 年年底的 360.7 万人。注册护士也从 1950 年的 3.8 万人增长至目前的 409.9 万人。我国每千人卫生技术人员数也超过世界平均水平,每千人执业(助理)医师数从 1949 年的 0.67 人增长至 2018 年的 2.59 人;每千人注册护士数从 1949 年的 0.06 人增长至 2018 年的 2.94 人。截至 2018 年年底,各类医疗机构人员,医院卫生人员达 737.5 万人,基层医疗卫生机构 396.5 万人,专业公共卫生机构 88.3 万人。全国卫生人员按学历分,研究生占 5.6%,大学本科 30.6%,大学本科学历及以上人员仅占所有卫生人员的 36.2%,大专学历占 39.3%,中专占 23.1%,专科学历的卫生人员比例达到了 62.4%;按专业技术资格分正高级职称占 1.9%,副高级职称占 6.1%,中级职称占 19.5%,初级职称及未评级的卫生人员占总卫生人员的 60%(图 12-5)。总体来看,我国卫生人员总量较大,但卫生人员学历层次和专业资格仍有待进一步提高。

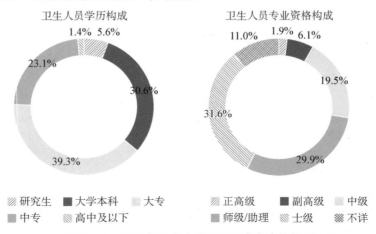

图 12-5   2018 年卫生人员学历和专业资格构成

资料来源:①规划发展与信息化司,《2018 年我国卫生健康事业发展统计公报》,2019;②国家卫生健康委员会,《2019 中国卫生健康统计年鉴》,北京:中国协和医科大学出版社,2019

第二节 | 医院管理概述

一、医院概述

(一)医院的定义

医院是以诊疗疾病、招照护患者为主要目的的医疗机构。具体来说,医院是运用医学科学理论和技术,对患者或特定人群进行防治、治病,提供保健服务的场所,备有一定数量的病床、医务人员和必要的设备,通过医务人员的集体协作,以达到对住院或门诊患者实施诊疗护理和防病工作的医疗事业机构。

根据此定义,构成一所医院应具备的基本条件如下:①应有正式的病房和一定数量的病床设施,有能力对住院患者提供连续、合理、有效、科学的诊疗、护理和基本的生活服务。②应有住院、门诊等多种服务方式。③应有基本的医疗设备和设施,符合卫生学要求和满足患者的医疗保健需要。④应有一定的诊疗组织形式,包括临床科室、医技科室、辅助科室。⑤应有相应的、系统的人员配备,包括卫生技术人员、行政和后勤人员,各类人员分工协作,共同完成整体组织功能。⑥应有相应的工作制度与规章制度,包括组织制度,人事制度、医疗质量管理制度等。

(二)医院类型

按照不同的划分角度,医院可以划分为不同的类型,但是各种类型的医院之间没有绝对的界限,有的医院同时兼有几种类型,具体划分见下表 12 - 2。

表 12 - 2　医院类型

划分角度	类　型
技术水平和服务层次	一级医院、二级医院、三级医院
收治范围	综合医院、专科医院、康复医院、儿童医院、中医医院、职业病医院等
地　区	城市医院(市、区、街道医院)、农村医院(县、乡、镇医院)
特定任务	军队医院、企业医院、医学院附属医院
运行目标	营利性医院、非营利性医院

按医疗技术水平及服务层次划分,医院可分为一级、二级和三级医院。一级医院是直接为一定人口的社区提供预防、治疗、保健、康复服务的基层医院、卫生院,位于三级医疗网的底部。二级医院是向多个社区提供综合医疗卫生服务和承担一定教学、科研任务的地区性医院,是三级网的主要层次。一般来说,通常县、区、市级医院都是二级以上医院。三级医院是向几个地区提供高水平专科性医疗卫生服务和执行高等教育、科研任务

的区域性以上的医院,位于三级网的顶部。

按收治范围,医院可分为综合医院和专科医院。综合医院一般是指设有一定数量的病床,分为内科、外科、妇产科、五官科等各种专科及药剂、检验、放射导医技部门并配以相应人员、设备的医院。儿童医院和中医院实际上是综合医院的一种特例。专科医院是指为了防治某些特定疾病而设立的医院。如传染病医院、精神病医院、结核病医院以及妇产科医院、口腔医院、胸科医院和肿瘤医院等。综合医院和专科医院存在互补趋势。一方面,综合医院开展重点学科建设,以重点学科带动一般学科;另一方面,随着某些疾病(如传染病)的控制和综合医院服务规模和服务范围的不断扩大,专科医院(尤其是城市的传染病医院)门诊有下降趋势。因此,有些专科医院在完成既定任务的前提下,为了适应社会需求的变化,逐渐开始扩大其服务内容,部分医院有向综合性医院发展的倾向。

按运行目标,医院可分为营利性医院与非营利性医院。营利性医院的运行目标是以追求利润最大化为目的,其税后利润可以给予投资者一定的回报;而非营利性医院则不以获取利润为其目的,而是追求特定的社会目标。两者最主要的区别在于所获的利润分配和使用:非营利性医院的盈利只能用于自身的扩大再生产,不能以分红的形式给出资者回报。另外,非营利性医院在终止其业务活动后,其剩余资产由社会管理部门处置,出资者无权自行处置。根据国际经验和我国有关法规,一般认为政府医院、企业医院、社区医院及民办医院为非营利性医院,而私立医院、股份制医院、中外合资医院则归属于营利性医院。

(三)医院的性质与功能

1. 医院的性质　医院作为卫生服务体系的一个重要组成部分,它一方面服从于一个国家卫生事业的基本性质,如在我国为具有一定福利性质的社会公益事业,另一方面,它在医疗机构本身服务过程中,又体现了自己生产性、经营性的个性特征。

(1)福利性:中华人民共和国卫生部颁发的《全国医院工作条例》第1条指出:"医院是治病防病、保障人民健康的社会主义卫生事业单位,必须贯彻党和国家的卫生方针政策、遵守政府法令、为社会主义现代化建设服务。"我国的医院应该以治病救人为宗旨,以非营利性医院为主体,是救死扶伤、实行人道主义的医疗单位。同时,对于非营利性医院政府予以财政补贴。因此,我国医院是具有一定福利性质的社会公益事业。由于不同国家的经济实力不同,医院的福利程度和范围也存在着差别。

(2)生产性:医学科学技术属于生产力范畴。医院是运用医学科学技术进行医疗卫生保健服务的生产单位。它通过卫生技术人员的分工协作,借助一些必备的医疗设备、并消耗一定的药品和卫生材料,以物化劳动和活劳动的服务方式来进行生产,所提供的服务是一种无形的劳动产品,如疾病的治愈、健康的恢复、体质的增强等。

(3)经营性:医院是具有经济性质的经营单位。它的医疗活动受到商品经济价值规律的制约。在资本主义国家,医院在自由竞争中求生存、求发展,必须注重经营管理。在中国,由于目前国家的财力还不宽裕,医院经费主要大部分靠医院本身经营来解决。医院与社会的物质交换按等价交换的原则,在为社会提供医疗服务的过程中,根据所消耗的物质资料和劳动力价值,得到相应的经济补偿,成为在国家的定额补助下的靠自身经营调节的服务机构。

2. 医院的功能　随着医学科技的发展、医学模式的转变以及人们对疾病与健康概念认识的深化,医院的功能已逐渐从单纯的诊疗护理患者向疾病的预防和康复方面发展。《全国医院工作条例》指出医院的功能应是:以医疗工作为中心,在提高医疗质量的基础上,保证教学和科研任务的完成,并不断提高教学质量和科研水平。同时做好扩大预防、指导基层和计划生育的技术工作。

(1) 医疗:医疗作为医院的主要功能和中心任务。诊疗、护理两大业务为医疗工作的主体,并和医院的医技及其他辅助科室协作配合形成医疗整体。医院医疗一般分为门诊医疗、住院医疗、康复医疗和急救医疗。门诊、急诊医疗是医疗工作的第一线,住院医疗是对较为复杂或疑难危重症患者进行诊疗的重要方式。康复医疗是利用理疗、体育或心理等方法对由于疾病或外伤等原因造成的功能障碍进行诊治和调节,以促进体能和器官功能恢复到良好的状态。

(2) 教育:临床医学是实践医学,一个合格的医务人员不可或缺医院实践训练和技能培养。因此,除了承担医疗服务的任务外,医院还应承担一定的教学任务。按医学教育的对象划分,医院的医学教育可分为:①医学院校学生临床教育与毕业实习;②毕业后继续教育;③继续医学教育。无论哪个层次,哪个类型的医院,医学教育总是其基本任务之一,只是各医院的医学教育任务占医学任务的比重不同而已。

(3) 科研:疾病诊断和治疗的复杂性及其临床上新问题新困难的不断出现使科研成为医院的另一项重要任务。医学的许多课题,首先是在于临床实践提出,又通过临床观察和实践得以完成,并以此来实现医疗质量的提高和医疗技术的发展。

(4) 预防和社区卫生保健服务:要提高居民的健康水平,单凭院内的医疗服务是很难实现的。随着医学模式的转变,加强预防和社区卫生保健工作已成为医院的一个发展动向。医院必须对社会保健作出自己的贡献,要扩大预防,指导基层,开展计划生育的技术工作,同时要开展健康咨询、门诊和住院体格检查、疾病普查、妇幼保健指导和卫生宣教等业务。

二、管理学概述

(一) 管理的基本概念

管理(management)是管理者协调人及其他组织资源,通过计划、组织、领导和控制过程,实现组织目标的过程。这里包含 3 层意思:①管理的目的是实现组织目标;②管理者要有效地协调人、财、物、时间、信息和技术等资源;③管理者要通过计划、组织、人员配备、领导和控制等管理过程来实现。

本书把管理的定义概括为：管理就是对一个组织所拥有的各种资源进行计划、组织、领导和控制，用最有效的办法实现组织目标的过程。

（二）管理的二重性

管理具有明显的二重性。具体表现为管理一方面是由分工协作的集体劳动引起的，体现了社会化大生产的要求；另一方面是由监督劳动所引起的，体现了巩固和维护生产关系的要求。前者称为管理的自然属性，后者称为管理的社会属性。

1. 管理的自然属性　管理是社会生产力发展和社会分工的产物，具有同现代生产力、社会化生产相联系，适合现代化生产的属性，称作管理的自然属性。现代化生产离不开管理，正如马克思所说："一切规模较大的直接社会劳动或共同劳动，都或多或少地需要指挥，以协调个人的活动，并执行生产总体的运动。"如果缺乏有效的管理，则企业将会出现混乱，无法保证正常的生产。

2. 管理的社会属性　生产在任何条件下都是社会的生产，都是在一定的生产关系下进行的，因此，管理具有同生产关系、社会制度相联系的属性。社会生产总是在一定的生产方式、一定的生产关系下进行的。不同的生产关系、不同的社会文化都会使管理思想、管理目的以及管理方式方法呈现出一定的差别，从而使管理具有特殊性和个性，这就是管理的社会属性。

（三）管理的职能

管理职能讨论的是管理者在管理过程中所从事的工作，也就是，为了有效地实现组织的目标，应如何来履行各项管理的职能。关于管理职能的划分，不同的管理学者具有不同的归类方法。有的认为包括计划、组织、指挥、协调和控制；有的认为包括计划、组织和控制；有的认为包括计划、组织、指挥、协调、控制、人事和通性联系；有的认为包括计划、组织、控制和激励等。本书把管理的职能分为计划职能、组织职能、领导职能和控制职能。

1. 计划职能　计划职能是全部管理职能中最基本的一个职能，也是管理各个职能中的首要职能。组织职能、计划职能和控制职能是围绕着计划职能而展开的，以保证达到计划规定的目标。

2. 组织职能　组织职能是管理的基本职能之一。在计划工作确定了组织的具体目标，并对实现目标的途径做了大致安排后，为了使人们能有效工作，还必须设计和维持一种组织结构。这就是说，把组织中的各项工作进行分类组合，划分出若干部门，根据管理幅度原型，划分出相应的管理层次，进行有效的授权，协调组织中的各种关系。同时，组织还必须根据内外环境的变化，不断地对组织结构做出调整和变革，以确保组织目标的实现。

3. 领导职能　领导职能的作用主要是通过领导者的领导行为和领导方式，激励组织中的成员完成组织目标。即使是最好的计划和完美无缺的组织机构，如果没有有效的领导去统一该组织成员的行动，很有可能产生混乱，从而影响组织成效。

4. 控制职能　从管理的过程来看,管理者通过计划、组织和领导职能的发挥来协调组织成员的各种业务活动,可以说已经实现了一个单独的管理过程。通过这个过程,能使组织实现一定的目标。这个目标或许与预期的目标相符,或许与预期的目标差距很大。当组织活动的结果与预期的目标存在着差异时,就不能说组织实现了有效的管理。而要提高管理活动过程的有效性,就要发挥管理的控制职能。通过管理控制职能的发挥,才能真正形成一个完整的管理过程,提高管理活动的有效性。

三、医院管理学概述

管理学的基本原理、基本方法和管理职能等运用于社会各个领域的管理,形成了管理学在这些领域的分支学科,医院管理学就是其中之一。

(一) 医院管理的概念

医院管理是按照医院工作的客观规律,运用管理学理论和方法,对人、财、务、信息、时间等资源,进行计划、组织、协调、控制,充分发挥整体运行功能,以取得最佳综合效益的管理活动过程。

医院管理学是研究医院管理现象及其规律性的科学。它既与医学科学相联系,又与其他自然科学和社会科学相联系,是管理科学的一个分支学科,是一门应用科学,又是一门边缘科学。

(二) 医院管理学的研究对象与内容

医院管理学的研究对象主要是医院系统及其各个层次的管理现象和规律,同时也要研究医院系统在社会大系统中的地位、作用和制约条件。

医院管理学的研究内容非常广泛,为了便于理解和掌握,必需和这门学科的学科体系相结合起来作出分析。医院管理的学科体系,可分为综合理论和应用管理两大部分。

综合理论部分主要研究医院管理的原理和医院概述等基本理论问题,也就是医院管理学总论。它的主要内容有医院管理学的概念、研究对象、学科体系、科学发展历史、医院管理职能、医院管理学方法论和基本原理。医院概述主要从社会角度来研究医院这个特定系统的一般规律,所以也可以称作"医院社会学"。它的主要内容有医院的定义、类型、性质、地位、任务和功能、工作特点、工作方针、医院发展的历史及趋势等。此外,还要研究医院体系(医院群)的管理,包括社区医院布局及发展建设规划、医疗法规、医疗行政、医院资金、医疗保障支付和医疗费用问题、医院协作、医院人员配置、培训和医院工作监察、评审等。

应用管理部分则主要研究医院管理这个系统中相互有联系又有区别的各要素(即专业),也就是医院管理学的各论。这些要素包括人的管理(组织人员管理)、事的管理(医疗、技术、质量管理)、信息管理、物资设备的管理、财的管理(即经济管理,具体包括财务管理、经济核算、成本核算及实行各种经济管理制度等)。

需要指出的是，在每个历史时期，医院管理学都有其需要侧重研究的内容。如现阶段对医院管理与市场经济的关系、医院改革如何深化、转化医院经营机制和运行机制、医德医风面临的新问题与其对策、现行人事体质与分配制度改革研究等为当前研究的重要课题。然而，有关医院质量管理、医学进步与技术建设、职业道德建设、医院经营管理、医院卫生管理学、医院管理的发展趋势及医院管理理论研究等，则是医院管理学研究的长久课题。

（三）医院管理的职能

在以上的管理学基本理论中我们介绍过管理的几大职能，现结合医院管理的具体内容和要求逐一作出说明。

1. 计划　医院的计划工作是指医院管理目标的确定及实现目标的途径和方法，是医院管理的首要职能。这里的目标既有整个医院的目标，也有个别部门的目标。计划内容则既有对整个医院都具指导意义的计划，亦有各个科室或职能部门的工作计划，具体包括医院总体发展规划、医疗计划、药品计划、财务计划、人员调配计划、物资供应计划、设备购置计划、基建维修计划等。

2. 组织　为了实现医院的共同目标，需要建立有效性、连续性的工作系统。建立这个系统所采取的行动过程就是组织工作。医院组织工作的一般程序为确定医院目标、设置组织结构、合理配置资源、授予相应责权利、协调沟通各方关系。

3. 决策　在医院经营管理活动的始终及各方面都贯穿着一系列的决策活动。例如：办院方针、工作规划、质量控制、人事安排、干部培训、财务预算、设备更新等都要做出合理的决定，即决策。从我国医院管理的现状来看，与小生产方式相适应的经验决策尚占主导地位。随着社会和医学科学的发展，决策在现代医院管理中的作用越来越大，地位越来越重要。这就要求医院管理者在进行决策时，必须从战略到战术，从微观到宏观，从医疗保健的经济价值到社会效果，经过周密的方案论证和各种技术经济的分析比较，作出科学合理的决策，以摒弃单纯靠个人"拍脑袋""想当然"而作出的错误判断。

4. 协调　医院工作是多部门、多学科专业化协作的科技工作，这就必须加强协调管理，才能保证各部门步调一致，密切配合。同时，医院作为卫生系统内的一个组成部分，其目的从属与系统的总目的，功能与其他组成部分互补。因此，客观上还要求医院与卫生系统内其他组织相互协作，充分发挥卫生系统的整体功能。医院协调的内容有：①对医院成员的协调；②对组织活动过程的协调。

5. 控制　医院不论是惯性运作还是各项工作计划的执行，都必须在有控制的条件下进行。控制是一种有目的性的主动行为。医院的各级管理人员都有控制的职责，不仅对自己工作负责，而且必须对医院整体计划和目标的实现负责。控制工作离不了信息的反馈，在现代医院中建立信息系统是管理者进行控制工作，保证管理工作沿着医院的目标前进的一种重要手段。

6. 指导与教育　医院领导者必须使其下属明白干什么,怎么干,充分发挥员工的作用,并激励职工的积极性、创造性。进行培训教育,就是为了不断提高医院工作人员和管理人员的业务水平,以更好地提供医疗服务质量,提高医疗服务水平。特别是在科学技术飞速发展的今天,有计划地进行培训教育,使职工不断学习提高,实际已经成为生活工作的一件大事。

7. 发展与提高　管理工作是一种创造性劳动,医院管理就是如何提高所从事管理的系统的放大倍率,就是如何促进医院业务的发展和提高,如何不断提高医疗质量。

（四）医院管理的主要模式

医院管理的模式是指医院的运作方式。各国的医院管理模式不尽相同,这与国家的社会制度、经济条件、文化背景、医疗保障制度、市场经济模式等因素密切相关。总体而言,医院管理模式主要有以下几种。

1. 美国医院管理模式　美国实行的自由市场经济模式,以私有制为基础;在医院管理上也完全实行自由经济、自由经营、自由竞争,政府干预比较有限。

2. 英国医院管理模式　英国既是一个传统的市场经济国家,市场机制完善,市场体制完备,又是一个社会保障齐全的福利国家。英国实行国家卫生服务制度(National Health Service,NHS),为全体国民提供广泛的医疗服务,支付大部分或全部医疗费用,实行初级卫生(全科开业医师提供)、区域服务(当地政府提供)和医院服务(专科医院服务)三级服务体制。

3. 日本医院管理模式　日本在经济体制上实行的是以市场经济为基础的"政府导向型市场经济",推行财产私有、契约化和风险自担的原则,政府进行有效的宏观调控,大力发挥民间团体的领导作用,并实行终身雇佣、终身教育、职工参与和提倡企业精神等激励机制;这些原则和机制都应用到医院管理之中。

4. 法国医院管理模式　法国在经济体制上实行的是政府指导的"混合市场经济模式",政府允许自由定价,但对一些行业包括国有医院的医疗服务等的价格和收费标准进行直接干预。1945年起就实行以《普及社会保障制度》为主体的社会保障体系,共有3个层次(即全面专门保障体制、义务性社会互助体制、社会救援和救济体制)和八大类(医疗、养老、工伤职业病、生育、残废、死亡、孤寡、家庭负担)。法国的医院管理体制与这种由国家中央社会保障局所属的全国医疗保险体制相适应,决定医院属于福利事业单位,在服务方式和各种制度上充分体现服务患者和方便患者的宗旨。

5. 德国医院管理模式　德国在经济体制上实行的是"社会市场经济模式"。这种经济模式既包括市场经济,又包括社会福利和国家政策干预,即通俗公式表示的"市场经济＋总体调节＋社会保障"。德国的医院管理是以市场需求为导向,以社会医疗保险制度为基础,政府对医院实行宏观管理,高度重视区域卫生规划,根据医学专科特点、社会服务需求和经济结构的原则将医院划分为社区服务医院、跨社区服务医院、中心医院和特级医院4个层次。

6. 新加坡医院管理模式　新加坡推行的是政府宏观调控的市场经济模式,在文化价值上一方面接受市场经济价值观的冲击,另一方面又竭力保持东方文化的价值观。新加坡医院分为国家津贴医院和私立医院,政府对国家津贴医院补助约占医院总支出的58%,公立医院收费标准由政府定价。从 1985 年起,新加坡政府为了改善公立医院管理不如私立医院的现状,实行"重组计划"(Restructure Program),将卫生部直属公立医院转变为私人有限公司管理体制,卫生部派人员参加公司董事会,原股权由国家卫生保健管理局,但医院则全部按私人企业管理方式管理。医院管理体制由董事会委派行政总监全权负责,行政总监一般由非医疗人员的企业管理专家担任。

7. 中国医院管理模式　党的十一届三中全会以来,在改革开放政策的指引下,医院在筹资来源、领导管理体制、财务管理、职工奖金等方面不断发生变化,即逐步从计划经济向商品经济又向市场经济体制过渡,使医院从纯福利型转变为体现政府福利政策的公益性事业单位;从政府唯一拨款转变为多渠道多形式办医;从全部公立或集体医院转变为多种所有制形式医院;从不重视职工的责、权、利转变为各种形式的责任制和激励措施;从不重视经营管理转变为重视医院的生产性、经营性和效益性;从单纯医疗服务机构转变为重视扩大预防和区域卫生规划;从单纯基本医疗服务转变为在保证基本医疗的前提下出现多种形式的特需服务;从医院单纯完成医疗服务转变为同时兴办第三产业以提高医院的自我补偿能力;从单一办院体制和安于"铁饭碗""大锅饭"转变从多种办院体制并存竞争增效。总之,通过改革使医院得到显著成效和较大发展。

第三节　中国医药卫生体制改革

一、概述

2009 年,《中共中央国务院关于深化医药卫生体制改革的意见》提出了"有效减轻居民就医费用负担,切实缓解'看病难、看病贵'"的近期目标,以及"建立健全覆盖城乡居民的基本医疗卫生制度,为群众提供安全、有效、方便、价廉的医疗卫生服务"的长远目标。自此拉开了新一轮深化医药卫生体制改革的序幕。

(一) 新一轮深化医药卫生体制改革的重要性和必要性

1. 构建社会主义和谐社会的重大任务　医药卫生事业关系亿万人民的健康,关系千家万户的幸福,是重大民生问题。适应人民群众日益增长的医药卫生需求,不断提高人民群众健康素质,是贯彻落实科学发展观、促进经济社会全面协调可持续发展的必然要求,是维护社会公平正义、提高人民生活质量的重要举措。

2. 加快医药卫生事业发展的战略选择　改革开放以来我国医药卫生事业取得显著

成就,同时也应该看到,当前我国医药卫生事业发展水平与人民群众健康需求及经济社会协调发展要求不适应的矛盾还比较突出。随着经济的发展和人民生活水平的提高,群众对改善医药卫生服务将会有更高的要求。工业化、城镇化、人口老龄化、疾病普遍化和生态环境变化等,都给医药卫生工作带来一系列新的严峻挑战。深化医药卫生体制改革,是实现人民共享改革发展成果的重要途径,是广大人民群众的迫切愿望。

(二)深化医药卫生体制改革的指导思想、总体目标和基本原则

1. 指导思想 以邓小平理论和"三个代表"重要思想为指导,深入贯彻落实科学发展观,从我国国情出发,借鉴国际有益经验,着眼于实现人人享有基本医疗卫生服务的目标,着力解决人民群众最关心、最直接、最现实的利益问题。坚持公共医疗卫生的公益性质,坚持预防为主、以农村为重点、中西医并重的方针,实行政事分开、管办分开、医药分开、营利性和非营利性分开,强化政府责任和投入,完善国民健康政策,健全制度体系,加强监督管理,创新体制机制,鼓励社会参与,建设覆盖城乡居民的基本医疗卫生制度,不断提高全民健康水平,促进社会和谐。

2. 总体目标 建立健全覆盖城乡居民的基本医疗卫生制度,为群众提供安全、有效、方便、价廉的医疗卫生服务。到 2020 年,覆盖城乡居民的基本医疗卫生制度基本建立。普遍建立比较完善的公共卫生服务体系和医疗服务体系,比较健全的医疗保障体系,比较规范的药品供应保障体系,比较科学的医疗卫生机构管理体制和运行机制,形成多元办医格局,人人享有基本医疗卫生服务,基本适应人民群众多层次的医疗卫生需求,人民群众健康水平进一步提高。

3. 基本原则 新医改强调必须立足国情,一切从实际出发。坚持以人为本,把维护人民健康权益放在第一位。坚持立足国情,建立中国特色医药卫生体制。坚持公平与效率统一,政府主导与发挥市场机制作用相结合。坚持统筹兼顾,把解决当前突出问题与完善制度体系结合起来。明确总体改革方向目标和基本框架,又突出重点,分步实施,积极稳妥地推进改革。

(三)新一轮深化医药卫生体制改革的主要内容

完善医药卫生四大体系,建立覆盖城乡居民的基本医疗卫生制度,建设覆盖城乡居民的公共卫生服务体系、医疗服务体系、医疗保障体系、药品供应保障体系,形成四位一体的基本医疗卫生制度。四大体系相辅相成,配套建设,协调发展。

1. 全面加强公共卫生服务体系建设

(1)总体目标:建立健全疾病预防控制、健康教育、妇幼保健、精神卫生、应急救治、采供血、卫生监督和计划生育等专业公共卫生服务网络,完善以基层医疗卫生服务网络为基础的医疗服务体系的公共卫生服务功能,建立分工明确、信息互通、资源共享、协调互动的公共卫生服务体系,提高公共卫生服务和突发公共卫生事件应急处置能力,促进城乡居民逐步享有均等化的基本公共卫生服务。

(2)重要举措:确定公共卫生服务范围。明确国家基本公共卫生服务项目,逐步增

加服务内容。鼓励地方政府根据当地经济发展水平和突出的公共卫生问题,在中央规定服务项目的基础上增加公共卫生服务内容。完善公共卫生服务体系。进一步明确公共卫生服务体系的职能、目标和任务,优化人员和设备配置,探索整合公共卫生服务资源的有效形式。深入开展爱国卫生运动。将农村环境卫生与环境污染治理纳入社会主义新农村建设规划,推动卫生城市和文明村镇建设,不断改善城乡居民生活、工作等方面的卫生环境。加强卫生监督服务。大力促进环境卫生、食品卫生、职业卫生、学校卫生,以及农民工等流动人口卫生工作。

2. 进一步完善医疗服务体系

(1) 总体目标:坚持非营利性医疗机构为主体、营利性医疗机构为补充,公立医疗机构为主导、非公立医疗机构共同发展的办医原则,建设结构合理、覆盖城乡的医疗服务体系。

(2) 重要举措:大力发展农村医疗卫生服务体系。进一步健全以县级医院为龙头、乡镇卫生院和村卫生室为基础的农村医疗卫生服务网络。完善以社区卫生服务为基础的新型城市医疗卫生服务体系。以维护社区居民健康为中心,提供疾病预防控制等公共卫生服务、一般常见病及多发病的初级诊疗服务、慢性病管理和康复服务。健全各类医院的功能和职责。优化布局和结构,充分发挥城市医院在急危重症和疑难病症的诊疗、医学教育和科研、指导和培训基层卫生人员等方面的骨干作用。建立城市医院与社区卫生服务机构的分工协作机制。城市医院通过技术支持、人员培训等方式,带动社区卫生服务持续发展。充分发挥中医药(民族医药)在疾病预防控制、应对突发公共卫生事件、医疗服务中的作用。加强中医临床研究基地和中医院建设,组织开展中医药防治疑难疾病的联合攻关。建立城市医院对口支援农村医疗卫生工作的制度。发达地区要加强对口支援贫困地区和少数民族地区发展医疗卫生事业。

3. 加快建设医疗保障体系

(1) 总体目标:加快建立和完善以基本医疗保障为主体,其他多种形式补充医疗保险和商业健康保险为补充,覆盖城乡居民的多层次医疗保障体系。

(2) 重要举措:建立覆盖城乡居民的基本医疗保障体系。城镇职工基本医疗保险、城镇居民基本医疗保险、新型农村合作医疗和城乡医疗救助共同组成基本医疗保障体系。建立国家、单位、家庭和个人责任明确、分担合理的多渠道筹资机制,实现社会互助共济。鼓励工会等社会团体开展多种形式的医疗互助活动。鼓励和引导各类组织和个人发展社会慈善医疗救助。做好城镇职工基本医疗保险制度、城镇居民基本医疗保险制度、新型农村合作医疗制度和城乡医疗救助制度之间的衔接。积极发展商业健康保险。鼓励商业保险机构开发适应不同需要的健康保险产品,简化理赔手续,方便群众,满足多样化的健康需求。

4. 建立健全药品供应保障体系

(1) 总体目标:加快建立以国家基本药物制度为基础的药品供应保障体系,保障人民群众安全用药。

（2）重要举措：建立国家基本药物制度。中央政府统一制定和发布国家基本药物目录，按照防治必需、安全有效、价格合理、使用方便、中西药并重的原则，结合我国用药特点，参照国际经验，合理确定品种和数量。规范药品生产流通。完善医药产业发展政策和行业发展规划，严格市场准入和药品注册审批，大力规范和整顿生产流通秩序，推动医药企业提高自主创新能力和医药产业结构优化升级，发展药品现代物流和连锁经营，促进药品生产、流通企业的整合。

二、新一轮深化医药卫生体制改革关注的重要议题

（一）提高未来中国人口健康水平

在过去的数十年中，我国人口的健康水平显著提高，人均期望寿命明显提高，婴儿死亡率明显下降，传染性疾病的发病率和病死率大幅下降。慢性病成为影响我国人口健康的主要疾病，病因复杂、病程长、预后差、致残率高和导致经济负担加重等特点，决定了慢性病对居民健康的危害显著并将持续很长一段时间。

1. 中国人口健康现状和趋势　超重与肥胖可显著增加高血压、糖尿病和血脂异常的危险，还会增加冠心病、脑卒中、乳腺癌、结肠癌等慢性病的发病风险。高血压是最为常见的心血管疾病，常引发心、脑、肾等重要器官的病变。糖尿病会造成眼、心脏、血管、肾脏、神经等多器官和组织的功能障碍。烟草使用是最大且可预防的死因，到 2030 年，归因于烟草的死亡将超过 200 万人。有害饮酒是导致肝硬化、心血管疾病和某些癌症的危险因素。

2. 中国人口健康的影响因素　伴随工业化和城市化而来的污染问题、包含结构和生活方式改变、交通意外和精神心理压力等亦对人口健康产生不良影响。教育程度直接影响居民心理状况、生活方式和卫生保健知识的掌握，文盲或少识字、小学和初中文化居民健康状况差于高中及以上受教育程度人群。卫生投入尤其是增加前期预防的公共卫生投入，可提高居民健康水平、降低疾病负担。环境问题包括大气污染、室内空气和饮用水污染等问题对健康的直接影响最大，世界卫生组织统计表明全球疾病负担的 24% 以及总死亡的 23% 可归因于环境因素。

3. 应对措施探索　建立以大数据平台为基础的居民健康监测体系，实时、准确、全面地掌握居民整体健康状况，以个人电子健康档案为起点，串联公共卫生、临床医疗、医学科研、决策管理等各个数据单元，促进信息资源共享。设立心脑血管疾病、恶性肿瘤等国家重大疾病防控专项。落实基本公共卫生服务均等化，促进慢病筛查、建档、治疗、双向转诊等工作的协同效应。控烟、改善膳食习惯和身体活动习惯，传播健康文化改善公众认知。加强意外伤害求助服务体系和职业病防治体系。

（二）促进健康的社会服务体系

构建和优化促进健康的社会卫生服务体系一直是世界卫生组织和各国政府面临的

重要问题。随着我国的经济和社会发展,人民群众日益增长的健康需求在全面提升,并且向多层次、多元化方向发展。这些需要向卫生医疗体系提出了新的挑战,亟待在医药卫生体系改革的深化过程中采取新的策略和措施。

1. 我国健康促进事业的现状　世界卫生组织于1986年发表《渥太华健康促进宪章》以来,健康促进工作得到国际组织和世界各国的持续提倡,得以蓬勃发展。我国自2014年起引进国际健康促进研究最新理论和方法,实施世界卫生组织提出的"将健康融入所有政策"策略,开展健康影响评价方法学研究,从经济学投入产出的角度评价健康教育效果。目前我国的健康促进事业发展迅速,但在社会网络构建和专业机构协作等方面还有待提升。主要存在以下问题:①两级机构定位不清、工作重叠;②基层医疗机构发展不平衡、科室设置不合理;③农村基层管理机构作用不明显。我国健康促进网络中存的问题主要包括国家层面协调健康相关部门的机构缺失,应对型公共政策不足,社会合作网络没有真正形成。

2. 构建促进健康的社会合作网络的思路　2018年3月,国务院将国家卫生和计划生育委员会、国务院医改办、全国老龄办的职责,工信部的烟草框架公约职责、国家安监总局的职业安全健康管理职责整合,组建国家卫生健康委员会。此次内部职能的调整,是国家卫生与健康发展战略的调整和重新定位,为应对人口老龄化、控烟、职业安全健康等问题进行统筹部署和安排,是一项具有战略意义的重大举措。进一步拓宽健康工作的视野和工作的范围,充分发挥专业队伍的技术指导示范作用,鼓励非专业队伍加入健康促进网络,扩大健康促进政策的参与面和影响力进而改变人们的行为模式,也是构建促进健康网络的重要思路。

(三)卫生资源筹资体系可持续性

世界卫生组织成员国设定的全民健康覆盖目标以"健康是基本人权"为基础,包括3个方面:①公平获得卫生服务;②提供高质量的卫生服务;③确保人们不会因病致贫。新医改以来,中国政府对卫生的投入发挥了关键作用,在未来中国GDP和财政收入增长趋缓的背景下,中国卫生筹资的可持续性已经成为影响医改能否顺利推进的核心政策问题。

1. 卫生费用影响因素与趋势　我国卫生筹资系统的筹资方案主要包括政府卫生筹资、社会医疗保险、私人医疗保险和个人付费。卫生费用的主要决定变量一是各类卫生服务的数量,二是卫生服务的价格水平。所有影响供需关系的因素都围绕着影响上述2个变量而对卫生费用造成影响。人口增长、老龄化和消费结构升级等对需求方产生影响,医疗服务成本增加、新技术、新药品和治疗设施的引入等因素,对供给方产生影响同时对需求方也会带来一定程度影响,制度因素如价格服务体系、支付方式和医疗保障政策等对供需双方都会造成影响。

2. 卫生筹资可持续性发展的挑战及措施　财政医疗卫生支出常常低于同期财政支出增速,也低于同期财政对教育等其他社会领域的投入。政府通过政策对医疗卫生体制改革的投入要求常常受实际情况的影响,主要受政府财政能力的影响。一方面,需要建立制度保障,确保政府卫生投入的必要水平和增速。另一方面,要拓展资金来源,提高政府卫生投入能力。结合中国实际,主要有以下几方面措施可供实践:建议卫生筹资的制度保障,确保公共筹资的可持续性。增加公共筹资资源动员,提高政府筹资水平;大力拓宽社会卫生筹资渠道,建立与家庭经济水平挂钩的筹资增长机制;提高卫生系统的资金使用效率;大力发展商业医疗保险,为居民多层次需求提供经济保障。

(四) 提升医疗卫生服务供给能力

历史上中国有农村卫生服务提供三级网络的划分:村、乡、县三级医疗卫生机构,城市有社区卫生服务站、社区卫生服务中心、城市二级医院、城市三级医院等不同层次的医疗机构,提倡患者就诊时自下而上,逐级转诊。

1. 医疗服务供给体系的问题分析　基层医疗卫生服务主要由相对低培训水平的卫生服务提供者提供,难以赢得居民及患者的认同。基层医疗卫生服务人员缺乏有效的提高技术能力的途径和配套的培训晋升机制,而一旦能力提高,这些医务人员就没有意愿继续留在基层。高水平、高学历的专业人员没有足够的激励下基层,基层医疗服务机构难以留住高素质人才。基层医疗机构的人力资源受编制影响明显,且收入微薄,缺乏激励,村级卫生机构面临后继无人的状况。大型公立医院人满为患、一号难求。现有医疗服务费用体系容易导致医疗服务资源配置的非高效性。医疗质量信息与数据的非公开性与大数据时代民众的需求日益提高之间的矛盾加剧。

2. 提高医疗服务供给体系能力的路径　宏观层面上划分政府与市场职责,重视市场需求在管理和配置资源中的作用。对待各类医疗机构在政策上应当实现公平、公正、科学管理。提倡社会治理,将专业管理的大部分权限交给协会、学会等行业自律组织。强调地方政府自主制定卫生政策的能力,避免全国一刀切的政策。从运行机制层面上,解除对公立医疗机构的束缚,完善医师多点执业机制,完善医疗服务定价体系,建立信息公开透明机制,吸引高素质卫生服务人员流动到基层医疗机构。在技术层面上,多借助经济手段和信息手段,较少利用行政命令和政府文件来影响医疗服务的提供行为。为科学的政策决策建设完善的、真实的数据支持系统。改革激励医疗服务过度使用的支付方式,避免医疗资源浪费。

(五) 医疗服务模式的创新与变革

新型医疗服务模式创造了改革突破的契机,借助于信息技术的进步、商业模式创新等新型路径,可以让目前的医疗服务体系面临的部分困难迎刃而解。远程医疗发展至今,能够提供的已经远不止传统临床医疗服务,还包括符合现代社会需要健康管理、慢病管理等功能。通过层出不穷的模式创新,新兴医疗服务模式让用其创新之处降低了医疗成本,让医疗服务变得便宜、可及。

1. 国内新兴医疗服务组织和模式　近些年,互联网巨头开始大规模在互联网医疗领域投资,互联网医疗的范畴一般涵盖数字医疗、移动医疗、可穿戴技术等。其中移动医疗产品从功能分类的角度包括工具产品、问诊平台、硬件结合、医联平台和个人健康管理

APP等。新兴医疗服务组织正在通过重组患者、医师和医疗机构三者间的关系,改变传统医疗机构的组织运营管理模式。连锁诊所定位于经营中高端连锁家庭医师诊所,注重患者体验。医师集团是由多个医师团队组成的独立法人组织,以股份制运作,共享收入、分担支出、设施设备和支持人员。

2. 新兴医疗服务模式的困境与出路　我国的医疗服务模式创新还处于较为初期的阶段,但这种变革的趋势将会随着技术与政策的发展而呈指数级变化。一旦政策为互联网医疗打开诊断与治疗的闸口,现有的医疗服务能力将成倍增长,且就医成本大大降低,边远地区的医疗水平也可通过远程互动大幅提高。随着可穿戴设备和电子档案的普及,大量健康数据的积累为推动诊疗精确化、规范化、标准化打下基础。新兴业态需要与其相匹配的医务人员人力资源配置机制予以支持,形成符合医疗卫生行业特征的"优胜劣汰、多劳多得、优绩优酬"的人力资源配置机制和卫生人才自由流动的政策支持,是新兴业态健康有序发展的核心基础。同时需要配套实施医疗保险体制的改革、公立医院法人化治理结构的完善等。

三、"十三五"期间医改革规划

"十三五"时期是全面建成小康社会决胜阶段。在医药卫生体制改革过程中,必须认真贯彻党中央战略决策和部署,准确把握国内外发展环境和条件的深刻变化,积极适应把握引领经济发展新常态,全面顺应创新发展、协调发展、绿色发展、开放发展、共享发展的发展理念。

(一) 规划思路

"十二五"以来特别是党的十八大以来,医改各项工作取得了重大进展和明显成效。人民健康水平总体上优于中高收入国家平均水平,医药费用不合理过快增长势头得到初步遏制,基本医疗卫生服务公平性、可及性显著提升。实践证明,深化医改方向正确、路径清晰、措施得力、成效显著,用较少的投入取得了较高的健康绩效。

"十三五"时期是建立健全基本医疗卫生制度、推进健康中国建设的关键时期。当前,人民生活水平不断提高,健康需求日益增长,但我国卫生资源总量不足、结构不合理、分布不均衡、供给主体相对单一、基层服务能力薄弱等问题仍比较突出,维护和促进人民健康的制度体系仍需不断完善。特别是随着医改进入攻坚期和深水区,深层次体制机制矛盾的制约作用日益凸显,利益格局调整更加复杂,改革的整体性、系统性和协同性明显增强,任务更为艰巨。

(二) 指导思想、基本原则和主要目标

1. 指导思想　高举中国特色社会主义伟大旗帜,全面贯彻党的十八大和十八届三中、四中、五中、六中全会精神,以马克思列宁主义、毛泽东思想、邓小平理论、"三个代表"重要思想、科学发展观为指导,深入学习贯彻习近平总书记系列重要讲话精神,紧紧围绕

统筹推进"五位一体"总体布局和协调推进"四个全面"战略布局,实现发展方式由以治病为中心向以健康为中心转变,推进医药卫生治理体系和治理能力现代化。

2. 基本原则　坚持以人民健康为中心,把人民健康放在优先发展的战略地位。坚持保基本、强基层、建机制,提升基层医疗卫生的职业吸引力和服务能力。坚持政府主导与发挥市场机制作用相结合。坚持推进供给侧结构性改革,优化供给侧治理能力和要素配置,提升服务效率和质量。对需求侧进行科学引导,合理划分政府、社会、个人责任,促进社会共治。坚持医疗、医保、医药联动改革,提高政策衔接和系统集成能力,形成强大合力。坚持突出重点、试点示范、循序推进,注重统筹兼顾,积极稳妥推进改革。

3. 主要目标　到 2020 年,普遍建立比较完善的公共卫生服务体系和医疗服务体系、比较健全的医疗保障体系、比较规范的药品供应保障体系和综合监管体系、比较科学的医疗卫生机构管理体制和运行机制。经过持续努力,基本建立覆盖城乡居民的基本医疗卫生制度,实现人人享有基本医疗卫生服务,基本适应人民群众多层次的医疗卫生需求,我国居民人均预期寿命比 2015 年提高 1 岁,孕产妇死亡率下降到 18/10 万,婴儿死亡率下降到 7.5‰,5 岁以下儿童死亡率下降到 9.5‰,主要健康指标居于中高收入国家前列,个人卫生支出占卫生总费用的比重下降到 28% 左右。

(三) 重点任务

"十三五"期间,要在分级诊疗、现代医院管理、全民医保、药品供应保障、综合监管等 5 项制度建设上取得新突破,同时统筹推进相关领域改革。

1. 建立科学合理的分级诊疗制度　健全完善医疗卫生服务体系,优化医疗卫生资源布局,明确各级各类医疗卫生机构功能定位,加强协作,推动功能整合和资源共享。提升基层医疗卫生服务能力,以常见病、多发病的诊断和鉴别诊断为重点。引导公立医院参与分级诊疗,进一步完善和落实医保支付和医疗服务价格政策。推进形成诊疗—康复—长期护理连续服务模式,明确医疗机构急慢分治服务流程。科学合理引导群众就医需求,鼓励城乡居民与基层医师或家庭医师团队签约。

2. 建立科学有效的现代医院管理制度　完善公立医院管理体制,实行政事分开和管办分开,推动医院管理模式和运行方式转变。建立规范高效的运行机制,取消药品加成(不含中药饮片),建立科学合理的补偿机制。建立符合医疗卫生行业特点的编制人事和薪酬制度,创新公立医院编制管理方式,完善编制管理办法。建立以质量为核心、公益性为导向的医院考评机制,健全医院绩效评价体系。控制公立医院医疗费用不合理增长,逐步健全公立医院医疗费用控制监测和考核机制。

3. 建立高效运行的全民医疗保障制度　健全基本医保稳定可持续筹资和报销比例调整机制,逐步建立稳定可持续的多渠道筹资机制。深化医保支付方式改革,健全医保支付机制和利益调控机制。推动基本医疗保险制度整合,健全重特大疾病保障机制。推动商业健康保险发展,形成多元经办、多方竞争的新格局。

4. 建立规范有序的药品供应保障制度　深化药品供应领域改革,通过市场倒逼和产业政策引导,打造中国标准和中国品牌。深化药品流通体制改革,引导供应能力均衡配置,形成现代流通新体系。完善药品和高值医用耗材集中采购制度,落实公立医院药品分类采购。巩固完善基本药物制度,巩固政府办基层医疗卫生机构和村卫生室实施基本药物制度成果。完善国家药物政策体系,建立国家药物政策协调机制。

5. 建立严格规范的综合监管制度　深化医药卫生领域"放管服"改革,推进医药卫生领域行政审批制度改革。构建多元化的监管体系,完善政府监管主导、第三方广泛参与、医疗卫生机构自我管理和社会监督为补充的多元化综合监管体系。强化全行业综合监管,推动监管重心转向全行业监管。引导规范第三方评价和行业自律,鼓励符合条件的第三方积极开展或参与评价标准的咨询、技术支持、考核评价等工作。

6. 统筹推进相关领域改革　健全完善人才培养使用和激励评价机制。调动广大医务人员积极性、主动性和创造性,发挥医务人员改革主力军作用。加快形成多元办医格局。持续开展健康领域大众创业、万众创新。推进公共卫生服务体系建设。建立专业公共卫生机构与医疗机构、基层医疗卫生机构分工协作机制,健全基本公共卫生服务项目和重大公共卫生服务项目遴选机制。

（孙　湛）

参考文献

[1] 王吉耀. 循证医学与临床实践[M]. 3 版. 北京:科学出版社,2012.

[2] 王克群. 加快推进健康中国建设的意义与对策——学习习近平总书记在全国卫生与健康大会上的讲话[J]. 前进,2016(10):26 - 29.

[3] 王辰,王建安. 内科学[M]. 3 版. 北京:人民卫生出版社,2015.

[4] 中共中央,国务院. "健康中国 2030"规划纲要[R/OL]. (2016 - 10 - 25)[2020 - 03 - 06]. http://www. gov. cn/zhengce/2016-10/25/content_5124174. htm.

[5] 华颖. 健康中国建设:战略意义、当前形势与推进关键[J]. 国家行政学院学报,2017(06):105 - 111.

[6] 刘涌. 2020 年中国健康要达到 95 个目标[N]. 21 世纪经济报道,2012 - 10 - 09(2).

[7] 米歇尔·H. 默森,罗伯特·E. 布莱克,安妮·J. 米尔. 国际公共卫生:疾病,计划,系统与政策[M]. 2 版. 郭新彪,译. 北京:化学工业出版社,2009.

[8] 李鲁,吴群红. 社会医学[M]. 4 版. 北京:人民卫生出版社,2012.

[9] 李蓉,李军. 中美国家健康战略比较研究——基于《"健康中国 2030"规划纲要》和《健康国民 2020》文本[J]. 南京体育学院学报(社会科学版),2017,31(01):42 - 47.

[10] 张之南. 治学与从业——一名协和老医生的体会[M]. 北京:中国协和医科大学出版社,2007.

[11] 张永光,王晓锋. "健康中国 2030"规划纲要的几个理念转变[J]. 卫生软科学,2017,31(02):3 - 5.

[12] 张亮,胡志. 卫生事业管理学[M]. 北京:人民卫生出版社,2013.

[13] 陈世耀. 内科临床思维[M]. 3 版. 北京:科学出版社,2012.

[14] 规划发展与信息化司. 2018 年我国卫生健康事业发展统计公报[R]. 规划发展与信息化司,2019.

[15] 国务院. 国务院关于印发"十三五"卫生与健康规划的通知[Z/OL]. (2016 - 12 - 27)[2020 - 03 - 06]. http://www. gov. cn/zhengce/content/2017-01/10/content_5158488. htm.

[16] 国家卫生健康委员会. 2019 中国卫生健康统计年鉴[M]. 北京:中国协和医科大学出版社,2019.

[17] 郝模. 卫生政策学[M]. 2 版. 北京:人民卫生出版社,2013.

[18] 胡浩,刘奕湛,王思北. "健康中国"规划纲要如何提升百姓生活品质[N]. 中华工商时报,

2016 – 10 – 28(004).

[19] 顾海. 公共卫生事业管理[M]. 北京:科学出版社,2010.

[20] 郭清. "健康中国 2030"规划纲要的实施路径[J]. 健康研究,2016,36(06):601 – 604.

[21] 梁万年. 卫生事业管理学[M]. 4 版. 北京:人民卫生出版社,2017.

[22] 筑梦中国　幸福起航(系列二)——"十三五"规划纲要之推进健康中国建设篇[J]. 人口与计划生育,2016(05):4 – 5.

[23] Murray CJL，Frenk JA. WHO framework for health system performance assessment[J]. B World Health Organ，2000,78(6):717 – 731.

[24] World Health Organization. Monitoring the building blocks of health system:a hand-book of indicators and their measurement strategies[M]. Geneva:WHO Press，2010.

图书在版编目（CIP）数据

医学导论/董健, 钱睿哲主编. —上海：复旦大学出版社，2020.5
复旦大学上海医学院人文医学核心课程系列教材/桂永浩总主编
ISBN 978-7-309-14867-1

Ⅰ.①医… Ⅱ.①董… ②钱… Ⅲ.①医学-医学院校-教材 Ⅳ.①R

中国版本图书馆 CIP 数据核字（2020）第 027364 号

医学导论
董　健　钱睿哲　主编
出 品 人/严　峰
责任编辑/王　瀛　牛　琮
复旦大学出版社有限公司出版发行
上海市国权路 579 号　邮编：200433
网址：fupnet@ fudanpress.com　http://www.fudanpress.com
门市零售：86-21-65102580　团体订购：86-21-65104505
外埠邮购：86-21-65642846　出版部电话：86-21-65642845
上海丽佳制版印刷有限公司

开本 787×1092　1/16　印张 15.5　字数 321 千
2020 年 5 月第 1 版第 1 次印刷

ISBN 978-7-309-14867-1/R·1793
定价：58.00 元